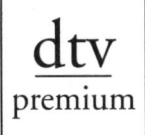

dtv
premium

Ausführliche Informationen über
unsere Autoren und Bücher
finden Sie auf unserer Website
www.dtv.de

Barbara Sher

Für deine Träume ist es nie zu spät

**Durchstarten in der
zweiten Lebenshälfte**

Aus dem Englischen von
Bettina Lemke

Deutscher Taschenbuch Verlag

Von Barbara Sher außerdem bei <u>dtv</u>:

Ich könnte alles tun, wenn ich nur wüsste,
was ich will (34662)
Du musst dich nicht entscheiden,
wenn du tausend Träume hast (34740)
Lebe das Leben, von dem du träumst (34759)

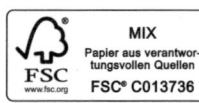

Deutsche Erstausgabe 2014
Deutscher Taschenbuch Verlag GmbH & Co. KG,
München
© 1998 Barbara Sher c/o International Creative Management
Delacorte Press
Titel der amerikanischen Originalausgabe:
It's only too late if you don't start now.
How to create your second life after 40
Deutschsprachige Ausgabe:
© 2014 Deutscher Taschenbuch Verlag GmbH & Co. KG,
München
Umschlagkonzept: Balk & Brumshagen
Umschlagbild: Martina Kerl, ARTPOOL, München
Satz: Greiner & Reichel, Köln
Gesetzt aus der Goudy und der ITC Officina
Druck und Bindung: Druckerei Kösel, Krugzell
Gedruckt auf säurefreiem, chlorfrei gebleichtem Papier
Printed in Germany · ISBN 978-3-423-26035-0

Dem Leben

Inhalt

Einleitung

Wie fänden Sie es, morgen aufzuwachen und sich jung und furchtlos zu fühlen, voller kreativer Energie, ohne sich Sorgen darüber zu machen, was andere denken, genau zu wissen, was Sie mit Ihrem Leben anfangen möchten, mit der unerschütterlichen Absicht, es auch umzusetzen?

Das mag wie eine unrealistische Hoffnung klingen, vor allem für jemanden, der sich gerade in der Lebensmitte befindet. Die Zukunft kommt Ihnen wie eine einzige Talfahrt vor. Noch einmal jung sein? Sie denken wahrscheinlich eher, dass Sie sich glücklich schätzen können, wenn Sie so langsam wie möglich altern, nicht wahr? Die Richtung, die das Leben ab 40 nimmt, ist so klar vorgegeben, dass Sie gar nicht verstehen können, warum wir überhaupt darüber sprechen.

Sie sind nicht der einzige Mensch Ihres Alters, der das so sieht. Ich erkenne die gleiche Gewissheit im Gesicht jedes Newcomers, der gerade die mittleren Jahre erreicht hat.

»Es ist eine Tatsache. Die Party ist vorbei. Ich hatte einmal Träume, aber jetzt ist es dafür zu spät. Ich habe noch ein paar Jahre in guter Gesundheit, und dann muss ich mich auf das Schlimmste gefasst machen. Es ist an der Zeit, der bitteren Wahrheit ins Auge zu sehen: Ich werde nie mehr jung sein.«

Entspricht das ziemlich genau dem, was Sie denken?

Dann habe ich eine Überraschung für Sie.

Sie biegen zwar von Ihrem Weg ab und gehen einen neuen Pfad entlang. Und in der Tat ist dies eine der bedeutendsten Wendungen in Ihrem Leben. Aber sobald Sie um die Ecke biegen, werden Sie erstaunt darüber sein, was Sie sehen.

Sie bewegen sich keineswegs auf einen Niedergang zu. Im Gegenteil. Sie stehen kurz vor einem großartigen Neubeginn.

Die Ära, die vor Ihnen liegt, unterscheidet sich so stark von Ihren ersten 40 Jahren, dass es absolut gerechtfertigt ist, sie als Ihr zweites Leben zu bezeichnen.

Es ist keine Variante dessen, was vorher war, das sollten Sie wissen. Ihr zweites Leben ist eine andere Welt, es unterscheidet sich so stark von Ihrem ersten Leben wie die Universität von der Grundschule. Und es beginnt, sobald Sie den Illusionen Ihrer Jugend, die Ihr erstes Leben beherrscht haben, nicht länger aufsitzen.

Ich meine die Illusionen, die die Lebensmitte Ihnen zu rauben scheint: Die Illusion der Jugend und Schönheit. Sie versprachen Ihnen die große Liebe, Glanz und Gloria. Die süße Ahnung einer nie endenden Zukunft mit unerschöpflichen Möglichkeiten. Die Überzeugung, nie alt zu werden (weil nichts schlimmer sein könnte) und nie zu sterben. Keine dieser Vorstellungen kann angesichts der verstreichenden Zeit allzu lange überdauern, dennoch verspüren Sie den Impuls, möglichst lange daran festzuhalten.

Und das ist keine gute Idee.

Wenn Sie sich an diese Illusionen klammern, sind Sie sich der Möglichkeiten, die Sie in Ihrem zweiten Leben erwarten, womöglich jahrelang nicht bewusst. Dann werden Sie irgendwann zurückblicken und sagen: »Warum habe ich das vor 15 Jahren nicht erkannt? Ach, was hätte ich in dieser Zeit alles tun können.«

Lassen Sie mich daher Folgendes laut und deutlich sagen: *Ihr erstes Leben gehört der Natur. Ihr zweites Leben gehört Ihnen.*

Kultur und Biologie werden nun allmählich einen immer schwächeren Einfluss auf Sie haben, und Ihr wahres Selbst wird zum Vorschein kommen. Durch das Älterwerden verlieren Sie reell gesehen nichts. Sie nähern sich vielmehr einem Leben, das mit Sicherheit bewusster, fokussierter, kreativer und energievoller ist als alles, was Sie bisher kannten. Und es ist unmöglich, ein so aufregendes Leben zu führen, *bevor man über 40 ist.*

Falls Sie dies voller Zynismus und Zweifel lesen oder meinen, ich würde in schöngefärbte Allgemeinplätze abdriften, sollten Sie das noch einmal überdenken. Ich bin eine knallharte Realistin. Ich neige nie dazu, die Dinge durch eine rosafarbene Brille zu sehen. Im Gegenteil. Ich war genauso überrascht darüber wie jeder andere, was ich jenseits der Lebensmitte entdeckte. Und ich prophezeie Ihnen, Sie werden ebenso überrascht sein, während Sie weiterlesen.

Aber warum fällt es uns so schwer zu erkennen, dass uns gute Zeiten bevorstehen? Warum leiden wir so sehr unter dem beginnenden Verlust unserer Jugend? Ich habe einige Zeit über diese Fragen nachgedacht, und als ich die Antwort erkannte, musste ich beinahe lachen. Denn das, was unsere Blindheit verursacht, ist so versteckt und gleichzeitig so offensichtlich, dass es mir fast wie ein Trick vorkommt.

Die Natur will, dass es uns zuwider ist, älter zu werden. Es ist Teil unserer Biologie, Angst davor zu haben. Denn wenn alles nach der Lebensmitte widerlich wirkt, wehren wir uns automatisch dagegen, älter zu werden. Und wie Sie bald erkennen werden, sind wir auf diese Weise viel nützlicher für unsere Spezies.

Im Moment leuchtet diese Erklärung Ihnen vielleicht noch nicht ein, aber später wird sie das. Und wahrscheinlich ist Ihre gegenwärtige Situation dadurch noch keinen Deut leichter zu ertragen. Denn aus welchem Grund auch immer, irgendetwas ist schiefgelaufen. Das sagt Ihnen Ihr Gefühl. Es war nicht vorgesehen, dass Sie aufhören, jung zu sein. Jetzt noch nicht. Es gab so vieles, was noch passieren sollte, so vieles, was sich nicht so entwickelte, wie Sie es erwartet hatten. Sie haben den Eindruck, die Würfel seien gefallen, mehr sei für Sie nicht drin. Der Lack wird bereits morgen ab sein. Sie haben sich von Ihrem Leben entliebt.

Ich möchte Ihnen gerne zeigen, wie Sie sich wieder neu in Ihr Leben verlieben können.

Das klingt wie ein hehres Ziel, das ist mir bewusst. Es gibt viele Bücher und Zeitschriftenartikel, die Ihnen helfen wollen, mit den beängstigenden Veränderungen fertigzuwerden. Aber wir müssen nicht mit dem Leben *fertigwerden*. Wir sollten vielmehr einen neuen Weg finden, es zu *leben*. Sie fühlen sich zu jung für die Bücher, die Ihnen sagen, wie Sie Ihr Leben im Ruhestand führen sollen. Selbst ich fühle mich zu jung dafür.

Wenn große Denker wie Carl Gustav Jung uns sagen, es sei an der Zeit, das Tempo zu drosseln und den Generationen nach uns etwas weiterzugeben, und wenn Erik Erikson erklärt, die Kreativität sei vorbei, und es sei an der Zeit, sich zu pflegen, frage ich: »Zu wem sprechen Sie?«

Nichts ist vorbei. Es ist an der Zeit, einen Film zu drehen oder den Meeresboden zu erforschen. Oder eine Lyrikzeitschrift ins Leben zu rufen. Oder Medizin zu studieren. Oder eine Bank zu gründen. Oder irgendetwas anderes zu tun, wofür Sie genug Verstand und Begabung haben.

In einer Sache aber sind die großen Denker sich einig, und darin stimme auch ich mit ihnen überein:

Es ist an der Zeit, sich nicht länger zu wünschen, man könnte die Uhr anhalten. Sie haben spannende Dinge zu tun und sollten lernen, auf eine ganz neue Weise zu leben. Daher ist es wichtig, Ihre Angst vor der Zukunft so schnell wie möglich zu überwinden. Gelingt Ihnen das nicht, werden Sie wertvolle Jahre vergeuden, in denen Sie den Verlust Ihrer Jugend betrauern oder – noch schlimmer – versuchen, daran festzuhalten.

Stellen Sie sich einmal das folgende allzu typische Szenario vor: Sie wachen eines Tages auf und sind 40. Sie erleiden einen Schock und kämpfen die nächsten 10 oder 15 Jahre mit allen Mitteln gegen die »Abwärtsspirale« an. Sie beginnen, im Fitnessstudio zu trainieren, und lassen sich das Gesicht liften; Sie träumen davon, in einem roten Geländewagen quer durch Ihren Geburtstagskuchen hindurchzufahren oder mit jemandem durchzubrennen, der nur halb so alt ist wie Sie. Wenn Sie sich trotz alledem nicht jung fühlen – und genau das wird der Fall sein –, beschließen Sie vielleicht sogar, all ihre weltlichen Besitztümer zu verkaufen, ein Segelboot oder ein Wohnmobil zu erwerben und im Sonnenuntergang zu entschwinden.

In der Anfangszeit scheint vielleicht nichts davon eine schlechte Idee zu sein, aber dann wachen Sie eines Morgens auf und müssen sich trotzdem überlegen, wovon Sie leben wollen.

Doch nach einigen Jahren erkennen Sie möglicherweise, dass all Ihre Ängste vor dem Älterwerden unbegründet waren und Sie ein viel besseres Leben erhalten haben, als Sie je gedacht hatten. So ergeht es vielen Menschen.

Das Problem dabei ist Folgendes: Möglicherweise merken Sie das erst mit Ende 50 oder Ende 60.

Möchten Sie wirklich so lange warten?

»Das wäre so, als würde man einen zehntägigen Urlaub bezahlen, aber erst am siebten Tag anreisen«, sagte eine Freundin einmal zu mir.

Wenn die Jahre bis dahin eine gute Zeit waren, würde ich sagen, na und? Aber das sind sie nicht. In der Regel sind sie freudlos, stressig und geprägt von einer inneren Unruhe und dem Gefühl, verlassen und vom Schicksal hintergangen worden zu sein. Das hat mir meine persönliche Erfahrung gezeigt sowie die Geschichten, die andere Leute mir erzählt haben. Nur wenige Menschen blicken voller Freude auf diese Zeit zurück.

Stellen wir uns nun ein anderes Szenario vor.

Sie erreichen die Lebensmitte ohne jeglichen inneren Widerstand. Sie wissen, in welch besondere Phase Sie nun eintreten. Sie erkennen, was für eine gefährliche Illusion Ihr Gefühl der Unsterblichkeit war. Sie achten auf Ihre Träume, um zu entscheiden, wie Sie leben möchten. Sie beginnen, die Bücher zu schreiben, die in Ihrem Inneren sind, oder Sie gehen zum Theater und werden Schauspielerin, so wie Sie es schon immer wollten. Oder Sie werden Arktisforscher oder Geschäftsinhaberin. Oder Sie gründen ein Gemeinschaftsprojekt in Ihrer Nachbarschaft, an das Sie schon immer geglaubt haben. Oder

Sie ziehen los und erkunden die Orte der Welt, die Sie schon immer sehen wollten.

Mit anderen Worten, Sie beginnen, Ihr Leben zu leben, damit es dem entspricht, wer Sie wirklich sind. Sie begegnen Ihren Träumen mit einer neuen Achtung und verfolgen sie mit klarem Geist, weil Sie nichts beweisen müssen. Sie versuchen nicht, jemanden zu beeindrucken. Der erste Punkt auf Ihrer Prioritätenliste lautet: »Das Leben finden, für das ich geboren wurde.« Alles andere kommt danach.

Die Falle hat sich geöffnet, und Sie sind frei. All die Ängste wie etwa älter zu werden, weniger schön und nicht erfolgreich zu sein oder nicht gebraucht zu werden, verschwinden. Sie müssen nicht aus Ihrem Leben aussteigen und wie der späte Gauguin in die Südsee flüchten, weil das Gefühl, gefangen zu sein, verschwunden ist.

An dessen Stelle taucht Ihr ureigentliches Selbst auf.

Ein Selbst, das Sie seit Ihrer Kindheit nicht mehr gesehen haben – sofern es überhaupt jemals der Fall war. Es zeigt Ihnen, wer Sie waren, bevor die Pubertät Sie für immer verändert und eine ganze Bergkette aus Schmerzen und Zwängen vor Ihnen aufgebaut hat – so hoch, dass Sie das ursprüngliche Geschöpf, das Sie einmal waren, völlig aus den Augen verloren. Doch wenn diese Seite in Ihnen wieder zum Vorschein kommt, werden Sie dieses Mal das Wissen und die Unabhängigkeit besitzen, die Sie als Kind nicht hatten. Es ist ein neues Leben und nun haben Sie die Wahl, wie Sie es verbringen wollen.

Ist das nicht ein schönes Szenario?

Sie können es haben.

Warum sollten Sie daran festhalten, wie Sie waren – und was Ihnen eigentlich nie wirklich entsprach –, und damit Ihre Jahre vergeuden? Zeitverschwendung ist die Vergeudung von Begabung. Eine Vergeudung von Glück. Ich kann Sie nicht in Ruhe lassen und abwarten, bis Sie dies vielleicht irgendwann selbst einmal erkennen. Ich möchte Sie aufrütteln. Daher werden Sie mich immer wieder sehr deutlich sagen hören: *Wenn Ihnen vor der Lebensmitte graut, haben Sie einen großen Fehler gemacht. Schlagen Sie so schnell wie möglich das erste Kapitel dieses Buches auf und beginnen Sie gleich damit, es zu lesen.*

Folgendes werden Sie finden:

Das erste Buch »Natur und Instinkt: Ihr erstes Leben« handelt davon, wo Sie sich im Moment befinden und wie Sie dorthin gekommen sind. Es wird Ihnen einige wichtige Erkenntnisse darüber vermitteln, was Sie all die Jahre angetrieben hat und warum Sie nun Angst vor der Lebensmitte haben. Wie eine Frau aus einem meiner Workshops einmal sagte: »Ich habe das Gefühl, in ein schreckliches Geheimnis eingeweiht worden zu sein!« Um welches Geheimnis geht es? Ich werde Ihnen einen großen Teil davon verraten: Als Sie dachten, Sie würden tun, was *Sie* wollten, handelte es sich in der Regel darum, was die *Natur* wollte. In Ihren frühen Teenagerjahren legte die Natur einen Schalter um, und Sie sprangen in ein Hamsterrad hinein; Sie machten sich mit wehenden Fahnen auf die Suche danach, was alle anderen wollten: Liebe, Erfolg, Unsterblichkeit. Auf einmal schienen diese Dinge unbestreitbar die einzigen lohnenden Ziele zu sein. Und Sie wollen sie auch heute noch erreichen.

Daher erwarten Sie im ersten Buch einige ernüchternde Erkenntnisse. Viele der Überzeugungen, an denen Sie bisher am meisten festgehalten haben, werden darin auf den Kopf gestellt. Glauben Sie, dass die Zeit zu schnell vergeht und Ihnen Ihre Jahre stiehlt? Dann werden Sie das Gegenteil herausfinden. Meinen Sie, die Sterblichkeit raube Ihnen Ihr Leben? Sie werden begreifen, dass sie Ihnen Ihr Leben in Wirklichkeit schenkt. Alles, was Sie erkannt zu haben meinten – die Bedeutung des Alterns, dass schön zu sein bedeutet, glücklich zu sein, dass die romantische Liebe der allergrößte Schatz ist, dass der Erfolg das Beste und die Niederlage das Schlimmste ist, was Ihnen passieren kann, sogar die wahren Gründe Ihrer Midlife-Crisis –, all das wird sich für immer verändern.

Sie werden herausfinden, warum Sie Illusionen aufgesessen sind, die sich als Wahrheit maskiert haben, und eine neue Achtung gegenüber der größten Stückeschreiberin von allen entwickeln: der Natur. Sie werden, mit anderen Worten, erkennen, wo Sie sich die letzten 25 Jahre befunden haben.

Und jedes Mal, wenn eine der Illusionen in sich zusammenstürzt, werden Sie freier dafür werden, Sie selbst zu sein. Dann wird Ihnen Ihr zweites Leben mit all seinen großartigen Möglichkeiten in die Hände fallen wie ein Gewinnerlos bei einer Lotterie.

Das zweite Buch »Ihr ursprüngliches Selbst zurückfordern: Ihr zweites Leben« wird Ihnen zeigen, wie Sie sich von den Überbleibseln Ihrer Vergangenheit lösen und Ihr zweites Leben einfordern. In Ihrem ersten Leben haben Sie viele persönliche Rechte abgetreten, weil Sie um Liebe und Ansehen kämpften und dachten, Sie müssten es tun. Sie haben das Recht preisgegeben, ein Individuum mit einem eigenen persönlichen Stil zu sein, das Recht, Nein zu sagen, Ihre Zeit so zu nutzen, wie Sie es für richtig hielten, Ihr Leben so zu leben, dass es dem entsprach, wer Sie sind. Aber nun sollten Sie damit beginnen, sich diese persönlichen Rechte wieder zu nehmen.

Sie werden dafür kämpfen müssen. Seit Ihrer Kindheit waren Sie mit Zustimmung und Ablehnung konfrontiert – großen Kräften, die speziell dafür geschaffen wurden, Sie auf Linie zu halten. Mittlerweile sind sie nicht mehr so real, wie sie scheinen, aber Sie haben sie verinnerlicht, daher sind diese Kräfte so mächtig wie eh und je. Sie befürchten immer noch, bestraft oder abgelehnt zu werden oder sich auf schmerzliche Weise schuldig zu fühlen, wenn Sie sagen, was Sie denken, und Ihre eigenen Entscheidungen fällen. In der Liebe, so meinen Sie, müssen Sie Ihr Leben den geliebten Menschen opfern. Und Sie befürchten, alleine zurückzubleiben, wenn Sie Ihre eigenen Träume verfolgen. Sie werden feststellen, dass nichts davon wahr ist.

Und wenn Sie keine Angst mehr davor haben, Ihr Leben zurückzufordern, werden Sie bereit sein, Ihr eigenes zweites Leben zu führen. Sie werden sich auf eine Forschungsreise begeben, um Ihre Begabungen zu entdecken und sie in Ihren Alltag einzubringen. Und Sie werden sich selbst mit Ihrer eigenen Originalität und Produktivität überraschen. Vielleicht kommt Ihnen die folgende Aussage ziemlich gewagt vor, aber ich bin sicher, dass Sie mir am Ende dieses Buches zustimmen werden: *Die Ziele, die Sie in Ihrem zweiten Leben verfolgen, können Sie zu wahrer Größe führen, da sie auf Ihren ureigentlichen Begabungen basieren und nicht durch die Hindernisse Ihrer Jugend blockiert werden.*

Nicht nur zu Glück, sondern zu Größe.

Denn wenn Sie sich weigern, Ihre Zukunft dadurch zu vergeuden, dass Sie versuchen, Ihre Vergangenheit zurückzuerlangen, wird etwas Großartiges geschehen. Sie werden sich darauf freuen, jeden Morgen aufzustehen, weil Sie das *Leben* lieben und nicht irgendeinen Menschen, in den Sie sich verknallt haben. Sie werden alles um Sie herum mit offenen Augen betrachten und nicht mit dem Tunnelblick eines Jägers, der nach Beute späht. Sie werden begeistert davon sein, was Sie erschaffen. Denn ohne Zweifel und innere Konflikte, die Ihnen Ihre Energie rauben, ohne Angst vor Ablehnung, die Sie übervorsichtig macht, werden Sie nur so dahingleiten. Sie werden Dinge erschaffen, die außer Ihnen wohl niemand entstehen lassen könnte. Und Sie werden feststellen, dass nichts mehr Spaß macht als die harte Arbeit, die Sie von Herzen gerne tun. Besonders aber werden Sie die wertvollen Stunden des absoluten Nichtstuns genießen, die Sie sich genehmigen.

Na, wie klingt dieses zweite Leben?

Ich mache keine haltlosen Versprechungen. Wenn Sie andere Bücher von mir kennen, wissen Sie das bereits. Kommen Sie also mit mir, damit wir mit Ihrer Fortbildung beginnen können. Es gibt einige faszinierende Dinge, die ich Ihnen gerne zeigen möchte.

»Doch damals war ich so viel älter,
heute bin ich jünger.«

Bob Dylan ›My Back Pages‹

ERSTES BUCH
NATUR UND INSTINKT: IHR ERSTES LEBEN

Sie sind hier

»Ich hasse es, erwachsen zu sein.
Es nervt mich extrem, Dinge lernen zu
müssen, die mich nicht interessieren.«
(Zufällig mitgehörte Bemerkung)

Kapitel 1
Keine Panik, es ist nur eine Midlife-Crisis

»Ich bin jetzt 40, und 40 Jahre sind ein ganzes
Leben; es ist ein extrem hohes Alter. Nach 40
weiterzuleben ist ungehörig, ekelhaft, unmoralisch!
Wer lebt nach 40 schon weiter? Geben Sie mir
eine ernsthafte und ehrliche Antwort! Ich werde
es Ihnen sagen – Gauner und Narren.«

Fjodor Dostojewski

»Erst mit über 40 begann ich mich jung zu fühlen.«

Henry Miller

Sie haben Ihr Leben ziemlich gut auf der Reihe. Sie haben einen ordentlichen Beruf, ein schönes Zuhause, einen liebevollen Partner. Vielleicht arbeiten Sie im mittleren Managementbereich, haben einen netten Ehemann und zwei sehr selbstständige Kinder. Oder Sie haben Ihre eigene Firma und kommen insgesamt gut zurecht. Sie haben bestimmte Ziele erreicht und akzeptieren, dass andere unerreichbar sind. Ihr Leben ist vielleicht nicht perfekt, aber es ist besser als das vieler anderer Leute. Jedenfalls schien es bis jetzt immer in Ordnung zu sein.

Aber irgendetwas stimmt nicht. Sie haben so viel von dem, was Sie wollten, dass es Ihnen gut gehen müsste. Aber die Begeisterung von einst ist nicht mehr vorhanden. Das Leben müsste sich eigentlich erfüllter anfühlen. Stattdessen ist das Gefühl der Leere nicht zu leugnen. Haben Sie einen schrecklichen Fehler gemacht? Waren Sie auf dem falschen Weg? Oder ist einfach alles vorbei, und Sie werden zu dem großen Haufen der Mittvierziger abgeschoben, die schon bald out sind? Die Zeiten wunderbarer Möglichkeiten sind scheinbar vorüber. Ab nun werden die immer gleichen Dinge sich wieder-

holen, alles wird sich ähneln. Allerdings mit einer Ausnahme: Ihre Gesundheit wird sich zunehmend verschlechtern. Wenn Sie Glück haben, nur langsam.

Doch bevor Sie eine Anzahlung für Ihren Alterswohnsitz leisten, sollten Sie etwas wissen. Das Leben ist mit dem Ende der ersten Lebenshälfte genauso wenig vorbei wie nach dem Abschluss des Gymnasiums. Sie lassen lediglich eine Welt hinter sich und betreten eine ganz andere. Sie wachsen allmählich über die erste Lebensphase hinaus und befinden sich mitten in einem größeren Transformationsprozess, der Sie zu einem viel interessanteren Lebensabschnitt führen wird.

Sie befinden sich in einem Übergangsprozess und nicht auf einer Talfahrt.

Sie sollten sich den Unterschied unbedingt klarmachen. Wenn Sie erkennen, worum es sich bei diesem Umbruch tatsächlich handelt, können Sie einige teure, unnötige Fehler sowie die Vergeudung wertvoller Zeit vermeiden. Wenn Sie nicht verstehen, was geschieht, werden Sie unweigerlich zurückwollen. Sie werden versuchen, eine Möglichkeit zu finden, sich vor der Zukunft zurückzuziehen.

Doch es handelt sich um einen Transformationsprozess, das verspreche ich Ihnen. Und die richtige Richtung liegt genau vor Ihnen.

* * *

Was ist eine Midlife-Crisis? Und sind Sie sicher, dass Sie eine haben?

Versuchen Sie die folgenden Fragen zu beantworten, dann werden Sie es wissen.

1. Ertappen Sie sich manchmal dabei, dass Sie stundenlang in Ihrem Büro am Schreibtisch sitzen und ins Leere starren oder davon tagträumen, wo Sie lieber wären?
2. Empfinden Sie hin und wieder Neid gegenüber Ihren Kollegen zwischen zwanzig und dreißig, weil sie so viele Ideen haben und so enthusiastisch sind?

3. Stellen Sie ein wieder aufflammendes Interesse an extremen Mannschaftssportarten wie Basketball bei sich fest? Bestehen Sie darauf, mit jüngeren Leuten zu spielen, und sind Sie deprimiert, wenn Sie nicht mit deren Leistungsniveau mithalten können? Sind Sie wütend auf sich selbst, wenn Sie am nächsten Morgen mit Rückenschmerzen aufwachen?

4. Stellen Sie fest, dass die Frauen oder Männer, die Sie attraktiv finden, immer das gleiche Alter haben – obwohl Sie selbst älter werden – und dass nun ein Altersunterschied von 20 Jahren besteht? Sind Sie verwirrt, wenn Sie junge attraktive Menschen sehen, weil Sie nicht wissen, ob Sie mit ihnen schlafen oder ihnen die Zigarette aus dem Mund nehmen wollen?

5. Betrachten Sie sich jeden Abend intensiv im Spiegel, fahnden Sie gezielt nach neuen Falten in Ihrem Gesicht und geraten in Panik, wenn Sie eine entdecken? Lesen Sie Anzeigen für Schönheitsoperationen und speichern Sie heimlich die Telefonnummern der Chirurgen in einer Datei? Wenn jemand von seinem Gesichtslifting erzählt, bitten Sie ihn dann um genauere Informationen?

6. Haben Sie in Bezug auf Ihren Beruf, Ihren Wohnort oder Ihre Ehe das Gefühl – »Ich bin schon viel zu lange hier. Ich komme nie mehr weg, wenn ich nicht bald den Absprung schaffe«?

7. Ertappen Sie sich voller Entsetzen dabei, dass Sie jungen Leuten ungebetene Ratschläge erteilen und Dinge sagen wie: »Als ich in Ihrem Alter war ...«?

8. Haben Sie das Gefühl, dass Sie die Chancen, bestimmte Dinge zu tun, verpasst haben? Erinnern Sie sich manchmal daran, dass Sie immer vorhatten, ein Jahr lang in Paris zu leben oder Ihr Glück im Showbusiness, mit Modeln oder mit Sport zu versuchen?

9. Glauben Sie, dass Sie und Ihr Partner durch Ihre Kinder zu Betreuern und Arbeitstieren geworden sind und Sie sich nicht mehr daran erinnern können, wie man Spaß hat?

10. Empfinden Sie ein gewisses Bedauern darüber, dass Sie nicht zu der Person geworden sind, die Sie sich vorgestellt hatten, oder mit 40 nicht das Leben führen, das Ihren einstigen Erwartungen entspricht?

Falls Sie auch nur eine dieser Fragen mit Ja beantwortet haben, lautet die Diagnose: positiv. Sie haben eine Midlife-Crisis.

Was ist eine Midlife-Crisis überhaupt? »Man hat eine, wenn man schließlich dort ankommt und feststellt, dass es dort kein Dort gibt«, sagte eine Freundin einmal frei nach Gertrude Stein.

Etwas Eigenartiges ist passiert, als hätte der Wind plötzlich nachgelassen und als bewege das Boot sich nicht mehr vorwärts. Es scheint, als befände sich all das, was Sie als Ihr Leben, als Ihre Bestimmung bezeichnen, in einer Krise. Auf den ersten Blick ist es schwer zu erkennen, was diese Gefühle verursacht. Ihre Energie und Ihre Wertvorstellungen haben sich nicht verändert. Und mit großer Wahrscheinlichkeit sind Sie genauso stark und gesund wie vor zehn Jahren. Aber Ihre ganze Welt beginnt anders auszusehen. Alles, was Sie sehen und fühlen, verleiht Ihnen die Gewissheit, dass irgendein Spiel, an dem Sie Ihr ganzes Leben lang teilgenommen haben, seinem Ende zugeht und bald vorbei sein wird. Alles, was Sie auf dem Weg vor sich sahen, alles, was Sie angestrebt und sich erhofft haben – Erfolg, Bewunderung, Liebe, Macht, Abenteuer –, ist entweder verschwunden oder wirkt nicht mehr annähernd so toll wie bisher.

Dieser Zustand wird nicht durch ein Scheitern verursacht, und er wird nicht durch Erfolg geheilt. Wenn Sie nicht an Ihre Ziele gelangt sind oder beruflich oder privat noch einmal von vorne anfangen mussten, fühlen Sie sich vielleicht entmutigt. Aber selbst diejenigen, die ihre Ziele erreicht haben – die eine perfekte Liebe gefunden haben, Erfolg hatten, der Welt gezeigt haben, wie toll sie sind, und wertvolle Beiträge für die Allgemeinheit geleistet haben –, auch sie stellen fest, dass etwas fehlt.

»Alles ist so ernüchternd«, sagte mir eine erfolgreiche Casting-Verantwortliche. »Mein Leben ist zwar ganz in Ordnung, aber früher habe ich stets erwartungsvoll in die Zukunft geblickt. Und jetzt sehe ich dort überhaupt nichts mehr.«

»Wahrscheinlich muss ich es eben akzeptieren«, meinte eine Universitätsdekanin. »Ich konnte es nicht erwarten, meine Ziele zu verwirklichen, und schließlich hatte ich alles erreicht. Aber es ist irgendwie so normal. Es ist lediglich ein weiterer Baustein. Ich nehme an, das gehört zum Erwachsenwerden dazu.«

»Ich glaube einfach, dass sich der Rest um traurige Dinge drehen wird wie das Älterwerden, die eigenen Eltern zu verlieren, lauter schreckliche Sachen«, sagte ein 40-jähriger Journalist.

»Alles, was ich vor mir sehe, ist ein Weniger der gleichen Dinge«, sagte ein 43-jähriger Geschäftsführer. »Weniger Kraft, weniger Jugend, weniger Sex, weniger Zeit – bis die Party vorbei ist oder ich zu alt bin, um darauf zu tanzen. Ich liebe meine Frau und meine Kinder, aber ich habe den starken Drang, etwas Gefährliches zu tun, wie zum Beispiel, mich in meine 20-jährige Sekretärin zu verlieben.«

»Ich habe das Gefühl, ich stecke in meinem Job und meinem Leben fest«, sagte eine berufstätige Mutter, die gerade 45 geworden war. »Meine Kinder brauchen mich bald nicht mehr so viel, und beruflich komme ich auch nicht weiter. Habe ich jetzt 20 weitere Jahre mit dem ewig gleichen Alltagstrott vor mir?«

Sie haben sich noch nie so gefühlt. Was ist passiert? Ich werde es Ihnen sagen. Ihre Zukunft hat sich gerade verändert. Bisher lag eine endlose Zeit vor Ihnen, erfüllt von der Magie der Möglichkeiten. Sie hatten das Gefühl, dass die Befriedigung und Erfüllung, um die Sie kämpften, sich früher oder später einstellen würden.

Tja, und nun ist dieses Früher bereits vorbei, und das Später ist gerade aufgetaucht.

Das ist ziemlich beängstigend, nicht wahr? Ich möchte Ihnen etwas sagen, das Sie in all den Jahren, in denen Sie an Ihrer

Karriere gebastelt und sich ein Zuhause geschaffen haben, nicht wissen konnten. Das bisherige Leben war nur eine Aufwärmübung. Jetzt kommt der gute Teil.

Ja, natürlich. Das Altern hat seine Vorteile. Nichts für ungut. Ich kann Ihr spöttisches Grinsen erahnen. Schon wieder jemand, der Ihnen einen Trostpreis verspricht – eine goldene Uhr etwa –, wenn die guten Zeiten zu Ende gehen. Nein, das meine ich damit keineswegs.

Die Wahrheit ist, es gibt jemanden in Ihnen, der bisher noch nicht zum Zug gekommen ist, der darauf gewartet hat, in Aktion zu treten und ein neues Leben zu gestalten. Jemand, der bisher noch keine Möglichkeit dazu hatte.

Nichts von alldem, was Ihnen gesagt wurde, hat darauf hingedeutet. Ganz im Gegenteil. Jedes Einzelne Ihrer Beweisstücke, jeder Hinweis, den Sie zur Verfügung haben, belegt, dass es zu Ende geht, dass die Abwärtsspirale beginnt.

Ich habe mich genauso gefühlt wie Sie. Ich hatte ein paar sehr unangenehme Jahre, in denen ich mich nicht entscheiden konnte, ob ich allen Widerständen zum Trotz einem Fitnessclub beitreten oder mir einen Schaukelstuhl kaufen und lernen sollte, in Würde alt zu werden. Wenn ich überhaupt an die Zukunft dachte (was ich zu vermeiden versuchte), kam mir lediglich Folgendes in den Sinn: »Ist das alles, was aus meinem Leben geworden ist? Ist dies das endgültige Ergebnis? Ist das Spiel wirklich schon vorbei?«

Und dann drängte sich scheinbar zufällig eine sehr schwierige Dekade mit voller Wucht in mein Leben hinein. Jahre vergingen. Ich war auf eine Achterbahn aufgesprungen und raste so schnell dahin, dass ich mein Dilemma – Gesichtslifting und Schaukelstuhl? – komplett vergaß und nur noch betete, lebend wieder aus dem Ganzen herauszukommen. Von Midlife-Crisis keine Spur. Ich war zu beschäftigt. Ich eilte mit einer Entschlossenheit vorwärts, die ich nie zuvor erlebt hatte. Anstatt mich zu beklagen, wie schwer alles war, gründete ich eine Firma und stürzte mich in eine impulsive Ehe. Ein paar Jahre lang brannten beide Projekte auf heißer Flamme, aber dann gerieten sie ins Stocken und fanden nach einer Reihe verwirrender und schmerzlicher Ereignisse ein Ende. Zum Schluss saß ich benommen auf einem Scherbenhaufen, unfähig, klar zu erkennen, was geschehen war. Ich dachte überhaupt nicht daran, was eventuell als Nächstes kommen könnte. Meine finanziellen und emotionalen Ressourcen waren vollkommen erschöpft. Es war alles vorbei. Das dachte ich jedenfalls.

Doch als der Rauch sich lichtete und ich es schaffte, wieder auf die Füße zu kommen, geschah etwas Verblüffendes. Ich fühlte mich weder leer noch vermisste ich irgendetwas. Soweit ich mich erinnern konnte, fühlte ich mich zum ersten Mal nicht mehr einsam.

Am Erstaunlichsten aber war: Ich fühlte mich nicht mehr alt.

Das war völlig unlogisch. Ein Jahrzehnt war vergangen, doch ich fühlte mich um drei Jahrzehnte jünger. Was, um alles auf der Welt, war los? Ich kam mir eher wie die Elfjährige vor, die ich einmal gewesen war, als wie eine Frau in der Lebensmitte, die ihre besten Jahre hinter sich hatte. Nur dieses Mal war ich, anders als die Elfjährige, frei, alles zu tun, wozu ich Lust hatte!

Und heute geht es mir noch genauso. Je mehr Zeit ich in dieser neuen Lebensphase verbringe, desto mehr kommen mir meine früheren Jahre wie ein Sturm der Verwirrung und Verzweiflung vor. Ich habe mich nie als einen getriebenen Menschen empfunden – bis ich aufhörte, einer zu sein. Und es schockierte mich, als ich erkannte, wie bedürftig ich früher war. Jetzt fehlt mir zum ersten Mal nichts mehr. Ich will immer noch viel vom Leben: Ich möchte die Welt sehen, neue Leute kennenlernen, ein weiteres Buch schreiben, mich mit Geschichte beschäftigen, auf dem Laufenden bleiben, was das Leben meiner Kinder betrifft … viele Dinge. Aber die nörgelnde Bedürftigkeit ist verschwunden.

Wo ist dieser Hunger geblieben?

Als ich mich hinsetzte, um die Antwort auf diese Frage zu finden, erkannte ich einige sehr interessante Dinge über mich selbst.

Die erste Erkenntnis war, dass ich eine massive Midlife-Crisis gehabt hatte, mir dies aber überhaupt nicht klar gewesen war!

Und was war mit der ganzen Achterbahnfahrt, die mich die Probleme in der Lebensmitte hatte vergessen lassen? Sie war genau zu diesem Zweck da gewesen: damit ich all das vergaß! Nacheinander sah ich mir an, was geschehen war, als das Feuer so hell brannte. Und plötzlich war mir alles sonnenklar. Ich hatte jemanden geheiratet, der so schlecht zu mir passte, dass sogar er selbst entsprechende Bemerkungen darüber fallen ließ. Meine Firma war viel zu groß für eine Person, insbesondere für eine alleinerziehende Mutter mit zwei Kindern. Was, um Himmels willen, hatte ich mir nur dabei gedacht?

Aber als ich mich geschlagen geben musste und der ganze Spuk und die Achterbahnfahrt vorbei waren, wurde mir klar, dass die Panik, die ich unbewusst mit 40 empfunden hatte, unnötig gewesen war. Das Leben war keineswegs vorbei.

Während ich mich intensiv darum bemühte, um jeden Preis jung und vital zu bleiben, machte ich eine grundlegende Veränderung durch. Das Leben war nicht zu Ende. Das war eine falsche Annahme, basierend auf der Selbstherrlichkeit der Jugend. Ich machte lediglich eine natürliche Veränderung durch! Was ich nun erkannte, hatte ich überhaupt nicht erwartet: Ich landete an einem friedlichen, angenehmen Ort, mit weniger Angst und einer größeren inneren Ruhe, die ich so noch nie in meinem Leben empfunden hatte.

Wenn ich die ganze Zeit gewusst hätte, was mich tatsächlich erwartete, hätte ich keine Panik gehabt und wäre überhaupt nicht auf die Achterbahn aufgesprungen. Ich hätte mir viel Kummer ersparen und viel Zeitverschwendung vermeiden können. Seither ist das Leben so großartig geworden, dass ich mich selbst in den Hintern treten könnte, weil ich es so lange verpasst habe.

Warum nur wusste ich nicht, dass die Lebensmitte lediglich ein Übergang zu einer besseren Existenz ist? Ich hätte es wissen sollen. Meine Mutter war ein großes Vorbild für mich. Sie wusste, wie sie ihre Träume verwirklichen und uns alle miteinbeziehen konnte. Als sie 35 war, hatte sie die Nase voll vom Schneeschaufeln in Detroit und beschloss, sich Kalifornien einmal anzusehen. Gemeinsam mit meinem Vater kaufte sie einen Wohnwagen, und damit fuhren wir alle auf der Route 66 nach Kalifornien. Meine Eltern befanden, dass Kalifornien ihnen ganz gut gefiel, und so blieben wir dort. Die beiden eröffneten einen kleinen Laden, kauften ein Häuschen, und an den Wochenenden pflegte meine Mutter voller Freude ihren Blumengarten, der das ganze Jahr lang blühte. Mit weit über 80 Jahren traf sie immer noch ihre eigenen Entscheidungen, führte ein selbstständiges Leben und genoss es. Die Art und Weise, wie sie ihr Leben während und nach der Lebensmitte gestaltete, hatte überhaupt nichts Abschreckendes an sich. Warum hatte ich mir nicht von ihr abgeschaut, wie man das schaffte?

Die Antwort wird Sie nicht überraschen, denn wahrscheinlich ist es Ihnen genauso ergangen: Ich strebte kein Leben wie das meiner Mutter an. Ihr Leben gefiel *ihr* vielleicht, aber ich wäre nicht im Traum darauf gekommen, das Gleiche für mich zu wollen. Auf mich wirkte sie schon *immer* alt. Ich dagegen würde *nie* alt sein. Ich orientierte mich stattdessen an John Lennon, denn es sah so aus, als würde er einen Weg finden, erwachsen zu werden und trotzdem für immer jung zu bleiben. Dann war er fort und wir hatten keine Chance mehr, zu sehen, wie sein Leben sich entwickelt hätte.

Wir haben es in Wirklichkeit verlernt, 40 oder 50 zu sein. Die Zeiten haben sich geändert und es gibt niemanden, der uns den Weg zeigen könnte. Wir versuchen daher immer wieder, neue Tricks zu erfinden. Einer davon tauchte vor nicht allzu langer Zeit während der letzten Wohlstandswelle auf, als die jungen Leute glaubten, sie würden so reich werden, dass sie nie an das Älterwerden denken müssten. Sie hatten vor, einfach größere

Häuser und bessere Autos zu kaufen und sich mit 35 zur Ruhe zu setzen, um Vollblutpferde auf ihrer eigenen Ranch in Colorado zu züchten und Ski zu fahren, bis sie 90 waren. Dann ebbte die Welle des Wohlstands ab und ließ sie stranden – die Party war vorbei. Anstatt sich in der alterslosen Welt der Reichen und Berühmten zur Ruhe zu setzen, konnten sich die Leute nun nicht einmal mehr die Betriebskosten für ihre Eigentumswohnungen leisten. Makabre Witze kursierten: »Frage: Wie nennt man einen Broker mit einem BMW und einer 300 000-Dollar-Wohnung? Antwort: Kellner!« Die Leute konnten sich letztlich nicht freikaufen. Nun mussten sie damit klarkommen, älter zu werden wie jeder andere auch.

Selbst diejenigen, denen es gelang, ihre guten Jobs zu behalten, haben gelernt, dass niemand sicher ist. Die Regeln verändern sich ständig. Man wird von verschiedenen Seiten attackiert und hat Mühe, ständig über die Schulter zu blicken, um sich von hinten zu schützen. Außerdem kann man stets einer Downsizing-Maßnahme zum Opfer fallen. Die eigenen Ausgaben steigen und steigen. Einen vorzeitigen Ruhestand kann man sich abschminken. Man wird wie der eigene Vater zum Gehaltssklaven – und soll sich auch noch glücklich schätzen, wenn man überhaupt einen Job hat.

Das Leben entwickelt sich nie so, wie man es erwartet.

Die Gefühle, die uns in der Lebensmitte überkommen, flößen uns so viel Angst ein, dass wir uns Hals über Kopf wieder zurück in die Arena der Jugend werfen wollen. Ganz gewiss haben wir nicht vor, mit einer Welt zu kooperieren, die uns zu einem deprimierenden Altersdasein drängen will.

Die meisten von uns – und ich gehöre ebenfalls dazu – sind zu stur, um aus dem Spiel der Jugend auszusteigen, bis wir schließlich rausgeworfen werden. Es ist schade, Zeit damit zu vergeuden, gegen das Unvermeidliche anzukämpfen. Aber die meisten von uns können nicht anders, weil sie zu trotzig sind. Ich bedaure, dass ich Jahre vergeudet habe, aber ich wusste damals nicht, was ich hätte anders machen sollen. Jetzt sehe ich das

Gesamtbild viel deutlicher und bin zu einer Erkenntnis gelangt.

Ich habe viele unsinnige Dinge getan, bevor ich 40 war, aber ich bereue sie jetzt nicht mehr annähernd so sehr wie früher. Denn mittlerweile glaube ich, dass die meisten unsinnigen Dinge, die wir tun, bevor wir 40 werden, unvermeidbar sind.

Aber die Dummheiten, die wir machen, nachdem wir 40 geworden sind, wären durchaus vermeidbar.

Sie können diese Dummheiten nur dann vermeiden, wenn Sie einige Ikonen radikal zu Fall bringen und einen Crashkurs in Sachen Realität absolvieren. Es ist an der Zeit, nicht länger an den ganzen Hype zu glauben, der um die Jugend, die Liebe und den Erfolg gemacht und von allen Seiten an Sie herangetragen wird. Denn dieser Hype hat Sie unmittelbar in einen »Altersschock« und sogar an den Rand der Hysterie getrieben.

Was hat die Lebensmitte nur an sich, dass sie Sie in einem solchen Maß erschreckt? Ungefähr mit 36 oder 37 Jahren haben Sie schlagartig etwas Seltsames erkannt: Genauso alt waren wahrscheinlich Ihre Eltern, als sie sich zum ersten Mal ihres Alters bewusst wurden.

»Ich hatte mir nie richtig klargemacht, welches Alter meine Mutter hatte, bis sie circa 37 war«, sagte mir eine Frau vor Kurzem. »Aber jetzt bin ich selbst in diesem Alter! Ich bin so alt wie meine eigene Mutter!«

Kein Wunder, dass diese Erkenntnis als Krise bezeichnet wird.

So weit, so klar. Aber was nun? Sie sollten manche Dinge an diesem Punkt in Ihrem Leben noch einmal neu überdenken.

Sie sollten die mythischen Vorstellungen darüber, was es heißt, erwachsen zu werden, beiseiteschieben, egal auf welche Weise sie entstanden sind. Denn die Krise ist ein Fake. Sie befinden sich keineswegs auf einer Talfahrt. Sie haben den Motor noch nicht einmal vollständig eingefahren.

Die Mythen über das Alter haben uns nicht darauf hingewiesen, dass eine völlig neue Energie freigesetzt wird, wenn die Ziele der jüngeren Jahre in den Hintergrund treten (etwa sich beruflich zu beweisen, einen Partner zu finden, den eigenen Kindern Schutz und Sicherheit zu bieten). All die Energie, die Sie dafür eingesetzt haben, um diese Sehnsüchte zu erfüllen und die Realität Ihrem Willen zu unterwerfen, ist nun frei und steht Ihnen zur Verfügung. Womöglich zum ersten Mal in Ihrem Leben können Sie diese Energie nutzen, um andere Ziele damit zu befeuern.

Sobald die Realität Ihre Illusionen aus dem Ring hinausboxt, werden Sie feststellen, dass Ihre verzweifelte Sehnsucht nach Liebe und Ruhm gleichzeitig damit verschwindet. Nun werden diese Träume wie Kinderspielzeuge wirken – die überdies sehr teuer waren. Wenn Ihr Blick klarer wird, werden Sie eine erstaunliche neue Lebensweise entdecken.

Es heißt »Die Jugend ist ein Geschenk der Natur, und das Alter ist ein Kunstwerk«. Wenn mit dem Kunstwerk ein trickreicher Kunstgriff gemeint ist, wie etwa der Einsatz von Makeup und Weichzeichnern, um die Spuren des Alters zu kaschieren, stimme ich der Aussage nicht zu. Aber ich interpretiere sie keineswegs auf diese Weise. Für mich bedeutet sie Folgendes: Wir lassen uns nicht länger von unserem Instinkt steuern und öffnen uns für andere Bewusstseinsebenen, die komplex, subtil, intensiv und voller Offenbarungen und Erkenntnisse sind. Die Kunst besteht darin, bekannte Dinge so zu betrachten, als wären sie neu – so wie ein Künstler sie sieht. Wir versuchen nicht länger, die Realität so hinzubiegen, dass sie unseren Vorstellungen entspricht, und begegnen unserem Kunstobjekt so, wie ein Künstler es tut, mit Achtung und Bewunderung. Unser Material ist das Leben, *so wie es ist* – und nicht so, wie wir es gerne hätten.

Denn wenn wir von unserem jugendlichen Drang ablassen, jedes Ergebnis kontrollieren zu wollen, können wir uns schließlich beherzt und ohne innere Konflikte auf all die Dinge stür-

zen, die uns wichtig sind. *Zum ersten Mal sind wir nur noch da-*
für verantwortlich, was wir tun können. Der Rest ist Schicksal.
Die Veränderung ist so radikal und spannend, dass wir es nie
mehr bereuen werden, die Triebfedern der Jugend hinter uns
zu lassen.

Transformationen wie diese sind zweifellos nervenaufrei-
bend, aber sie läuten keineswegs ein Ende ein. Um mit
Mark Twain zu sprechen, der Bericht über Ihren Tod war eine
starke Übertreibung. Verkaufen Sie Ihre Firma daher nicht
und brennen Sie nicht mit dem Babysitter nach Tahiti durch.
Schließen Sie sich auch nicht mit einer an Ihrer Hand fest-
geklebten Fernbedienung für den Fernseher in einem abge-
dunkelten Zimmer ein. Es ist nichts Schlimmes passiert. Ihnen
steht lediglich eine lebensverändernde Verschiebung Ihrer Perspektive bevor. Wenn Sie Ihre Angst ablegen, können Sie diese
Transformation schneller hinter sich bringen, als Sie denken,
und Ihr zweites Leben in Angriff nehmen, ohne viel Zeit zu
verlieren.

Lassen Sie uns also damit beginnen, indem wir herausfinden,
wo Sie im Moment stehen.

Übung 1
Was ich wirklich denke – die kosmischen Fragen

Wahrscheinlich möchten Sie diese Übung nicht machen, weil
sie ziemlich ans Eingemachte geht. Es geht darum, sich ein paar
Fragen zu stellen, über die man nicht gerne nachdenkt. Sie wissen schon, die großen Fragen: Warum bin ich hier? Wohin gehe
ich? Was bedeutet das alles? Diese Themen machen uns Angst,
und ich fordere Sie nur deshalb auf, sie an die Oberfläche zu
bringen, weil Sie ohnehin ganz genau wissen, dass Sie sie ständig irgendwo im Hinterkopf haben. Anstatt mit ihnen alleine
zu bleiben, sollten Sie sie zulassen, damit wir gemeinsam damit

arbeiten können. Wir müssen uns jetzt, am Anfang des Buches, mit diesen Fragen beschäftigen, weil ich sie Ihnen am Ende noch einmal stellen werde. Und eins kann ich Ihnen versprechen: Egal wie Ihre Antworten aussehen oder ob Sie unfähig sind, auch nur *eine* Antwort darauf zu finden, Ihre Haltung gegenüber den Fragen wird sich verändern.

Wenn Sie das Buch gelesen haben, werden Ihnen die Fragen nichts mehr ausmachen. Sie werden sich in ausgezeichnete Instrumente verwandeln, mit denen Sie gerne arbeiten werden.

Um der Übung ihren Schrecken zu nehmen, sollten Sie gleich damit loslegen. Nehmen Sie einen Stift zur Hand und schreiben Sie die Antworten auf, ohne darüber nachzudenken. Vielleicht werden die Ergebnisse Sie überraschen.

Die großen Fragen

Wohin gehe ich?

Habe ich meine Zeit bisher richtig genutzt?

Welche Perspektive habe ich?

Wovor habe ich am meisten Angst?

Was wünsche ich mir wirklich für meine Zukunft?

Wovon habe ich definitiv genug?

Was möchte ich auf keinen Fall bereuen müssen, wenn ich in späteren Jahren auf mein Leben zurückblicke?

Warum bin ich auf diesem Planeten?

Lesen Sie hier, was einige andere Leute auf diese Fragen geantwortet haben.

Len, 44, Börsenmakler:

Wohin gehe ich? Ich habe keine Ahnung. Die täglichen Katastrophen verschlingen meine ganze Zeit.

Habe ich meine Zeit bisher richtig genutzt? Das frage ich mich ständig. Ich denke häufig, dass ich etwas falsch gemacht haben muss, sonst wäre ich an einem besseren Platz gelandet.

Welche Perspektive habe ich? Tja, ich werde wohl nie ein Millionär werden. Ich hoffe einfach, dass ich den Status quo aufrechterhalten kann, aber das ist keine reizvolle Perspektive.

Wovor habe ich am meisten Angst? Nie herauszufinden, was ich eigentlich tun sollte.

Was wünsche ich mir wirklich für meine Zukunft? Ich weiß es nicht, aber Börsenmakler zu sein ist es nicht.

Wovon habe ich definitiv genug? Von der Unentschlossenheit. Nicht zu wissen, in welche Richtung ich mich bewegen soll.

Was möchte ich auf keinen Fall bereuen müssen, wenn ich auf mein Leben zurückblicke? Dass ich meine Zeit vergeudet habe. Dass ich eine bestimmte Frau nicht geheiratet habe.

Warum bin ich auf diesem Planeten? Diese Frage ist am schmerzvollsten. Ich weiß es nicht und ich befürchte, ich werde es nie wissen.

Gwen, 41, Buchhalterin, geschieden, keine Kinder:

Wohin gehe ich? Irgendwohin, wo es schöner ist als dort, wo ich herkomme. Irgendwohin, wo ich erfüllt bin, anstatt zu erfüllen.

Habe ich bisher das Richtige getan? Ich bin mir nicht sicher. Wahrscheinlich habe ich mein Potenzial aus Angst vor dem Scheitern und vor Zurückweisung nicht genutzt.

Welche Perspektive habe ich? Manchmal denke ich, es gibt neue Horizonte – etwa, dass ich lernen, lieben, leben werde. Aber dann denke ich, es wird genauso sein wie jetzt, nämlich frustrierend, mit ein paar guten Zeiten dazwischen. Wahrscheinlich werde ich einfach zusehen, wie mein Gesicht älter wird.

Wovor habe ich am meisten Angst? Dass dies schon alles gewesen ist, ich einsam und vergessen sein werde und ich mich nicht mehr entfalten werde.

Was wünsche ich mir wirklich für meine Zukunft? Alles. Ich möchte unabhängig und lebendig sein und mit einem Partner glücklich werden.

Wovon habe ich definitiv die Nase voll? Von Menschen, die unfähig sind zu lieben.

Was möchte ich auf keinen Fall bereuen müssen, wenn ich auf mein

Leben zurückblicke? Dass ich keinen Liebespartner und nicht die richtige Tätigkeit für mich gefunden habe.
Warum bin ich auf diesem Planeten? Um das Beste daraus zu machen. Was immer das auch bedeuten mag.

Sophie, 44, ehemalige Sängerin in einer Jazzkneipe:
Wohin gehe ich? Ich habe keinen blassen Schimmer.
Habe ich meine Zeit bisher richtig genutzt? Ja, bisher schon.
Welche Perspektive habe ich? Ich bin mir nicht sicher, dass ich das wissen will.
Wovor habe ich am meisten Angst? Wie ich mich finanziell über Wasser halte.
Was wünsche ich mir wirklich für meine Zukunft? Glücklich zu sein.
Wovon habe ich definitiv genug? Von den letzten sechs Jahren voller Angst und von meiner Periode.
Warum bin ich auf diesem Planeten? Um Dinge zu entdecken und zu verstehen, damit ich eine Wahl treffen kann.

Randy, 52, Bibliothekar, geschieden:
Wohin gehe ich? Vorwärts. Aber ich weiß nicht, was mich dort erwartet.
Habe ich meine Zeit bisher richtig genutzt? Nein, weil ich dachte, alles würde immer so bleiben, wie es ist. Und nun habe ich meine Chancen verpasst.
Welche Perspektive habe ich? Keine Ahnung. Ich habe keine große Lust, darüber nachzudenken.
Wovor habe ich am meisten Angst? Vor dem Tod, wovor sonst?
Was wünsche ich mir wirklich für meine Zukunft? Geld und Sicherheit.
Wovon habe ich definitiv genug? Von Konsumartikeln.
Was möchte ich auf keinen Fall bereuen müssen, wenn ich auf mein Leben zurückblicke? Dass ich nicht glücklich genug war.
Warum bin ich auf diesem Planeten? Meine Eltern haben mich in diese Welt gesetzt.

Wenn einige dieser Antworten – oder Ihre eigenen – Sie dazu veranlasst haben »Autsch« zu sagen, kann ich das gut nachvollziehen. Sie sollten sich allerdings darüber im Klaren sein, dass Ihre Antworten lediglich einen Anfangspunkt markieren. Sie werden sich fast augenblicklich verändern, sobald Sie erkennen, woher Ihre Einstellung wirklich kommt. Allerdings würde ich den Antworten bereits jetzt nicht zu sehr trauen. Machen Sie die folgende Übung, dann werden Sie verstehen, was ich meine.

Übung 2
Wie Ihre Haltung sich im Laufe der Jahre verändert

Bei dieser Übung geht es darum, frei zu assoziieren. Sie werden auf diese Weise erkennen, wie sich Ihr Standpunkt im Laufe der Zeit verändert hat. Sie können Ihre Antworten schriftlich festhalten oder sie in ein Diktiergerät sprechen.

Welche Bedeutung hatten die folgenden Begriffe und Redewendungen für Sie mit 5, 15, 25 Jahren und heute?

Potenzial
Eines Tages
Wenn ich erwachsen bin
Glücklich bis an ihr Lebensende
Verheiratete Leute mit einem guten Job
Lebensmitte
Reife
30 Jahre alt
40 Jahre alt
60 Jahre alt
Künstler
Geschäftsfrau
Cowboy/Draufgänger
Die besten Jahre ihres Lebens
Unverheiratet

Wenn es Ihnen wie den meisten Menschen geht, haben all diese Begriffe zu jeder Zeit etwas anderes bedeutet. Das ist heute noch genauso. Wie die Zukunft für Sie aussieht, hat sehr viel damit zu tun, in welcher Lebensphase Sie sich gerade befinden.

Übung 3
Ein Blick in die Zukunft

Stellen Sie sich einen Moment lang vor, wie es wäre, wenn das Problem völlig verschwinden würde, wenn Sie die Lebensmitte also nicht mehr als einen gewissen Niedergang betrachten würden, sondern als Übergang zu etwas Besserem. Was würden Sie anders machen? Und womit würden Sie aufhören? Nehmen Sie sich etwas Zeit, um sich das vorzustellen. Schreiben Sie dann Ihre Antworten auf. Sie haben gerade einen Blick auf Ihr zweites Leben geworfen. Ist das nicht großartig?

Behalten Sie dieses Versprechen im Bewusstsein und blättern Sie dann auf die nächste Seite um. Wir werden uns nun die biologische Programmierung näher ansehen, die uns alle in eine Midlife-Crisis führt, egal wie schlau oder reflektiert wir auch sein mögen. Machen Sie sich auf ein paar Überraschungen gefasst.

Kapitel 2
Sie sind nicht der Favorit

»Ich verlor die Überzeugung, dass die Ampeln für mich
immer auf Grün sprangen, die angenehme Gewissheit, dass
jene ziemlich passiven Tugenden, die mir als Kind Beifall
eingetragen hatten, mir nicht nur den Schlüssel zu Phi Beta
Kappa, sondern auch Glück, Ehre und die Liebe eines guten
Mannes automatisch garantierten ...«

Joan Didion ›Über Selbstachtung‹, in:
Stunde der Bestie

»Glauben Sie nicht, dass mein Narzissmus das Interessanteste
ist, was es gibt?«

Norman Rush, ›Die Maßnahme‹

Der Boden ist vom Moment unserer Geburt an dafür bereitet: Wir
beginnen unser Leben als absolute Narzissten. Wenn wir Hunger
haben, hören wir nicht auf die Vernunft; wir schreien empört nach
Nahrung. Wenn unsere Eltern schlafen, beschäftigt oder müde sind,
ist das ihr Problem, nicht unseres. Dabei sind wir keine schlechten
oder lieblosen Geschöpfe; wir sind sogar voller Liebe und Zuneigung.
Aber nur, solange wir unseren Willen bekommen.

Zum Glück ruft diese Ichbezogenheit eine positive Reaktion bei
unseren Eltern hervor. Denn egal wie vernünftig sie auch bei ande-
ren Dingen sein mögen, wenn es um ihre Babys geht, sind sie etwas
verrückt. Unsere Eltern sind extrem beschützend. Sie wollen, dass
wir glücklich sind, und was am wichtigsten ist: Sie finden uns so hin-
reißend, dass sie unseren Egoismus vergnügt, ja sogar voller Stolz
hinnehmen. Ihre Bewunderung ist ebenso wie unser Narzissmus
eine starke Kraft für das Überleben unserer Spezies.

Wir selbst halten ihre Liebe für absolut angemessen. Unserer Mei-

nung nach haben wir sie verdient. Unsere Eltern lächeln uns an, wir lächeln zurück und finden es großartig, das Allerwichtigste im Universum zu sein.

Aber diese Illusion beginnt nach sehr kurzer Zeit zu verblassen.

In jedem Lebensjahr ist unsere fröhliche Ichbezogenheit täglich heftigen Angriffen ausgesetzt. Während wir aus dem Säuglingsalter herauswachsen, sind wir ständig überrascht, dann entrüstet und schließlich verängstigt, wenn die Erwachsenen uns nicht fortwährend jeden Wunsch von den Augen ablesen. Oder wenn sie manchmal wütend auf uns sind und auch noch andere Menschen neben uns lieben. Entsetzt und verletzt wehren wir uns heftig gegen diese Ungerechtigkeit und wenden jeden nur erdenklichen Trick an, um den ursprünglichen Zustand wieder zu erreichen, als wir noch maßlos bewundert und über alles geliebt wurden, das Zentrum des Universums waren und die Macht hatten, die Erwachsenen nach Belieben nach unserer Pfeife tanzen zu lassen.

In unserem ersten Leben geht es genau um diese Reaktion, dieses ewige Bemühen, zu unserem geliebten Status, den wir als Baby hatten, zurückzukehren.

Mag sein, dass Ihnen das als übertriebener Anspruch vorkommt, weil es uns Erwachsenen schwerfällt zu verstehen, was für ein Schock dieser Bedeutungsverlust für ein kleines Kind ist. Aber stellen Sie sich einmal Folgendes vor: Eines Tages, auf dem Weg zur Arbeit, verschwindet plötzlich und ohne Vorwarnung für eine Minute der Sauerstoff aus der Atmosphäre. Sie ringen vor Schreck nach Luft, wissen nicht, was geschehen ist. Und nachdem Ihnen das zweimal passiert ist, werden Sie aktiv werden. Keine Anstrengung wäre zu groß, damit Sie sich wieder sicher fühlen.

So erleben wir das auch beim Erwachsenwerden. Jedes Mal, wenn unser Narzissmus mit der Wirklichkeit kollidiert und wir ahnen, dass wir ungeschützt sein könnten, ohne besondere Privilegien und nicht der Favorit des Schicksals, leiden wir extrem darunter.

Dieser schmerzliche Prozess hat einen biologischen Sinn. Der dramatische Verlust der bedingungslosen Liebe sowie unser unaufhörlicher Kampf, sie wieder zurückzugewinnen, dienen auf eine brillan-

te – wenn auch gnadenlose – Weise dazu, unsere Spezies zu retten. Sie lösen einen Dominoeffekt aus, der dafür sorgt, dass wir das Zuhause unserer Kindheit verlassen, um einen Partner zu finden, uns so oft wie möglich fortpflanzen und unsere Kinder beschützen, bis sie alt genug sind, um dasselbe zu tun.

Deshalb konkurrieren wir zwanghaft mit unseren Geschwistern um Aufmerksamkeit. Deshalb verlassen wir als junge Erwachsene unsere unfaire Familie – auf der Suche nach jemandem, der uns so liebt, wie wir geliebt werden sollten. Deshalb versuchen wir schön, erfolgreich und wieder bewundernswert zu sein. Und deshalb erwidern wir die Liebe, die unsere eigenen Kinder uns – nur uns – gegenüber empfinden, und verlieben uns hoffnungslos in sie.

Und deshalb werden wir in der Lebensmitte plötzlich in einen Zustand der Panik hineinkatapultiert. Denn schlagartig erkennen wir, dass wir den Kampf verlieren werden.

Wir werden nicht zu den Glücklichen gehören, die keinen Kummer, kein Versagen, keine Verluste erleben. Was jedem anderen passiert, kann auch uns zustoßen. Und als wäre das nicht schon schlimm genug, erhalten wir einen letzten Schlag: Wir sind sterblich. Unglaublich, aber wahr. Wie alle anderen auch, werden wir eines Tages sterben müssen.

Die Party ist vorbei.

Was für eine trostlose Vorstellung. Einige von Ihnen schütteln jetzt sicher den Kopf und bestreiten, jemals so zu denken. Aber die Mehrzahl wird sich fragen, woher ich Gedanken lesen kann. Dabei habe ich diese traurige Erwartung immer wieder von Leuten gehört, die die Midlife-Crisis beutelte. Doch so wird es nicht kommen.

Aber warum glauben wir es dann alle? Weil wir genau das glauben sollen. Es ist ein Teil des Dramas unseres ersten Lebens, das begann, als der Vorhang sich bei unserer Geburt hob und wir im Zentrum der Aufmerksamkeit standen. Die Lebensmitte bringt uns zum letzten Akt unseres ersten Lebens, dem intensiven, jahrzehntelangen, bewegten Drama, in dem wir darum kämpften, diese Position zurückzuerobern.

Allerdings sollen wir zu diesem Zeitpunkt noch nicht wissen, dass sich hinter all dem Streben und der Quälerei ein authentisches, ursprüngliches Selbst befindet, das nie ein Narzisst war. *Dieses großartige Geschöpf kommt erst zum Vorschein, wenn der Narzisst seinen Kampf um die Favoritenrolle verloren hat, das Drama vorbei ist, der Vorhang fällt, wir das Theater verlassen und einer wunderbaren Realität begegnen.*

Sie sind kurz davor, eine beeindruckende Tatsache zu erkennen: All die unaufhörlichen Attacken gegen Ihren Narzissmus haben Ihnen zu Ihrem Ticket in ein wunderbares zweites Leben verholfen.

* * *

Der Narzissmus ist für den ganzen Zirkus verantwortlich.

In der griechischen Mythologie war Narziss ein Halbgott, so schön, dass jeder sich in ihn verliebte. Auch er selbst. Er war so entzückt von seinem eigenen Spiegelbild im Wasser einer Quelle, dass er nicht damit aufhören konnte, es anzusehen. So schwand er dahin und starb. Einer anderen Version des Mythos zufolge versuchte er sich selbst zu küssen, fiel ins Wasser und ertrank. In beiden Fällen ist der Mythos eine deutliche Warnung davor, zu ichbezogen zu sein.

Aber warum können wir einfach nicht anders?

Weil die ersten 40 Jahre unseres Lebens der Biologie gehören, nicht uns selbst.

Falls die Natur überhaupt einen Favoriten hat, ist es nicht das Individuum, sondern unsere Spezies. Wir denken, narzisstische Gefühle wie Eifersucht, Rivalität, Konkurrenzdenken, Obsessionen, sogar die Deprimiertheit, die auf einen Verlust folgt, seien allesamt unglückliche Anomalien, die auf eine instabile Psyche oder eine verkorkste Erziehung hindeuten. Dabei haben diese Emotionen offenbar eine biologische Ursache und sind unvermeidbar. Sie dienen dem Überleben und sind schon bei der Geburt vorhanden. Die Natur hat das so geregelt.

Das Entzücken Ihrer Mutter, als Sie ein neugeborenes Baby waren, ist ein universelles Phänomen, das im Tierreich überall zu finden ist. Als Sie Ihr Leben begannen, wurde Ihnen dieses Entzücken entgegengebracht. Das machte Sie fröhlich und sorgte dafür, dass Sie sich sicher fühlten und sich für das Leben interessierten. Sehr gut für unsere Spezies. Sowohl Sie selbst als auch Ihre Mutter glaubten, sie würde für immer so entzückt von Ihnen sein. Für eine Weile waren Sie das Wichtigste in ihrem Leben. Und wenn Ihre Mutter ein weiteres Kind bekam, war sie genetisch darauf programmiert, *dieses* Baby mit demselben Blick anzusehen, damit es sicher und glücklich sein konnte, so wie Sie es waren. Und das machte Sie wahnsinnig.

Auch das ist sehr gut für unsere Spezies.

Selbst wenn kein anderes Babys dazukam, war die Veränderung trotzdem schrecklich für Sie und noch unbegreiflicher. Sie beobachteten, wie Ihre Mutter ihre Aufmerksamkeit allmählich auf ihr restliches Leben ausrichtete, weg von Ihnen – und Sie verstanden nie, was Sie falsch gemacht hatten.

Jedenfalls standen Sie nicht mehr im Mittelpunkt. Und diese Tatsache war der erste und wirksamste einer ganzen Reihe von emotionalen Auslösern, die dafür sorgten, dass Sie dem Plan folgten, den die Natur für Sie vorgesehen hatte. Ihr künftiges Verhalten war geprägt vom ersten dramatischen Entzug der überschwänglichen Liebe, die Sie so dringend benötigten, und den schrecklichen Nachwirkungen – einem unausweichlichen Gefühl des Verlusts. Viele Jahre sollten Sie darum kämpfen, diesen Verlust wieder rückgängig zu machen.

Das Leid angesichts dieses Verrats, das Konkurrenzdenken und die Eifersucht, unser Kampf, die verlorene Liebe zurückzugewinnen, all diese Gefühle, die Kindern so stark zusetzen, sind essenziell für das Überleben unserer Spezies. Diese Kräfte ziehen uns in das biologische Wettrennen hinein.

Offensichtlich ist der Narzissmus ein Überlebensfaktor. Er dient uns als Babys, da er dazu führt, dass wir uns beharrlich an unsere Eltern binden. Auch als junge Erwachsene ist er uns nützlich, denn er drängt uns dazu, unser erotisches Bedürfnis zu erfüllen und uns zu paaren. Überdies spielt der Narzissmus eine

Rolle, wenn wir entschlossen unsere Kinder beschützen und sie den Kindern aller anderen Menschen eindeutig vorziehen. Unser Narzissmus macht uns also zu großartigen Verbündeten im Kampf ums Überleben unserer Spezies.

Wir sind uns dessen vielleicht nicht bewusst, aber der Kampf unserer Spezies wird zu unserem Kampf. Wir wollen voller Begeisterung all das tun, wofür unsere Spezies uns braucht. Unweigerlich versuchen wir, stark, schön und klug zu sein, um die besten Partner miteinander zu konkurrieren und das größte Stück Fleisch für unseren Nachwuchs zu ergattern. Wir haben viel Energie und große emotionale Bedürfnisse, die wir befriedigen wollen.

In der Lebensmitte kann sich unsere Getriebenheit zwar etwas verringern, aber wir wollen nach wie vor am Wettbewerb teilnehmen. Allerdings werden wir nicht mehr so gebraucht wie zuvor.

Auch das ist uns nicht bewusst. Aber wir erkennen, dass es schwerer wird, die besten Partner und das größte Stück Fleisch zu ergattern. Und das gefällt uns überhaupt nicht.

Es ist ziemlich brutal für das Individuum, aber für die Spezies funktioniert es großartig.

Es ist ziemlich gemein, so aufs Abstellgleis geschoben zu werden. Vielleicht besteht die Gemeinheit auch darin, dass wir mal an erste Stelle gesetzt wurden. Wir haben viel Energie und Lebenszeit für das Überleben unserer Spezies drangegeben, Jahre, in denen wir keine Chance hatten, uns darauf zu konzentrieren, was wir als Individuum vom Leben wollten. Aber das ist nun mal der Preis dafür, am Leben zu sein.

Tatsächlich also *sollen* wir unglücklich über dieses Abstellgleis sein. Denn wenn wir versuchen, möglichst lange voll mitzumischen und jung zu bleiben, könnten wir noch ein weiteres Kind zeugen.

Doch wenn die Hormone sich schließlich verabschieden,

werden die fortpflanzungsfähigen Mitglieder der Gruppe biologisch begünstigt, die mit attraktiven Körpern, vollem Haar und all den Paarungsmerkmalen ausgestattet sind, die ab 40 mehr und mehr verschwinden. Sogar die Gesundheit dieser jüngeren, fruchtbareren Mitglieder wird durch ein starkes Immunsystem geschützt, während unsere eigene sich verschlechtert.

Aber hatte es nicht auch einen Wert für das Überleben eines Stammes, wenn ältere, erfahrene Mitglieder die anderen anführten? Wahrscheinlich schon. Aber ihre Zahl müsste in einem ausgewogenen Verhältnis zu den verfügbaren Ressourcen stehen. Vor langer Zeit war vermutlich viel klarer, wer in einer kleinen Gruppe von Menschen nützlich war – denn die Nahrung war knapp, es gab nicht viele Partner für die Fortpflanzung, die meisten Babys überlebten die Geburt nicht, und die Lebenserwartung war extrem kurz. Heute leben wir um so viel länger, dass dieses Muster nicht mehr so leicht erkennbar ist. Heutzutage halten wir uns *alle* für sehr wichtig. Egal, ob wir der Spezies nützen oder nicht. Wir leben nicht mehr unter den gleichen schwierigen Bedingungen, da wir sehr erfolgreich gegen widrige Umstände ankämpfen. Die Menschheit hat eine beeindruckende Technologie entwickelt, um bestimmte Gesetzmäßigkeiten zu verändern. Aufgrund der Fortschritte in der Medizin bleiben wir jünger und leben viel länger als unsere Vorfahren. Die Natur lässt uns weiterhin fallen, aber die Technologie fängt uns häufig auf, noch bevor wir auf dem Boden aufschlagen. Kranke oder durch Unfälle verletzte Menschen, die früher gestorben wären, überleben heutzutage häufig und können ihre Geschichte erzählen.

Trotzdem bleibt die Tatsache bestehen, dass unsere Position auf der Beliebtheitsskala um die 40 allmählich sinkt, obwohl wir immer noch Lust darauf haben, unsere narzisstischen Bedürfnisse zu befriedigen. Im Gegensatz zu den Höhlenmenschen haben wir den Luxus, uns über all die noch vor uns liegenden Jahre Sorgen zu machen, in denen uns jegliches persönliche Vergnügen vorenthalten sein wird – so jedenfalls empfinden wir es. Der

Konflikt zwischen unserem drängenden Verlangen, begehrt zu werden, und unserer schwindenden Attraktivität ähnelt unübersehbar den ersten Gefühlen des kindlichen Narzissten.

Das drängende Verlangen, unsere persönlichen Bedürfnisse zu befriedigen, wird in drei wichtigen Lebensphasen aktiviert: als Babys (wenn wir uns verzweifelt an unsere Mutter klammern), als junge Erwachsene (getrieben von der gleichen Intensität und Sehnsucht, dieselbe Form von Liebe bei unserem Partner zu finden) und als Eltern von Babys und Kleinkindern (zu denen wir eine extrem starke Bindung haben). In diesen drei Phasen sind wir unseren biologischen Bedürfnissen ausgeliefert – die Vernunft hat dagegen keine Chance. Wir werden von mächtigen Impulsen regiert, alles zu tun, um in der Nähe unserer Mutter zu sein, unseren Partner zu besitzen und unsere eigenen Kinder zu beschützen.

Aber zwischen diesen intensiven Phasen entspannen wir uns und erleben etwas ganz anderes.

Die erste Entspannungspause tritt kurz vor der Pubertät ein, etwa in einem Alter zwischen acht und elf Jahren. Sobald wir in einem Alter sind, in dem wir uns etwas besser um uns selbst kümmern können, lässt unser extremes Bedürfnis nach unseren Eltern nach. In dieser Zeit akzeptieren wir, dass wir die Favoritenrolle bei unserer Mutter nicht aufrechterhalten können – dass wir diesbezüglich machtlos sind –, trösten uns mit dem Versprechen, diese Ungerechtigkeit zu beseitigen, wenn wir erwachsen sind, und stellen unseren ganzen Kampf zunächst einmal zurück. Ein paar Jahre lang können wir frei unsere eigenen Interessen verfolgen, anstatt die unserer Spezies zu erfüllen. In dieser Zeit sind wir außergewöhnliche Geschöpfe, so klar und kreativ wie nie. Wir sind interessiert an Freundschaften und besonders wissbegierig. Mädchen haben keine Angst davor, klüger als Jungen zu sein, weil sie noch nicht versuchen, deren Liebe für sich zu gewinnen. Und die Jungen versuchen noch nicht unter Beweis zu stellen, dass sie Männer sind. Eine Weile lang sind wir alle ziemlich vernünftig.

Dann aber, mit circa 13 Jahren, schlagen unsere Hormone zu, und all die wunderbaren Eigenschaften fallen der einsetzenden Pubertät zum Opfer.

Wenn sich der Sturm irgendwann zwischen 20 und Anfang 30 wieder gelegt hat und wir eine erfüllende Liebesbeziehung gefunden haben, heiraten wir und finden erneut Entspannung in einer angenehmen Auszeit. Es überrascht uns mit der Zeit sogar immer mehr, wie fixiert wir anfangs darauf waren, unseren Partner für uns zu gewinnen, denn dieser verwandelt sich von einem fantastischen Objekt der Begierde in einen normalen Menschen, wie wir selbst es sind. Aber im Prinzip macht uns das nichts aus. Wir bekommen Kinder oder schmieden Zukunftspläne und tun unser Bestes, um ein sicheres Zuhause zu schaffen und die Annehmlichkeiten unseres Lebens zu genießen.

Für eine Weile.

Aber gerade wenn wir meinen, die Hormone würden eine immer unbedeutendere Rolle spielen, werden wir wieder unruhig. Unsere Kinder und unsere Projekte füllen uns nicht mehr genügend aus. Wir vermissen die intensive *Sehnsucht* nach Liebe und ziehen diese der erfüllten Liebe vor, die wir tatsächlich *haben*. Unsere Liebesbeziehung, die uns anfangs wunderbar und dauerhaft erschien, wirkt allmählich langweilig. Wir befürchten, nicht wirklich verliebt zu sein und möglicherweise etwas zu verpassen. Etwas Essenzielles.

Wir haben unsere Midlife-Crisis.

Warum geschieht das ausgerechnet *zu diesem Zeitpunkt*? Weil die Natur kein Interesse daran hat, dass wir uns bereits jetzt bequem zurücklehnen. Der Kampf um das Überleben unserer Spezies ist noch nicht vorbei und die Natur treibt uns dazu an, nach einer allzu langen Phase der Ruhe wieder zu rastlosen Kriegern zu werden.

In der Lebensmitte ist das Thema Liebe sehr wichtig und später widme ich ihm ein eigenes Kapitel. Für den Moment wollen wir lediglich festhalten, dass unser Körper bei der romantischen beziehungsweise erotischen Liebe eine der besten süchtig machenden Drogen produziert. Das hat die Natur mutwillig so eingerichtet. Wir erinnern uns lebhaft an das Paradies sexuellen Erlebens, das vom süßen Schmerz der Sehnsucht angefeuert wurde. Wir rufen uns das Gefühl der Einheit mit einem anderen Menschen in Erinnerung, das wir seit unserer Zeit als Baby (beziehungsweise seit unserer letzten romantischen Tollheitsphase) nicht mehr gespürt haben. Wir fühlen uns beraubt und gelangweilt. Die solide, sonnige Wärme einer guten freundschaftlichen Liebe erscheint uns im Vergleich dazu ziemlich dröge.

Selbst eine gute Beziehung lässt uns also nicht für immer vernünftig bleiben. Der Teufel aktiviert schlummernde Hormone, und in der Lebensmitte findet einer oder finden sogar beide Partner andere Menschen sehr attraktiv. Die Frage, ob unser Partner auf die gleiche Weise empfindet, verunsichert uns hin und wieder. Und damit kehren die Ungewissheit, die drängenden Gefühle und das Leid zurück, die stark an den Zustand von verliebten Teenagern erinnern. Dieses schreckliche Unbehagen ist eine große Gefahr für eine stabile Ehe.

Aber wozu das alles? Was sollte die Natur damit bezwecken? Warum sollen wir uns wieder wie Teenager fühlen? Weil aus der Liebe junger Erwachsener Kinder entstehen. So einfach ist das. Und wenn eine vorübergehende Tollheit zur Fortpflanzung führt, soll es eben so sein.

Wieder einmal mag das nicht sehr angenehm für den Einzelnen sein, aber offensichtlich ist es nützlich für das Überleben unserer Art.

Und wie sieht die Beziehung zu unseren Kindern während dieser Zeit aus? Wenn wir Kinder haben, entwickelt sich unsere Beziehung zu ihnen parallel zu den ruhigen und turbulenten Beziehungsphasen mit unserem Partner. Sind sie im Baby- und Kleinkindalter, passen wir – aus Angst, sie könnten sich wehtun – rund um die Uhr auf sie auf. Jahr um Jahr werden sie selbstständiger und wir machen uns weniger Sorgen. Wenn unsere Kinder mit circa acht Jahren in die Phase kommen, in der sie relativ vernünftig sind, haben wir die Chance auf eine wunderbare Auszeit. In dieser Phase haben wir häufig die beste, ebenbürtigste Beziehung zu ihnen. Wir müssen nicht mehr ständig auf sie aufpassen, gleichzeitig sind sie freundlich und mögen uns noch immer, weil sie noch nicht in der Pubertät sind.

Pubertierende Jugendliche machen uns wahnsinnig. Wenn unsere Kinder die Pubertät erreichen, sind nicht nur sie ziemlich durchgeknallt, auch uns macht diese Phase verrückt. Wir haben Angst vor ihnen, sind überfordert, wütend. Es ist, als hätten wir eine Herde wild gewordener Pferde im Haus. Wir befürchten, dass ihnen etwas zustoßen könnte, und fühlen uns für sie verantwortlich, aber sie sind bereits zu groß, um sich kontrollieren zu lassen, und zerstören die Möbel. Wir wollen diesen ganzen Ärger nicht. Wir lieben unsere Kinder nach wie vor, aber nachdem wir sie eine lange Zeit an die erste Stelle gesetzt haben, wollen wir nun unser eigenes Leben zurück.

Stattdessen müssen wir ihretwegen erneut auf der Hut sein und unser eigenes Leben zurückstellen, wie zu der Zeit, als sie Kleinkinder waren. Aber dieses Mal entschließen sie sich dazu, uns abzulehnen!

Das ist verständlich, denn wir sind ebenfalls schwierig und ungenießbar geworden. Zum Teil, weil uns alles so unfair erscheint, und zum Teil, weil wir große Angst haben. Wir tun so, als würden wir einen Nervenzusammenbruch erleiden, wenn unsere Kinder sich die Haare abrasieren oder ein Nasenpiercing verpassen lassen. Gleichzeitig weisen sie uns aufgrund ihres eigenen biologischen Drangs ab und suchen woanders nach Liebe. Sie brauchen uns vielleicht noch, aber unsere Vorstellungen nerven sie und sie wollen uns nicht mehr umarmen.

Man könnte beinahe sagen, sie schubsen uns aus dem Nest hinaus!

Diese Zurückweisung verletzt uns und wir fühlen uns einsam.

Und um noch mehr Öl aufs Feuer zu gießen, regen die aktiven Hormone der Jugendlichen unsere eigenen an. Die Zurückweisung ergibt in Kombination mit Hormonen eine wirkmächtige Mixtur, und wenn wir nicht aufpassen, beginnen wir uns selbst wie pubertierende Jugendliche zu verhalten. Genau jetzt, in der Lebensmitte.

Just in dem Moment, in dem die Chancen, Nachwuchs zu zeugen, drastisch schwinden und wir kurz davor stehen, unfruchtbar zu werden, denken wir also wieder darüber nach, uns einen neuen Partner zu suchen.

Die Natur lässt keine Gelegenheit aus.

Aber denken Sie bloß nicht, ohne Kinder wäre man dagegen gefeit. Das Gleiche geschieht, auch wenn man keine Kinder hat. Möglicherweise hatten Sie sich bequem in Ihrem Leben und Ihrem Beruf eingerichtet. Sie befanden sich bis Ende 30 in einer Phase der Entspannung. Aber plötzlich blicken Sie über die Schulter und da sind sie, diese jungen Leute mit knackigen Körpern. In der Arbeit spüren Sie ihren Atem im Nacken und auf dem Basketballfeld versuchen sie, Ihnen den Ball abzuluchsen. Selbst wenn sie Ihnen den Rang noch nicht ablaufen können, hinterlassen sie eine weitere tiefe Kerbe in Ihrem narzisstischen Selbstbild. Die jungen Leute sehen besser aus und sie haben mehr Elan, da sie durch den Drang ihrer Jugend angetrieben werden.

Sie wollen alles, was wir haben, und noch mehr.

Bevor sie auftauchten, waren wir auf dem besten Weg dazu, unseren Platz im Leben mehr und mehr zu finden. Wir hatten jahrelang Arbeitserfahrung gesammelt, vieles von dem getan, was wir tun wollten, und fühlten uns allmählich weniger getrieben. Visionen, die uns einst aus der Entfernung unglaublich verlockend erschienen waren, wirkten aus der Nähe längst nicht mehr so reizvoll. Wir haben uns ein paar Mal die Finger verbrannt und bekamen einen gewissen Respekt vor dem Feuer. Anders als die jungen Leute dicht auf unseren Fersen, die sich überhaupt nicht um die Risiken scheren, haben wir gelernt, die Kosten abzuwägen, bevor wir neuen Zielen hinterherjagen.

Eines Tages, wenn wir um die 40 sind, taucht eine Reihe von 20-Jährigen in der Arbeit auf. Sie scharren begierig mit den Hufen und können es gar nicht erwarten, mit voller Kraft durchzustarten.

Diese Bedrohung rüttelt uns schlagartig wach, und es ist vorbei mit unserer hart erkämpften Gelassenheit.

Ihr plötzliches Auftauchen in unserem Revier jagt uns schreckliche Angst ein. Wir befürchten nicht nur, dass sie uns unser Gebiet streitig machen werden, wir beneiden sie auch um ihren Enthusiasmus.

»Es macht mich traurig, dass ich nie mehr so begeistert von einem Job sein werde, egal, wie gut er mir gefällt«, sagte Marty, ein leitender Manager eines großen Unternehmens.

»Ich sehe, wie diese jungen Frauen sich vor dem Spiegel aufmotzen und selbstversunken bewundern. Während ich schon froh bin, wenn ich noch dazukomme, mir die Ohrringe anzustecken, nachdem ich die Kinder morgens zur Schule geschickt habe«, sagte mir Leslie, eine Lektorin.

Aber etwas anderes in den Augen der jungen Leute können wir noch schlechter ertragen. Den Blick auf uns selbst.

Sie sehen uns genauso an, wie wir 40-Jährige früher betrachtet haben: mit Herablassung. Wir wissen, dass sie ignorant sind, aber etwas in uns ist immer noch in ihrem Alter und gibt ihnen recht. Wir sehen uns selbst bereits auf dem Abstellgleis, zum alten Eisen gehörend, ohne noch mithalten zu können.

Doch diese Gedanken rütteln uns wach. Moment mal, denken wir, es ist noch nicht vorbei! Plötzlich wollen wir, die wir alles getan haben, um innere Ruhe zu finden und uns bequem einzurichten, unser sicheres Terrain verlassen und wieder auf die Jagd gehen. Unser Selbstwertgefühl ist angeknackst. Wir machen einen riesigen Zirkus um unser Aussehen, genauso wie verunsicherte Teenager. Wir befürchten, dass niemand uns liebt. Wir erleben Momente voller Panik. Soll unsere Zeit etwa schon vorbei sein?

Das vielleicht nicht gerade, aber unsere Phase der Zufriedenheit ist damit vorbei.

Offenbar gehören wir doch nicht zu den Favoriten. Nach einigen fieberhaften Versuchen, unsere schwindende Jugend festzuhalten, erkennen wir, dass das Ergebnis des Spiels bereits feststeht und wir das Unvermeidliche lediglich etwas hinauszögern können. Fakt ist, wir werden älter und wollen plötzlich wieder das, was junge Leute wollen. Gleichzeitig erkennen wir sehr deutlich, dass die Zukunft uns das nicht bescheren wird. Vor uns sehen wir nichts als schwindende Schönheit, weniger Einfluss, einen geringeren Status, eine schlechtere Gesundheit, weniger Liebe. Und was unfassbar ist: Dort in der Ferne wartet unser eigener Tod auf uns. Wir dachten, wir seien etwas Besonderes. Aber wie haben sich die Dinge nun bloß entwickelt? Wir bekommen die gleichen Karten vom Schicksal zugespielt wie jeder andere auch. Die Welt dreht sich keineswegs um uns.

Angesichts all dessen: Ist es da vielleicht ein Wunder, dass wir in der Lebensmitte eine Krise haben? Es ist sehr verständlich, verbittert zu sein.

Grundkurs Philosophie: Das Leben ist schrecklich, und danach stirbt man. Sie sind nun also ein desillusionierter Veteran. Sie wissen, wie das Leben abläuft, meinen, Sie wüssten Bescheid, und erkennen das große Gesamtbild. Außerdem haben Sie sich, was Glück und Erfüllung betrifft, von Ihren kindlichen Illusionen verabschiedet.

Vor Kurzem habe ich zufällig eine Bemerkung gehört, die diese Haltung treffend zum Ausdruck bringt: »In der Lebensmitte entscheidet man sich dafür, sich nicht das Leben zu nehmen, weil man erkennt, dass man sowieso sterben wird.«

Aber Sie sollten sich mit dieser Einstellung noch nicht entspannt zurücklehnen. Sie fühlen sich viel älter und weiser, als

Sie tatsächlich sind. Ihre Verbitterung ist nichts als eine weitere Phase, ein erneuter Versuch, das Ruder wieder zu übernehmen. Der Zynismus ist nur der erste Schritt der Desillusionierung und wird Sie nicht so lange schützen, wie Sie meinen.

Habe ich einigermaßen zutreffend beschrieben, wie Sie sich fühlen?

Stellen Sie sich selbst die folgenden Fragen:
- Finden Sie es empörend, dass Ihnen die gleichen schlimmen Dinge widerfahren wie allen anderen auch?
- Haben Sie den Eindruck, man hätte Sie verleitet, auf jemanden zu warten, der Ihnen ein tolles Leben bescheren würde, doch am Ende hat man Sie versetzt?
- Haben Sie manchmal das Gefühl, dass Sie sich intensiv bemüht haben, alles richtig zu machen, und trotzdem nicht den verdienten Erfolg hatten?
- Sind Sie manchmal verzweifelt darüber, wie das Leben sich entwickelt hat, obwohl andere Leute der Meinung sind, dass Sie es gut hinbekommen haben?
- Was empfinden Sie, wenn einem jüngeren Menschen die Art von Aufmerksamkeit zuteilwird, die Ihnen früher entgegengebracht wurde? Hätten *Sie* diese Aufmerksamkeit Ihrer Meinung nach eigentlich verdient, spüren Sie, dass Sie sie nie mehr bekommen werden, solange ein jüngerer Mensch anwesend ist?
- Ist es Ihnen unmöglich, zu vergessen, dass Sie über 40 sind?

Wenn Sie eine der Fragen mit Ja beantwortet haben, wurden Sie mit Sicherheit darauf konditioniert, an Ihrer Position im Rampenlicht festzuhalten.

Ich möchte Sie davon überzeugen, sie aufzugeben. Es ist nicht leicht, das Gefühl von Ungerechtigkeit zu ignorieren. Dieser Anspruch, um den Sie betrogen wurden, fügt dem mächtigsten und primitivsten Teil Ihres Selbst eine Wunde zu, dem Kind von einst. Die Qualen, die Sie über diese Ungerechtigkeit empfinden, stehen im Zentrum Ihrer Bemühungen, jung und begehrt zu bleiben. Doch der Kampf um die Hauptrolle verbraucht all Ihre Energie und raubt Ihnen zu viele wertvolle Jahre. Auch wenn die Vernunft ein schwaches Werkzeug ist, um gegen eine so starke Emotion anzukämpfen, sollten wir doch die Favoritenrolle (und den Preis dafür) etwas entmythisieren. Sollten Sie kein Profidarsteller sein, dessen Kunst die große Bühne und die Aufmerksamkeit der Zuschauer erfordert, so ist es gar nicht so toll, ein Star zu sein.

Ich werde Ihnen erklären, warum.

Erstens: Wenn Sie ein Star sein wollen, können Sie kein Selbst haben.

Sie werden immer die zentrale Person in Ihrem eigenen Leben sein; das ist unvermeidbar und auch gut so. Darüber hinaus müssen Sie ein starkes Selbst haben, um ein Leben zu führen, das Ihnen auch entspricht. Aber das *Selbst* und die *Starrolle* widersprechen sich und können nicht nebeneinander existieren. Das Selbst hört aufmerksam darauf, was in Ihrem Inneren ist. So wissen Sie, was Sie wirklich wollen und brauchen. Das Selbst beobachtet auch, was um Sie herum geschieht. Auf diese Weise wissen Sie, wohin Sie Ihren nächsten Schritt setzen sollten. Aber der Star in Ihnen lauscht nur dem Applaus und sieht lediglich, wie er sich selbst in den Augen anderer spiegelt. Sie können nicht auf beide gleichzeitig achten.

Zweitens: Sie haben die Phase, in der Sie die Hauptattraktion waren, bereits hinter sich gelassen.

So wie es einmal toll war, in den Armen Ihrer Mutter oder Ihres Vaters überallhin getragen zu werden, war es auch großartig der Liebling zu sein. Aber mittlerweile ist es für Sie nicht mehr stimmig. Es nimmt Ihnen die Luft und Ihre Autonomie. Erwachsene können ein überbeschützendes Verhalten anderer nicht ertragen, egal wie sehr sie auch versuchen, Kinder zu bleiben. Wenn jemand Sie so anbeten und umsorgen würde wie Eltern ihre Kinder, würde Ihnen das nicht gefallen. Sie würden unruhig, missmutig und gereizt reagieren. Weil Sie dafür zu alt sind.

Drittens: Sie sollten Ihre Starrolle aufgeben, weil Sie Ihnen sowieso weggenommen wird.
»Sie können mich nicht feuern, ich kündige!«, lautet ein alter Witz.
Sie können kein Rennen gewinnen, zu dem Sie gar nicht zugelassen werden. Außerdem ist die Leidenschaft zu gewinnen bei Ihnen ohnehin nicht mehr in dem Maße vorhanden wie früher, und das hat auch seinen Sinn. Sie sollen sich nämlich auf ein besseres Leben vorbereiten. Viele andere Leute möchten gerne an erster Stelle stehen und sind extrem motiviert, diesen Platz zu erobern. Es erfordert einen gewissen Informationsmangel, um sich mit solcher Begeisterung dafür einzusetzen. Sie dagegen haben dafür zu viel Erfahrung. Sie glauben nun mal nicht mehr an den Weihnachtsmann. Aber Sie sollten nicht zu viele Tränen darüber vergießen, denn bald werden Sie erkennen, was Sie wirklich zurücklassen und was Sie stattdessen bekommen. Wenn Sie sich eingestehen, dass Sie in diesem Spiel nicht gewinnen werden, erhalten Sie den größten Preis: ein Selbst, das es überhaupt nicht nötig hat, im Rampenlicht zu stehen.

Viertens: Sie haben etwas zu erledigen, was nicht von einem Star geleistet werden kann.
In Ihrem zweiten Leben werden Sie vernachlässigte Träume wieder aufgreifen und Begabungen fördern, die in Ihrem ersten Leben nicht genug geschätzt wurden. Wie ein Schreiner- oder Silberschmiedemeister werden Sie Ihr größtes Glück darin finden, sich auf die von Ihnen gewählte Arbeit zu konzentrieren. Meister ihres Fachs können nur Menschen werden, die bereit sind, ihre ungeteilte Aufmerksamkeit auf ihre Tätigkeit zu richten, und die zu leidenschaftlich bei der Sache sind, um wertvolle Zeit damit zu vergeuden, nach Bewunderung zu suchen.

Fünftens: Sie sollten die Starrolle aufgeben, denn es ist langweilig, ein Narzisst zu sein.

Es ist langweilig, weil Sie als Star nur das lernen können, was Ihnen persönlich dient. All die Informationen, die Sie verarbeiten können, müssen etwas mit Ihnen selbst zu tun haben. »Wie sehe ich aus? Wie gut bin ich? Was habe ich davon?«

Eine Welt, die sich nur um Sie selbst dreht, um Ihre Meinung, Ihren Status, Ihre Bemühungen, gut auszusehen, ist in der Tat eine arme Welt. Anstatt die unglaubliche Vielfalt in Ihrem Umfeld wahrzunehmen, sind Sie gefangen in einem Haus voller Spiegel und können nur das sehen, was Ihnen nützt. Wenn Sie sich ein paar Jahre auf einen solch eingeschränkten Bereich konzentriert haben, werden Sie es leid sein. Ihr Geist hat sich weiterentwickelt und möchte etwas Interessanteres zu tun bekommen. Er will sich nicht länger am Bisherigen festklammern und sich nicht mehr vom Geltungsbedürfnis blockieren lassen.

Die gute Nachricht ist: Sie sind bereit, etwas Neues zu lernen. Sobald Sie sich umsehen und die Dinge als das wahrnehmen, was sie sind, anstatt unter dem Aspekt, wie sie Ihnen bei Ihrem persönlichen Aufstieg zum Ruhm dienen können, verwandelt sich die Welt in eine große Universität. Alles wird faszinierend und alles wird neu.

Sechstens: Die Sucht nach Applaus zehrt Sie aus.

»Ohne Bewunderung fehlt mir etwas, aber ich bin es leid, mich jeden Tag dafür abzustrampeln«, sagte eine Klientin mir vor Kurzem.

Wenn Sie eine innere Leere spüren, werden Sie dazu getrieben, etwas zu tun, was Ihnen Erfüllung schenkt. Wie bei den meisten Süchten möchten Sie dieses Verhalten nicht aufgeben. Sie möchten unbedingt die Leere füllen. Aber so wie Drogen befriedigt auch der Applaus nicht nachhaltig, und das Bedürfnis muss immer wieder aufs Neue gestillt werden. Nach einer Weile wünschen Sie sich, nicht mehr so hart darum kämpfen zu müssen. Es zehrt Sie aus, Tag um Tag den Preis zu erringen – ein neues Rennen zu gewinnen, zu bezaubern, zu gefallen, zu manipulieren, um mehr Aufmerksamkeit zu erhalten.

* * *

Das sind also die sechs guten Gründe, Ihre Sehnsucht nach einer Hauptrolle aufzugeben. Sechs gute Gründe, die Lebensmitte nicht länger als Krise zu betrachten, all das hinter sich zu lassen und nicht länger daran zu denken, wie ungerecht es ist, zu verlieren, worauf Sie gebaut hatten. Das klingt doch überzeugend, oder?

Leider ist es nicht dasselbe, etwas zu *wissen* und es zu *tun*.

Deshalb müssen Sie noch eine weitere Frage beantworten.

Wann sollten Sie Ihre Ambitionen, im Rampenlicht zu stehen, aufgeben?

Wahrscheinlich würden Sie sich selbst diese Frage nicht stellen, weil Sie glauben, die Antwort zu kennen: natürlich sofort. Aber so lautet meine Antwort keineswegs. *Sie sollten Ihre Ambitionen aufgeben, sobald Sie bereit dazu sind, aber keine Sekunde vorher.* Wenn Sie es früher versuchen, werden Sie sicher scheitern. Denn tief in Ihrem Inneren befindet sich immer noch ein kleines Kind mit dem Dickkopf eines Pitbulls, das mit wilder Entschlossenheit versucht, die Uhr zurückzudrehen, damit alles wieder so wird, wie es einst war. Solange Sie meinen, noch eine Chance auf die Favoritenrolle zu haben, hegen Sie keinerlei Absicht, beiseitezutreten. Und wahrscheinlich haben Sie diesen Glauben noch. *Nicht etwa, weil irgendetwas darauf hindeuten würde, sondern weil Sie es nicht ertragen, etwas anderes zu glauben.*

Doch was Sie als großen Verlust betrauern, wird sich bald als Illusion entpuppen.

»Es ist aber so traurig, seine Illusionen zu verlieren«, sagte eine Freundin einmal zu mir.

In diesem Fall nicht. Nicht, wenn Sie erkennen, dass Sie auf diese Weise lediglich Platz für das Richtige und Wahre schaffen.

Interessanterweise ähnelt das Richtige und Wahre Ihrer ersten Auszeit, die Sie im Alter von circa acht Jahren erlebt haben.

Anknüpfen: Zurück zur ersten Auszeit von unserem biologischen Kampf Normalerweise sind all unsere Auszeiten gute Phasen für uns, weil wir uns währenddessen sicher genug fühlen, um entspannt und ganz wir selbst zu sein – es sei denn, wir erleben extreme Umstände. Die Auszeit in den Jahren vor der Pubertät ist dabei die klarste und erfüllendste. Wir nehmen sie für gegeben, dabei ist sie etwas Außergewöhnliches. In der Regel versuchen wir hier nicht mehr die Aufmerksamkeit unserer Eltern zu bekommen, so wie wir es als Babys taten, und wir versuchen noch nicht, uns irgendeinem Idealbild anzugleichen, um einen Partner für uns zu gewinnen.

Wir wissen einfach, wer wir sind, und sind frei genug, um uns entsprechend zu verhalten.

Die meiste Zeit befinden wir uns nicht in einem Konkurrenzkampf und interessieren uns eher dafür, Zeit mit unseren Freunden zu verbringen und die Welt zu erkunden, als darauf zu achten, wen unsere Eltern am meisten lieben. Nun sind wir unabhängig genug, um mit der uns angeborenen Neugier etwas über die Welt zu lernen, die uns umgibt. Wir beginnen, unsere eigenen Interessen und Fähigkeiten zu entwickeln. Wir sind weder neidisch auf andere noch egozentrisch, aber wir wissen, was wir wollen. Zu dieser Zeit sind wir am meisten »wir selbst«.

Das Interessante dabei ist Folgendes: Das ausgeglichene, bewusste Selbst, das wir vor der Pubertät hatten, ist das gleiche Selbst, das nun nach unseren fruchtbaren Jahren zurückkehrt. Das ist ein bemerkenswertes Geschenk, ohne erkennbaren Nutzen für die Natur. Aus welchem Grund bekommen wir es? Ist die Biologie netter, als wir denken?

Über egoistische und selbstlose Gene. Der Autor Samuel Butler hat festgestellt, dass die Henne nur das Mittel eines Eis ist, um ein neues Ei zu erzeugen. Robert Wright, der Autor des

Buches ›Diesseits von Gut und Böse‹, stimmt ihm zu. Ihm zufolge sind die Gene, die zum Überleben und zur Reproduktion von Kopien ihrer selbst beitragen, die Gewinnergene. Egal, wie die Gene die Aufgabe bewältigen, so Wright, aus ihrer Sicht ist es egoistisch. Von dieser Überlegung leitet sich auch der Titel von Richard Dawkins' Buch ›Das egoistische Gen‹ ab.

Ich würde gerne die Möglichkeit eines »selbstlosen Gens« ins Feld führen, das keineswegs strikt auf das Überleben ausgerichtet ist und in den Phasen zum Tragen kommt, in denen wir unsere geerdeten Auszeiten haben und nicht dem Klammergriff der biologischen Anforderungen unterworfen sind. Dieses »selbstlose Gen« gibt uns das Potenzial, unsere Kreativität, Neugier, Energie sowie unser intellektuelles Wachstum zu fördern, die ein erfolgreiches zweites Leben prägen. Häufig hört man Menschen darüber reden, so wie etwa Margaret Mead, die von ihrer »post-menopausalen Lebensfreude« sprach.

Aber was könnte dies zum Überleben unserer Spezies beitragen?

Die beeindruckende Klarheit unseres eigenen Selbst, die Fähigkeit, unbeirrt und gerne Neues zu lernen, Zuneigung Freunden gegenüber zu empfinden, ohne besitzergreifend zu sein, sowie unsere aufkeimenden Begabungen einzusetzen, all das hatte möglicherweise einen Nutzen, als wir jung und fruchtbar waren, aber nach der Lebensmitte ist es offenbar *gratis*. Welchen Nutzen könnte all das jetzt noch haben, in einem Alter, das unsere Vorfahren fast nie erreichten? Dieses Mal scheint die Auszeit nicht zu enden. Das Gehirn kann sich bis ins hohe Alter hinein entwickeln.« Die Dendriten-Projektionen [Dendriten: Ausläufer von Nervenzellen] sind wie Muskelgewebe. Je mehr sie gebraucht werden, desto stärker wachsen sie. Selbst im Alter vollführen sie ein Feuerwerk, wenn man beispielsweise eine neue Sprache lernt«, so Arnold Scheibel von der University of California in Los Angeles.

Vielleicht gibt es also doch ein selbstloses Gen. Möglicherweise gibt es aber auch keine Erklärung für die »Dauer-Auszeit«

in unserem zweiten Leben. So oder so, sie steht Ihnen zur Verfügung, wenn Sie möchten. Sie müssen sich lediglich von ein paar Illusionen verabschieden, die vom Narzissmus in Ihrem ersten Leben herrühren, dann erwartet Sie Ihr außergewöhnliches zweites Leben.

Übung 4

Sind Sie bereit für einen spontanen Test?

Habe ich von Ihnen gesprochen? Beantworten Sie die folgenden Fragen, um das herauszufinden.

Fragen
1. Falls Sie Geschwister haben: Möchten Sie zu ihnen sagen: »Unsere Mutter hat euch immer mehr geliebt als mich«?
2. Falls Sie ein Einzelkind sind: Dachten Sie früher, Ihre Klassenkameraden müssten Ihnen Aufmerksamkeit schenken, auch ohne dass Sie etwas dafür taten?
3. Gehört das Gefühl, zurückgewiesen zu werden, zu den schmerzlichsten Erfahrungen Ihres Erwachsenenlebens, obwohl Sie tatsächlich größere Tragödien erlebt haben?
4. Waren Sie enorm erleichtert, als Sie geheiratet haben beziehungsweise als es Ihnen gelungen war, eine stabile Beziehung aufzubauen? Falls Sie sich in der Beziehung lange Zeit geborgen fühlten: Wurde es Ihnen irgendwann langweilig?
5. Sind Sie der Meinung, dass Ihre Kinder schlauer und interessanter sind als alle anderen, und dass sie besser aussehen?
6. Wollen Sie beim Lesen dieser Seiten immer wieder mit einer gewissen Entrüstung einwerfen: »Und was ist mit den Leuten, die erst spät Kinder bekommen haben?«, oder »Und was ist mit den Leuten, die keine Geschwister haben?«, oder »Und was ist mit meiner speziellen Situation?«
7. Falls Sie Kinder im Teenageralter haben, flirten Sie mit deren Freunden oder Partnern?

8. Kramen Sie manchmal Ihre alten Rolling-Stones-Platten hervor und spielen sie mit maximaler Lautstärke ab?
9. Nehmen Sie es anderen Verkehrsteilnehmern beim Autofahren persönlich übel, wenn diese zu langsam oder zu schnell fahren?

Können Sie schmunzeln und sich selbst all die Male verzeihen, die Sie mit Ja geantwortet haben? Das hoffe ich, denn es bedeutet, dass Sie allmählich erkennen, auf welch geniale Art und Weise die Natur uns beeinflusst.

Übung 5
Ein weiterer Blick in Ihre Zukunft

Nun möchte ich Sie auffordern, etwas Kniffliges zu tun.

Stellen Sie sich Ihr Leben ohne jegliche narzisstische Verzweiflung vor. Es ist so gut wie unmöglich, dies länger als einen kurzen Moment lang zu tun, aber Sie können erahnen, wie es ist, keinerlei Interesse daran zu haben, jemandes Liebling oder irgendein Star zu sein. Versuchen Sie einen kurzen Moment zu spüren, wie es sich anfühlen würde, und stellen Sie sich dann die folgenden Fragen:

1. Was hätten Sie in Ihrem Leben anders gemacht, wenn Sie sich immer so gefühlt hätten?
2. Was würden Sie jetzt anders machen?
3. Womit würden Sie aufhören?

Denken Sie ein paar Minuten darüber nach.

Erkennen Sie, wie anders Ihr Leben aussehen würde? Und genau das können Sie von Ihrer Zukunft erwarten.

Aber zunächst müssen wir einige Konditionierungen auflösen.

Teil zwei
Illusionen

Desillusionieren: Entzaubern, aufdecken, jemandem
die Augen öffnen, die Wirklichkeit erkennen
*Desillusion: Ernüchterung, Freiheit von Illusion,
Rückkehr zur Realität, Aufklärung*

»Aufs Tiefste unvorbereitet treten wir in den Lebens-
nachmittag, schlimmer noch, wir tun es unter der
falschen Voraussetzung unserer bisherigen Wahr-
heiten und Ideale. Wir können den Nachmittag des
Lebens nicht nach den Regeln des Lebensmorgens
leben; denn was groß war am Morgen, wird am
Abend klein sein, und was am Morgen Wahrheit war,
ist am Abend zur Lüge geworden.«

C. G. Jung, ›Seelenprobleme der Gegenwart‹

Kapitel 3
Zeitliche Grenzen

»… Ich glaubte, die Zeit müsse mich vom Sonnenschein ins Dunkel führen. Ich wollte nie eine andere Jahreszeit als den Frühling erleben.«

Judith Viorst, ›Mut zur Trennung‹

»Es war nun 1986 und ich erkannte, dass ich vielleicht noch 25 Jahre Spitzenleistungen erbringen würde, wenn ich gesund blieb. Das bedeutet nicht, dass die Öffentlichkeit 25 Jahre lang ein Interesse an mir oder meiner Arbeit behalten wird. Es bedeutet, dass ich weiß, wieviel Zeit mir bleibt, um mit diesem glühenden Eifer zu arbeiten. Das Wissen, dass ich nie wieder jung sein würde, schreckte mich auf. Es deprimierte mich nicht – es weckte mich lediglich auf.«

Rita Mae Brown, ›Starting from Scratch‹

Mit 40 begreifen Sie zum ersten Mal richtig, was Zeit und Sterblichkeit bedeuten. Ließen Sie die Jahre früher noch achtlos durch die Finger gleiten wie ein Millionär seine Münzen, ist Ihnen plötzlich sonnenklar, dass Ihre Ressourcen nicht endlos sind.

Die verstreichende Zeit nagt deutlich an Ihren Wahlmöglichkeiten. In früheren Lebensabschnitten konnten Sie vielleicht noch losziehen und einen anderen Job, einen anderen Partner, eine andere Stadt finden. Aber während Sie älter werden, trifft das immer weniger zu. Es scheint so offensichtlich, dass das Beste bereits hinter Ihnen liegt und das Schlimmste wie eine Falle vor Ihnen. Daher können Sie sich nicht vorstellen, warum ich Ihre Sicht der Zeit als Illusion bezeichne.

Plötzlich wünschen Sie sich nichts sehnlicher, als wieder jung zu sein, noch einmal zu Ihrer Vergangenheit zurückzukehren oder zu-

mindest die Gegenwart zu umarmen und um jeden Preis festzuhalten. Die Zeit wird knapp, Ihre Möglichkeiten sind begrenzt, und der Tod am Horizont lässt alles sinnlos erscheinen, das ist für Sie völlig unstrittig. Sie glauben, gerade eine Illusion durchschaut zu haben. Bisher dachten Sie, die Zeit sei endlos, aber jetzt haben Sie die schreckliche Wahrheit erkannt, nicht wahr?

Weit gefehlt! Diese neue »Wahrheit« ist ebenfalls eine Illusion.

Mit 40 haben Sie ein geringeres Verständnis von der Zeit und der Sterblichkeit als ein Kind.

Die Zeit geht nirgendwohin. Ihr Fortschreiten ist lediglich sichtbar geworden. Lassen Sie uns deshalb einen nüchternen Blick darauf werfen, was in dieser Phase Ihres Lebens tatsächlich mit der Zeit geschieht. Sie werden positiv überrascht sein, denn Sie werden feststellen, dass Ihre Möglichkeiten im Leben mitnichten eingeschränkt sind, sondern sich zum ersten Mal erweitern. Und Ihr Bewusstsein über die Sterblichkeit wird Ihre Freude in den kommenden Jahren keineswegs trüben, sondern sie vielmehr fördern. Sich der eigenen Sterblichkeit bewusst zu sein heißt nicht, an eine Kirchenglocke zu denken, die ein Begräbnis ankündigt. Es handelt sich vielmehr um eine Glocke, die einen Boxkampf eröffnet.

Sie ruft uns zu: »Wach auf, du Träumer, und komm heraus, um zu kämpfen!«

* * *

Die Zeit. Sie ist faszinierend. Aber worum handelt es sich dabei? Die Zeit war für die Menschen stets etwas Rätselhaftes. Im Laufe der Geschichte versuchte jeder mal, sie in den Griff zu bekommen, wahrscheinlich aus demselben Grund wie Sie: Die Zeit ist sehr flüchtig, aber Ihr Leben hängt davon ab.

Vor über fünfzehnhundert Jahren hat der Heilige Augustinus gesagt: »Was also ist die Zeit? Wenn niemand mich danach fragt, weiß ich's, will ich's aber einem Fragenden erklären, weiß ich's nicht.«

Der griechische Philosoph Archytas ging noch weiter. Er war

der Meinung, die Zeit könne aller Logik nach nicht existieren: »… denn wovon das Vergangene nicht mehr ist, das Künftige noch nicht ist, das Augenblickliche aber ohne Teile und unzerlegbar ist, wie könnte das in Wahrheit existieren?«

Sagen Sie sich das an Ihrem nächsten Geburtstag und beobachten Sie dann, ob es Sie tröstet. Mir hat es überhaupt nicht geholfen.

»Wenn die Jahre weiterhin so schnell vergehen, werde ich bald tot sein!«, sagte eine Frau mir vor Kurzem ängstlich. »Oder ich werde einer dieser schrecklichen alten Menschen, die sagen: ›Wo ist nur die Zeit geblieben? Ich fühle mich immer noch wie 16!‹«

Ihre Schlussfolgerung scheint unumstößlich zu sein: Alles wird schneller zu Ende sein, als wir dachten. Die Zeit wartet auf niemanden. Das ist nun mal eine Tatsache.

Aber ist das wirklich so?

Oder ist es nur eine weitere Illusion in der Lebensmitte?

Vielleicht halten Sie die Zeit nicht für eine Illusion. Schließlich tragen Sie eine Uhr, Ihr Geburtstag findet jedes Jahr zur selben Zeit statt, Ihre Rechnungen sind jeden Monat fällig, und vor 20 Jahren waren Sie viel jünger als heute. Doch während Sie entsetzt feststellen, wie schnell die Tage, Wochen und Jahre verrinnen, sind Sie in einer gefährlichen Illusion gefangen. Sie sind sich sicher, dass die Zeit immer schneller läuft und zu Ende gehen wird. Und Ihr Leben – davon sind Sie ebenfalls überzeugt – steuert auf eine Katastrophe zu, und das in einem beängstigenden Tempo.

Das ist so gefährlich, als würde jemand in einem vollbesetzten Theater ohne Grund »Feuer!« rufen und damit eine panikartige Flucht auslösen.

Und es ist ebenso falsch. Fakt ist, die Zeit hat ihr Gesicht im Laufe Ihres Lebens immer wieder verändert. Aber Sie haben diese Veränderungen vergessen. Seit Sie 35 waren, haben Sie stattdessen beobachtet, wie die Zeit auf eine beängstigende

Weise immer schneller dahinraste. Plötzlich ist ein Jahr vorbei und es kommt Ihnen vor, als hätten Sie sich nur für einen Moment umgedreht. Je älter Sie werden, so scheint es, desto schneller fliegt die Zeit dahin. Man muss nur einmal daran denken, wie langsam sie in der Kindheit verging.

Erinnern Sie sich an die Zeit, als die Sommerferien so lang waren, dass Sie zu Schulbeginn Ihr Klassenzimmer fast nicht mehr wiederfanden? Oder daran, dass die Erwachsenen Ihnen sagten, Sie könnten erst schwimmen gehen, wenn es wärmer würde, oder Sie würden erst dann einen kleinen Hund bekommen, wenn Sie alt genug wären, sich darum zu kümmern? Es kam Ihnen stets wie eine Ewigkeit vor.

»Als Kind haben wir unser ganzes Leben noch vor uns, deshalb vergeht die Zeit für uns so langsam. Aber wenn wir älter werden, ist weniger Zeit übrig, und daher verstreicht sie schneller«, erklärte mir eine 44-jährige Freundin unglücklich. »Und in Zukunft wird sie noch schneller verfliegen, aus dem gleichen Grund – weil noch weniger davon übrig sein wird.«

Stimmen Sie dieser Theorie zu?

Nun, ich denke, meine Freundin hat da etwas gründlich missverstanden.

Ich sehe einen ganz anderen Grund für den langsamen Lauf der Zeit in der Kindheit. In dieser Lebensphase kommt es zur steilsten Lernkurve. Wenn wir noch kaum dazu in der Lage sind zu überleben, müssen wir lernen, mit der Schwerkraft zurechtzukommen und eine Sprache zu sprechen, wir müssen eine überaus komplexe Umgebung begreifen, mit Menschen auskommen und vermeiden, getötet zu werden. Und nicht nur das. Alles, was geschieht, ist so neu, dass wir unsere ungeteilte Aufmerksamkeit darauf richten – ob es nun das Läuten einer Türklingel, eine vorbeilaufende Katze oder unser eigenes Niesen ist. Um mit so vielen neuen Erfahrungen klarzukommen, müssen wir extrem konzentriert und präsent sein. Wenn wir uns voller Panik Gedanken über die Zeit gemacht hätten, so wie wir das in der Lebensmitte tun, hätten wir uns möglicherweise verletzt.

Aber die Zeit läuft stets langsamer ab, wenn es nötig ist. Wenn Sie je knapp einem Autounfall entgangen sind und blitzschnell reagieren mussten, wissen Sie, wovon ich spreche.

Und deshalb vergeht die Zeit für uns in der Kindheit langsamer.

Hätte meine Freundin recht, so hätte die Zeit in der Jugend allmählich immer schneller vergehen müssen. Aber denken Sie einmal an diese Zeit zurück. Sie werden erkennen, dass dies keineswegs der Fall war. Stattdessen nahm die Zeit 20 Gesichter gleichzeitig an. Wichtige Momente ereigneten sich plötzlich ohne Vorwarnung und flogen vorbei, bevor wir uns dessen richtig bewusst waren und uns sammeln konnten. Gleichzeitig kam es uns so vor, als müssten wir elend langsam in der Hölle schmoren, wenn wir angespannt und unsicher auf dem Schulball tanzten. Die Sommerferien ohne unsere Freunde kamen uns leer und endlos vor. Aber die Zeit verging nicht schneller, wenn wir mit ihnen telefonierten. Sie war zäh wie Wackelpudding, und trotzdem mochten wir das, selbst wenn wir Langeweile hatten und auch selbst langweilig waren. Ständig lag etwas in der Luft, ein Gefühl, dass bald etwas Großes passieren würde, aber auch die Angst, wir könnten alles verpassen und würden überhaupt nichts erleben, niemals. Dieses nicht fassbare, ständig vorhandene Potenzial war so intensiv und spannend, dass wir an manchen Tagen völlig davon vereinnahmt waren und an anderen nichts davon wissen wollten. Manchmal wollten wir uns in die Vergangenheit flüchten, schnappten uns unser Fahrrad und spielten mit den jüngeren Kindern. Und zu anderen Zeiten himmelten wir verträumt Filmstars und Schulkameraden ein oder zwei Klassen über uns an und sehnten uns danach, älter zu sein.

Damals glich die Zeit einer ganzen Horde seltsamer Kreaturen, die uns bedrängten.

Als wir dann erwachsen wurden, verschwand die Zeit allmählich aus unserem Alltagsbewusstsein. Wir bekamen Routine, lernten, für uns selbst zu sorgen, und übernahmen Verantwortung. Wir bauten uns unser Leben auf. Wie Vögel, die ständig in Bewegung sind und ihrem Nachwuchs Würmer bringen, hingen wir in einer fortlaufenden Gegenwart fest. Wir waren voll eingespannt in unsere Verpflichtungen und sahen zwischendurch kaum auf, um einen Blick auf die verstreichenden Jahre zu werfen.

Natürlich schauten wir nach vorne, machten Pläne und träumten von dem Tag, an dem wir uns ein größeres Haus leisten, mehr Geld verdienen oder eine stimmigere Lebensweise für uns entdecken würden. Aber wir hatten nie das Gefühl, dass die Zukunft auf uns zustürmte. Im Gegenteil.

Unsere Vorstellung von der Zukunft erstreckte sich jeweils nur bis zur nächsten Woche. Die Zeit war für uns lediglich insofern relevant, als wir uns fragten, ob wir unser Projekt rechtzeitig fertig bekommen oder genug Geld verdienen würden, um die Miete pünktlich bezahlen zu können.

Die Zeit schien keineswegs dahinzurasen.

Und dann veränderte sich die Zeit erneut um die Lebensmitte herum.

Plötzlich begann das Morgen unseren Händen zu entgleiten, bevor wir es festhalten konnten. Wir schraken entsetzt hoch, als wären wir schlafwandelnd an einem gefährlichen Abgrund entlangbalanciert. Warum hatten wir nicht bemerkt, dass die Zeit wie im Flug vergangen war? Wann waren die Kinder all unserer Bekannten nur so groß geworden? Und warum sehen unsere eigenen Eltern auf einmal so alt aus?

Plötzlich wachen Sie auf und erkennen etwas, das Sie bisher nicht bemerkt hatten: Die Zeit verfliegt nicht nur immer schneller, sie *geht zu Ende*. Sie kann in der Tat zur Neige gehen so wie Zucker oder Kaffee! Ich möchte Ihnen nun etwas verraten, was Sie bislang noch nicht erkannt haben: *Die Zeit wird nicht immer schneller vergehen. Im Gegenteil. Sie wird wieder langsamer verstreichen.*

Woran liegt das?

Sobald Sie den Übergang hinter sich haben und in Ihrem

zweiten Leben angekommen sind, wird die Zeit aus dem gleichen Grund langsamer vergehen, aus dem sie es tat, als Sie klein waren: *Alles wird wieder neu für Sie werden.* Ihre Perspektive wird sich so radikal verändern, als wären Sie in einer anderen Welt gelandet. Ihre Lernkurve wird wieder steil ansteigen. Jeden Tag werden sich so viele neue Dinge ereignen, dass er Ihnen wie eine Woche vorkommen wird.

Außerdem wird die Zeit aus einem ganz anderen Grund langsamer verstreichen, wenn Ihre gegenwärtige Panik verschwindet. Denn Angst verschlingt Zeit. Immer wenn wir Angst haben, beginnen wir uns instinktiv zu schützen. Wir bereiten uns darauf vor, rasch zu reagieren. Unsere Gefühle verschwinden. Unsere Kreativität weicht, damit wir Probleme blitzschnell lösen können. Und die einzigen Sinne, die wach bleiben, sind diejenigen, die uns helfen, uns auf die drohende Gefahr zu konzentrieren, damit wir abschätzen können, in welche Richtung der Tiger, Bär oder Löwe sich bewegen wird, und wir unsere Reaktion planen können.

Wenn die einzige Gefahr jedoch darin besteht, dass die Zeit vorbeizufliegen scheint, können wir uns auf nichts konzentrieren. Wir reagieren auf die gleiche Weise, aber da wir Angst vor einer Illusion haben, geht die Gefahr nie vorüber, und das Ergebnis ist die Verarmung jedes Moments. Was können wir erleben, wenn wir Angst haben? Nur ein Minimum an Farben und Düften, Klängen, Texturen und Geschmacksrichtungen. Anstatt glücklich oder traurig zu sein, voller Sehnsucht oder in uns selbst ruhend, empfinden wir ein emotionales weißes Rauschen. Und anstatt etwas zu erfinden, zu schreiben, zu malen oder zu entwerfen, schauen wir Dauerwerbesendungen im Fernsehen an und informieren uns so über die aktuellsten Fitnessgeräte.

Aber wenn Ihre Angst verschwindet, ändert sich all das. Sie werden sogar *mehr* Zeit haben. Und dann müssen Sie nicht mehr fragen: »Wo ist nur die Zeit geblieben?« Wenn Sie gelernt haben, die Zeit ruhig und tief zu erleben, werden Sie wahrscheinlich eher sagen: »Ist immer noch Samstag? Es kommt mir so vor, als wäre ich auf einer langen Reise gewesen«, oder: »Das war ein großartiges Jahr. Ich war an so vielen Orten und habe so viele Dinge gemacht, dass es mir wie fünf Jahre erscheint.« Nicht nur Ihre gegenwärtige Zeit wird sich ausdehnen, auch Ihre Zukunft wird sich Ihnen wieder eröffnen, weil Sie sich darauf freuen werden, statt sich wie im Moment davon abzuwenden.

Moment mal. Behaupte ich tatsächlich, die Zeit gehe nicht zu Ende? Lebe ich etwa in einem Traum? Besitze ich denn keinen Kalender?

Niemand hat je in einer Kalenderzeit gelebt. Kalender verfügen nicht mehr über die Zeit, als es eine Armbanduhr vermag. Sie sind nicht mehr als eine Konvention, auf die wir uns einigen, damit wir zur selben Zeit am selben Ort ankommen. In der persönlichen Erfahrung hat die Kalenderzeit keinerlei Bedeutung. Man muss nur jemanden im Gefängnis fragen, wie lange ein Monat dauert. Er wird antworten, dass es eine Ewigkeit ist. Stellt man die gleiche Frage einer Firmeninhaberin, die eine Gehaltsabrechnung machen muss, wird sie sagen, dass er schon morgen vorbei sein wird.

Auf dem Papier handelt es sich bei beiden Abschnitten um denselben Monat. Im Leben könnten sie unterschiedlicher nicht sein.

Die Zeit läuft schneller und wieder langsamer; sie zieht sich zusammen und dehnt sich aus; sie fegt vorbei wie ein Hagelsturm oder strömt sanft dahin wie ein Fluss. Sie kann erfüllt und sinnlich sein oder erstarrt und leer. Die Zeit ist sehr launenhaft und wird durch unser Alter, unsere Emotionen, das Adrenalin in unserem Blut und sogar durch unsere jeweilige Kultur beeinflusst.

Hätten wir vor viertausend Jahren gelebt, würden wir den Lauf der Zeit, das Leben und den Tod ganz anders empfinden. Wir nehmen heute zwar an, die Zeit laufe nur vorwärts, aber damals hielt man sie für zyklisch: Das Jahr durchlief seine Jahreszeiten. Die Regenphasen und Trockenzeiten kamen und gingen. Pflanzen, Tiere und Menschen wuchsen heran und schwanden dahin. Dann begann der Zyklus wieder von vorne. Die Vorstellung der menschlichen Reinkarnation erschien logisch. Die Bewegungen des Mondes und der Sterne waren ebenfalls ein Indiz für den zyklischen Charakter der Natur, der sich stetig aufs Neue wiederholte. Jede Kultur hatte zwar ihren eigenen Schöpfungsmythos, dessen Anfang an irgendeinem Punkt in der fernen Vergangenheit lag, aber dieser Beginn war nicht in einer bestimmten Zeit verankert. Soweit die Vorstellung der »Naturreligionen«.

Dann schrieben die Hebräer ein überraschendes Buch. Im Gegensatz zu der sich hypnotisch wiederholenden Dichtung der Naturreligionen war das hebräische Buch in linearer Prosa verfasst. Darüber hinaus – und das war noch ungewöhnlicher – gab es in der Schöpfungsgeschichte der Hebräer und den darauf folgenden Geschichten keine Zeilen, die sich zyklisch, wie der Refrain bei einem Lied, wiederholten. Sie waren fest verankert in der linearen Zeit, die sich nur in eine Richtung bewegte. Abraham und Isaak, Ruth und Sarah gab es nur ein einziges Mal. Die Generationen waren genau aufgeführt, falls man eine Erinnerungshilfe benötigte, dass die Reinkarnation nicht vorgesehen war.

Nach Meinung vieler Wissenschaftler stand dahinter die Absicht, die Hebräer von den Naturanbetern zu unterscheiden. Die Hebräer betonten, Gottes Zeit sei linear und nicht zyklisch. Damit wollten sie sich von der Natur selbst abgrenzen – sich über die Tiere und Naturgewalten stellen. Sie wurden von einer bewussteren und mächtigeren Kraft regiert. Mit der Verbreitung der Vorstellung einer endgültigen, glühenden Apokalypse führten die Christen dieses Zeitverständnis später noch weiter.

Daher haben wir die Zeit seither auf folgende Weise betrachtet: Für uns bewegt sie sich in einer Richtung vorwärts, bis zum Ende. Es fällt uns schwer, sie auf eine andere Weise zu sehen. Und daraus speist sich einer der Hauptgründe, warum wir nicht 40 Jahre alt werden wollen.

Sie sind in der Lebensmitte angekommen, wenn Ihnen Ihre eigene Sterblichkeit plötzlich bewusst wird. Egal, wie sehr Sie sich mit der Vorstellung Ihrer Sterblichkeit beschäftigen, bevor Sie 40 sind, Sie machen sich die Unvermeidbarkeit Ihres eigenen Todes wohl kaum wirklich bewusst, bis Sie Ihr viertes Jahrzehnt hinter sich haben. Dann schrecken Sie plötzlich hoch, als hätte man Ihnen einen Eimer Eiswasser ins Gesicht geschüttet.

»An dem Tag, als ich erkannte, dass ich eines Tages sterben werde, war ich so wütend, dass ich das ganze Wochenende nicht aufgestanden bin. Ich würde nie mehr jung sein. Eines Tages würde ich nicht mehr hier sein. Also gut, dann würde ich einfach im Bett bleiben, und der Rest der Welt konnte mir gestohlen bleiben«, erzählte mir ein 40-jähriger Buchhalter.

»Ich wusste nicht, was ich zuerst tun sollte. Ich wollte ein Haus kaufen. Dann beschloss ich, meinen Job zu kündigen und ans Theater zu gehen. Und dann kam es mir sehr wichtig vor, nach Colorado zu ziehen«, erklärte mir ein Universitätsprofessor. »Ich fühlte mich wie eine Ratte in der Falle. Ich wusste nicht, in welche Richtung ich mich bewegen sollte, aber ich ertrug es auch nicht, stehen zu bleiben.«

Hier sind Sie nun also, mitten in einer Krise, und die Uhr tickt. Sollen Sie Ihren alten Zielen, Ihren vertrauten Fantasien mit noch größerer Geschwindigkeit hinterherjagen? Oder sollen Sie wie angewurzelt stehen bleiben und versuchen, unsichtbar zu werden wie ein aufgeschrecktes Kaninchen angesichts eines am Himmel auftauchenden Habichts? Wie können Sie Ihre Zeit am besten nutzen? Häufig hören Sie den Satz: »Man sollte seine Zeit weise nutzen.« Sie nicken zustimmend, aber dann fragen Sie sich: »Was bedeutet denn bitte ›weise‹?« Was *sollten* Sie mit der verbleibenden Zeit anfangen? Und während Sie so über diese Fragen nachdenken, wird Ihnen plötzlich bewusst, was Sie gerade gedacht haben: »Mit der verbleibenden Zeit.« *Sie haben diesen Begriff noch nie im Zusammenhang mit Ihrem eigenen Leben verwendet.*

In diesem Moment läuft es Ihnen kalt den Rücken hinunter. Die Zukunft hat soeben ein anderes Gesicht bekommen. War sie einst voller Möglichkeiten, erkennen Sie nun, dass Ihr größtes Schlupfloch – die Unsterblichkeit – mit einem Mal verschwunden ist. Daher müssen Sie nun die wichtigste Frage in Ihrem Erwachsenendasein beantworten.

Wie werden Sie leben, nun, da Sie wissen, dass Sie nicht ewig leben werden? Die große Aufgabe in dieser Lebensphase ist, die Antwort auf diese Frage zu finden.

Wenn Sie befürchten, die Zeit könnte Ihnen zwischen den Fingern zerrinnen, dann deshalb, weil Sie wissen, dass Sie Ihr eigenes Potenzial nicht nutzen. Fragen Sie Menschen, die völlig in einer Sache aufgehen, wie sie die Zeit erleben. Sie werden Ihnen wahrscheinlich antworten: »Stören Sie mich nicht, ich habe zu tun.«

Solche Menschen haben auch nicht das Gefühl, dass es jemals genug Zeit gäbe. Sie mögen die Vorstellung, sterben zu müssen, genauso wenig wie Sie. Allerdings aus einem völlig anderen Grund: *Sie haben noch so viele wichtige Dinge zu tun.* Und wahrscheinlich ärgern sie sich auch nicht darüber, wie viel Zeit schon vergangen ist, weil sie für diese Leute keineswegs einfach fort ist. Sie haben sie gut genutzt, und ihre Vergangenheit ist wie ein üppig gefülltes Bankkonto.

Oje! Daran hätte ich früher denken sollen! Nein, keineswegs. Denn die große Frage, wie Sie leben sollten, nun, da Sie wissen, dass Sie nicht ewig leben werden, hätten Sie unmöglich früher beantworten können.

Und weshalb nicht?

Weil die Natur und der Narzissmus Sie in dem Glauben ließen, Sie würden ewig leben. Erst jetzt können Sie darüber nachdenken, wie Sie Ihr Leben von nun an gestalten möchten. Um genau zu sein, Sie werden es gar nicht vermeiden können.

Sie haben bereits damit angefangen, da Sie sich Gedanken

darüber machen, was Sie bisher mit Ihrem Leben angefangen haben.

Habe ich das Richtige mit meinem Leben angefangen?
Ja, jeder hat das.

Denken Sie einmal darüber nach, was Sie bisher aus Ihrem Leben gemacht haben: Sie haben es anders gestaltet als irgendein anderer Mensch. Ihre Originalität zeigt sich in allem, was Sie geschaffen haben, sowie anhand Ihrer einzigartigen Reaktionen auf alles, was Ihnen begegnet ist. Wenn Sie nicht zu schätzen wissen, was Sie bisher mit Ihrem Leben angefangen haben, sollten Sie es genauer betrachten.

Sehen Sie sich den von Ihnen gewählten Weg genau an.

Legen Sie sich ein paar leere Seiten Papier und einen Stift zurecht und schreiben Sie dann die Antwort auf die folgende Frage auf.

Übung 6
Meine Reaktionen auf das Leben

Wie haben Sie auf Ihre Lebensumstände reagiert, und wohin hat Sie das bis heute geführt? Denken Sie besonders über die Entscheidungen nach, die anders ausfielen als bei den Menschen in Ihrem Umfeld.

Melanie: »Ich habe auf die schwierige Situation zu Hause reagiert, indem ich weggegangen bin und einen Neuanfang in einer anderen Stadt gewagt habe. Meine Freunde sind in ihrem Chaos hängen geblieben, haben Drogen genommen oder jemanden geheiratet, den sie nicht liebten, um von zu Hause wegzukommen. Jetzt habe ich einen Job, den ich ganz in Ordnung finde, aber keinen Ehemann. Dabei hätte ich gerne einen. Auch in dieser Hinsicht unterscheide ich mich von den anderen. Ich würde nur heiraten, wenn es der Richtige wäre, egal, was alle anderen sagen.«

George: »Ich habe versucht, zu tun, was meine Familie von mir wollte, und erfolgreich Jura studiert. Aber als die Zeit gekommen war, mir einen Job zu suchen, habe ich aus irgendeinem Grund einen Rückzieher gemacht. Ich habe ein paar gute Angebote bekommen, aber alle abgelehnt und stattdessen Wirtschaft studiert. Als ich meinen Abschluss in der Tasche hatte, passierte das Gleiche wieder: Ich bekam gute Jobangebote, die ich einfach nicht annehmen konnte. All meine Freunde sind mittlerweile beruflich etabliert. Sie sind angekommen. Aber bei mir ist noch nichts geregelt. Ich kann immer noch nicht in einem großen Unternehmen auf die Rente warten.«

Sind das Erfolgsgeschichten? So weit schon. Denn die Leute aus den Fallbeispielen sind aufgrund der Tatsache, *wer* sie sind, jeweils dorthin gekommen, *wo* sie sind. Das ist der richtige Grund, um irgendwo zu sein.

Und wie ist es bei Ihnen? Auch Sie befinden sich aufgrund dessen, wer Sie sind, an einem bestimmten Punkt in Ihrem Leben. Können Sie das erkennen? Andere Alternativen wären für Sie nicht richtig gewesen. Selbst wenn Sie radikale Veränderungen in Ihrem zweiten Leben beschließen, liegt Ihren vergangenen Entscheidungen eine Logik zugrunde. In der Summe geben sie Ihnen wichtige Hinweise darauf, was Sie brauchen. Bisher geschah das meiste davon unbewusst. So wie ein Fisch das Wasser nicht begreift, so begreifen wir die Zeit nicht, aber wir kennen stets Dutzende Wege, sie trotzdem zu nutzen. *Und jeder von uns hat einen Weg zum richtigen Ausgangspunkt für seinen nächsten Schritt gefunden.*

Aber was ist mit den oben erwähnten Freunden, die »schlechte« Entscheidungen getroffen haben, die in einer unguten Ehe oder in einem Job verharren, der ihrer Familie, aber nicht ihnen selbst gefällt? Ist für sie alles zu spät? Oder haben auch sie auf ihrem Weg den richtigen Punkt erreicht, um den nächsten Schritt zu tun?

Natürlich haben sie das. Vielleicht hatten sie zu viel Angst oder ein zu geringes Selbstwertgefühl, um freiere Entscheidungen zu treffen. *Aber sie haben getan, was sie eben tun konnten, und auf diese Weise haben sie die nötigen Lektionen gelernt, um den nächsten Schritt zu unternehmen.* Sie mussten eben ihre persönliche Lehrzeit absolvieren und so viel Zeit investieren, wie sie benötigten.

Haben sie die Kraft, sich nun anders zu entscheiden? Möglicherweise. Wahrscheinlich werden sie jedes Jahr stärker. Sicherlich wissen sie besser als jeder andere, wie viel ihre Entscheidungen sie gekostet haben. Wenn sie sich den Lauf der Zeit vergegenwärtigen und sich klarmachen, an welcher Wegbiegung sie stehen, haben sie bessere Chancen als je zuvor. Möglicherweise hinken sie im Plan nicht einmal hinterher.

Es ist nicht möglich, in unserem ersten Leben Zeit zu verschwenden.

»Die sogenannte traumatische Erfahrung ist kein Missgeschick, sondern die Gelegenheit, auf die das Kind geduldig gewartet hat – wäre es nicht geschehen, dann hätte es eine andere … gefunden, um eine Notwendigkeit und eine Richtung für seine Existenz zu finden, damit aus seinem Leben eine ernsthafte Angelegenheit werden kann.«

W. H. Auden

Alle Dinge lehren uns etwas. Wenn Sie nur sorgfältig genug hinsehen, werden Sie das erkennen. Sobald Sie sich der Tatsache bewusst werden, dass die Zeit Ihnen Erfahrungen, Fähigkeiten und eine Menge Informationen darüber geschenkt hat, wer Sie sind, werden Sie nicht länger auf dem Abstellgleis bleiben und Ihre Zeit nicht länger vergeuden. Sie werden sich am gleichen Ort wiederfinden wie ein Künstler, der gerade seine Ausbildungszeit abgeschlossen hat. Die Zeit schenkt Ihnen nun die Tage und Jahre, um etwas Großartiges aus diesem Wissen entstehen zu lassen. Wenn Sie das begreifen, sind Sie nicht länger jemand, der seine Jugend verliert, sondern ein Architekt, dem Material zur Gestaltung zur Verfügung gestellt wurde.

Die Zeit ist kein Dieb. Sie raubt uns nichts. Geburtstage sind keine Hiobsbotschaften. Sie bieten eine Plattform, von der wir uns abstoßen können, so wie ein Tänzer sich vom Boden abdrückt, um anmutig in der Luft zu schweben. Ohne die Schwerkraft kann es keinen Tanz geben.

Aber Geburtstage nehmen den Menschen, der man war, mit fort, oder etwa nicht?

Nein, das tun sie nicht.

Alles, was Sie verlieren, ist das Aussehen, mit dem Sie sich erst vor Kurzem identifiziert haben. Wenn das Gesicht im Spiegel so auszusehen beginnt, als würde es zu jemand anderem gehören, denken Sie, Ihre Identität hätte sich verändert. *Doch was in Ihrem Inneren ist, verschwindet nie.* Das sollten Sie eigentlich zutiefst verinnerlicht haben. Aber wenn wir uns fragen, wie wir uns innerlich fühlen im Vergleich zu unserem Äußeren, denken wir fast immer, das Aussehen sei maßgebend.

»Ich vergesse immer, wie alt ich bin«, sagte mir eine Freundin. Warum vergisst sie es? Weil sich nichts Grundlegendes an ihr verändert hat. Das Gleiche gilt auch für Sie. Ihre Einzigartigkeit, Ihre Kreativität und Neugier nehmen nie ab. Sie können sogar an Kraft gewinnen. All die wertvollen Fähigkeiten und Eigenschaften aus Ihren jungen Jahren warten in Ihrem Inneren, intakt und strahlend wie ein neues Werkzeugset, das Ihnen nach Belieben zur Verfügung steht. Ihre Erfahrungen in all den Jahren haben Sie mit einer Sprache, mit Gefühlen, Know-how, Energie und Erinnerungen ausgestattet, die wie die Tasten eines Klaviers angeschlagen werden können, sobald Sie eine Melodie haben. Sie sind all die Menschen, die Sie jemals waren. Das können sie sich zunutze machen und weitere wertvolle Erfahrungen sammeln, sobald Sie bereit dazu sind.

Nur die verstreichende Zeit kann Ihnen all das schenken.

Aber was ist mit Ihrer Zukunft geschehen? »Ich habe von der Hoffnung gelebt. Das Heute zählte nicht, die Zukunft würde alles richten.«

»Das Beste lag stets noch vor mir. Deshalb war das Leben so spannend. Jetzt möchte ich nicht mehr vorausdenken.«

Im ersten Teil Ihres Lebens waren Sie in die Zukunft verliebt. Sie blickten stets nach vorne zum nächsten Schritt und erwarteten, das Leben würde besser werden.

Wenn diese Erwartungshaltung Sie vorantreibt und aktiv hält, wenn Sie auf diese Weise tun, was Sie tun sollten, bin ich absolut dafür. Selbst wenn Sie extrem deprimiert sind oder eine ernste Krankheit haben, wird die Hoffnung die Verzweiflung wie ein göttliches Licht vertreiben.

Aber die Hoffnung kann ein zweischneidiges Schwert sein.

Manchmal kann sie zu einer dauerhaften Weigerung führen, die Gegenwart zu genießen – oder sie besser zu machen. Wenn das *wirkliche* Leben stets noch vor einem liegt und es sich immer hinter der nächsten Wegbiegung befindet, statt je da zu sein, warum sollte man sich dann überhaupt bemühen? Falls Sie das Handeln durch die Hoffnung ersetzt haben, wurden Sie unerwartet vom Lauf der Zeit überrascht, denn die Zukunft ist bereits da.

Ist es also zu spät für Sie?

Sind Ihnen Ihre Chancen im Laufe der Jahre entglitten?
Wenn die Zukunft nicht mehr so hell strahlt wie früher, müssen die Chancen wohl auch vorbei sein, oder? Auch hier ist das Gegenteil der Fall. Sie haben Ihr Potenzial nicht verloren. Es befindet sich genau hier, jetzt, in diesem Moment, liegt es vor Ihnen. Anstatt irgendwo in der Zukunft herumzuschweben, ist es zu Ihnen gekommen. Es sitzt an Ihrem Frühstückstisch, und sein Name hat sich von »Ihre mögliche Zukunft« in »Ihre aktuelle Gegenwart« verändert. Nun heißt es: »Jetzt oder nie!«

Was Sie heute, in dieser Stunde tun, wird Ihr Ticket zum Glück sein.

Und was ist mit dem Tod? Sie werden überrascht sein. Wallace Stevens hat den Tod als die »Mutter der Schönheit« bezeichnet. Er ist auch die Mutter der Zeit. *Es ist eine der seltsamsten Eigenschaften der Zeit, dass Sie sie nicht mit ganzem Herzen nutzen können, bevor Sie den Tod auf dem Weg vor sich erspäht haben.* Dort ist er, Ihr Feind, der Tyrann, der Spielverderber, der Sie nicht genug liebt und nicht zulässt, dass Sie als erster Mensch ewig leben. Aber sehen Sie etwas genauer hin. Der Tod ist auch der beste Freund, den Sie jemals hatten, der Glöckner, der Sie aus Ihren Träumen von der endlosen Zeit aufweckt, der Freund, der Ihnen in Wirklichkeit Jahre *schenkt!*

Es sei denn, Sie weigern sich, ihm gegenüberzutreten.

Sie müssen Ihren Tod kommen sehen, sonst werden Sie eines Tages frontal mit ihm zusammenstoßen. Wenn Sie so tun, als würde der Tod gar nicht existieren, und ihn Ihr Leben lang munter verleugnen, werden Sie eines Tages eine böse Überraschung erleben. Sie werden zwar nie wirklich bereit dafür sein, aber Sie werden einen riesigen Schock erleben, wenn Sie vergessen, Ihre Zeit so zu nutzen, wie Sie es tun sollten. Um das zu vermeiden, müssen Sie nicht wissen, *wann* der Tod kommen wird, aber Sie sollten sich bewusst sein, *dass* er eines Tages kommen wird.

Manche Menschen halten es für sehr gut, dass wir nicht wissen, wann wir sterben werden. Der Rabbi eines Freundes von mir gehört dazu. »Es wird uns nicht gestattet, unseren Todestag zu kennen, denn wenn wir wüssten, dass er noch weit entfernt ist, würden wir sagen: ›Ach, ich habe noch sehr viel Zeit.‹ Und dann täten wir nicht, was wir tun sollten. Und wenn wir wüssten, dass er uns kurz bevorsteht, würden wir sagen: ›Ach, es ist zu spät.‹ Und wir würden ebenso wenig tun, was wir tun sollten.«

Das *T-Wort*. Was bedeutet der Tod für uns? Wir wissen so wenig über den Tod, dass wir Dinge erfinden, um ihn uns vorzustellen. Wie einfache Leute, die kaum wissenschaftliche Kenntnisse haben, erfinden wir Antworten auf der Basis unserer eigenen Erfahrungen und unserer schlimmsten Ängste. Manche davon sind seit unserer frühen Kindheit tief in unser Gedächtnis eingegraben.

Erta: »Der Tod ist wie ein schreckliches Alleinsein, wie in einem Traum, den ich einmal hatte. Darin schwebte ich am dunklen Himmel entlang und blickte auf meine Freunde hinunter, die sich angeregt ohne mich unterhielten. Ich fühlte mich so einsam.«

Joe: »Der Tod ist ein Scheitern. Man hat keine Chance mehr, jemand zu sein oder etwas Wichtiges zu tun.«

Hilary: »Er bedeutet, dass die Leute, die mich retten sollten, nie gekommen sind.«

Der Tod wirkt so … endgültig. Aber ist er das tatsächlich? Wer weiß das schon? Wir hegen seltsamere Vorstellungen über den Tod als über Sex oder Geld. Wir haben keine Ahnung, was er ist oder wann er kommt. Nur, dass er kommen wird.

Aber der Tod ist keineswegs die einzige Art und Weise, das eigene Leben zu beenden. Wenn man abstumpft und das Leben eines anderen lebt anstatt des eigenen, endet das Leben bereits viele Jahre früher.

Darum geht es auch in Kurosawas Film ›Einmal wirklich leben‹: Ein Verwaltungsbeamter, der einen stumpfsinnigen Job hat, erfährt, dass er bald sterben wird, und beschließt, etwas zu tun, das eine Bedeutung für ihn hat. Als er herausfindet, was das ist, und dieses Ziel mit einem nie dagewesenen Mut verfolgt, wird deutlich, dass er zum ersten Mal wirklich lebt. All die Jahre zuvor hat er sich hinter Formularen versteckt – darauf gepolt, Maßnahmen zu blockieren, keine Risiken einzugehen und Verantwortung zu meiden. Daher hätte er ebenso gut tot sein können. Der Film lehrt uns, dass es mehr als eine Form des Todes gibt und man ihn erleben kann, noch bevor die eigene Zeit abgelaufen ist.

Jedenfalls haben wir riesige Angst vor unserer Sterblichkeit.

Niemand wünscht sie sich wirklich. Jeder möchte leben, selbst wenn sein Leben ihm nicht gefällt. Und jeder kämpft darum, den Tod auf seine eigene Weise zu kontrollieren. Während der gesamten Menschheitsgeschichte haben wir versucht, uns davon zu überzeugen, dass wir irgendeine Macht über den Tod haben.

Im Mittelalter versuchten die Menschen, ihre Angst vor dem Tod zu betäuben, indem sie so taten, als würden sie ihn akzeptieren. Geplagt von barbarischen Massakern und schrecklichen Seuchen erinnerten sich die Menschen im Mittelalter immer wieder an den Satz: *Memento mori* (Bedenke, dass du sterblich bist). Man versuchte, den Tod zu entwaffnen, indem man herausfand, worum es sich handelte. Wenn Sünden die Ursache für den Tod waren, bestrafte man sich selbst und widerrief seine Sünden, in der Hoffnung, die Schuld sei damit gesühnt. Wenn das schreckliche Schicksal sich dadurch nicht zum Besseren wendete, versuchte man den Tod als etwas Unvermeidbares zu akzeptieren. Aber man sollte nicht meinen, die Menschen hätten keine Angst mehr vor dem Tod gehabt, nur weil sie die ganze Zeit »memento mori« sagten. Sie hatten panische Angst.

Jeder von uns erfindet eine eigene Form von primitiver Magie. Manche ignorieren den Tod und hoffen, auf diese Weise könnte er verschwinden. Oder wir machen uns ständig Gedanken darüber, damit er sich ja nicht unbemerkt anschleichen kann, so wie die Figur in Joseph Hellers Roman ›Catch 22‹, die jede Minute auf der Uhr mitzählt, um die Zeit langsamer laufen zu lassen und den Tod so zu verhindern. Manche von uns geben zu, »gegen die tickende Uhr anzukämpfen«. Wir lassen einige schlaffe Teile unseres Körpers liften, färben uns die Haare oder kaufen sexy Autos. Oder wir gehen mit Hormonen gegen die Natur an. Oder wir fordern den Tod durch waghalsiges Autofahren oder Bungeejumping heraus. Oder wir wollen ihn überlisten, indem wir üben, nicht anzuhaften, und so tun, als seien weder das Leben noch der Tod real.

Ein Bekannter von mir glaubt, wenn er stets in ein großes Projekt involviert sei, könne er nicht sterben, bevor es abgeschlossen ist. Und manche Menschen schöpfen im Leben aus dem Vollen, mit Sex, Drogen und Alkohol, spielen, feiern Partys oder verlieben sich immer wieder intensiv aufs Neue, um zu beweisen, dass der Tod sie nicht vom Leben abhalten kann.

Andere beruhigen sich mit der seltsamen Logik, man könne sich stets das Leben nehmen. Fast jeder von uns macht sich durch Witze über den Tod Mut. Wir machen uns lustig über unsere eigene Angst und versuchen auf diese Weise, den Tod zu vertreiben.

»Wenn ich nur noch eine Stunde zu leben hätte, würde ich sie wahrscheinlich mit dem Warten auf den Aufzug vertun.«

Aber letztlich wissen wir alle, dass wir uns nirgendwo vor dem Tod verstecken können. Und mit all unseren Versuchen konzentrieren wir uns auf das Falsche. *Der Tod lässt sich nicht kontrollieren. Wenn wir es versuchen, nutzen wir unsere Zeit schlecht.* Was sollten wir aber stattdessen tun? Wir sollten auf den Tod zugehen, ihm die Hand schütteln und »Danke« sagen.

Das Wissen, dass wir sterben werden, ist der Beginn des Erfolgs.

Übung 7
Aufruf zur Aktivität

Ich werde Ihnen erklären, worum es bei dieser Übung geht.

1. Listen Sie zunächst so viele Erklärungen wie möglich auf, warum Sie Ihren Verstand, Ihre Begabungen und Fähigkeiten noch nicht eingesetzt haben, um das Leben voll auszuschöpfen.
»Nicht genug Zeit.«
»Wahrscheinlich nicht wirklich talentiert.«
»Komme einfach nie dazu.«

»Kein Geld.«
»Angst vor dem Erfolg.«
»Es steht mir nicht zu.«
Und was Ihnen sonst noch einfällt.

2. Tun Sie nun so, als hätte man Ihnen soeben eröffnet, dass Sie nur noch genau zwei Jahre zu leben haben. Welche Punkte auf Ihrer Liste wären Sie bereit zu streichen?

»Wie wäre es mit der gesamten Liste?«, antwortete eine Freundin und sah ziemlich schockiert aus.

Wenn Sie wie die meisten von uns sind, haben Sie gerade aufgehört zu protestieren und angefangen, Pläne zu schmieden. Der Tod rückt unsere Prioritäten sehr schnell zurecht. Plötzlich sind Sie nicht mehr so eingespannt, wie Sie dachten. Sie könnten an dem einwöchigen Autorenworkshop teilnehmen, wenn Sie es gut planen. Und nicht nur das: Sie haben gerade die Genehmigung erhalten, etwas für sich selbst zu tun. Nur noch zwei Jahre zu leben? Rufen Sie das Reisebüro an und kaufen Sie noch heute Nachmittag Ihr Flugticket.

Zu guter Letzt tritt die Angst davor, all das zu verwirklichen, wozu Sie fähig sind, hinter der Angst zurück, es nicht zu tun.

Was möchten Sie tun, bevor Sie abtreten?
»Ich möchte mich nicht länger um alle anderen kümmern, sondern mir Zeit für mich selbst nehmen. Einfach tun, was ich möchte, wenn ich es möchte.«

»Ein Atelier mieten und anfangen zu malen.«

»Nach Mexiko fahren und dort ein Projekt für Kinder in die Welt rufen.«

Der Tod rückt die Dinge sehr gut zurecht, nicht wahr? Vielleicht sollten Sie lieber mal loslegen.

Ohne Zeitrahmen kein Bild. Ohne Termin kein Kunstwerk.
Zeitliche Fristen gehören zu all unseren großen Unternehmungen dazu. So ist es nun einmal, und Sie sollten es akzeptieren.

Sie haben Großes vor, und nichts anderes wird Sie daran erinnern, es tatsächlich umzusetzen. Als Ihre Ressourcen noch endlos waren, konnten Sie gar nicht anders, als verschwenderisch damit umzugehen. Sie machten sich Sorgen über belanglose Dinge und erinnerten sich nicht daran, was wirklich von Bedeutung war. Sie konnten nichts dafür, denn offenbar sind wir nun mal so gestrickt: Wir sind verschwenderisch, wenn viel da ist, und sparsam, wenn etwas knapp ist. Aber sobald Sie begreifen, dass Sie nicht ewig leben werden, können – und müssen – Sie damit beginnen, Ihre auf Halde gelegten Träume umzusetzen. Wir werden uns in einem späteren Kapitel noch genauer damit befassen, aber für den Moment sollten Sie sich von der Sterblichkeit daran erinnern lassen, dass es Ihre Pflicht ist, Ihre Begabungen zu nutzen und Ihren einzigartigen Beitrag auf diesem beeindruckenden Planeten zu leisten, den Sie bisher als ziemlich selbstverständlich erachtet haben.

Natürlich können Sie nicht ständig an den Tod denken, aber Sie sollten ihn auch nicht vergessen. Vielleicht ist es am sinnvollsten, sich bewusst zu machen, dass Ihre Zeit zwar begrenzt ist, Sie aber noch einen schönen, großen Abschnitt vor sich haben, mit dem Sie etwas anfangen können. Wird er ausreichen? Ja und nein. Sie haben natürlich keine Zeit mehr zu verlieren, aber die Zeit wird sich auf eine beeindruckende Weise dehnen.

Tiefe Erfahrungen dehnen die Zeit. Eine Bekannte hat mir einmal von ihrem letzten Jahr mit ihrem Mann erzählt, nachdem bei ihm eine Operation am offenen Herzen durchgeführt worden war. »Wir waren uns während unserer Ehe eigentlich nie besonders nah. Er war ein viel beschäftigter Arzt, und ich hatte vier Kinder. Er war eher ein distanzierter Mann, auch gegenüber seinen Kollegen. Aber nach der Operation veränderte er sich radikal. Er suchte den Kontakt mit der Welt wie nie zuvor. Und er verliebte sich in mich. Wir gingen jeden Tag im wunderschönen Wald in der Nähe unseres Hauses spazieren und redeten über alles. In diesem letzten Jahr lebten wir mehr als in all den Jahren zuvor.«

Und was ist mit dem Verlust von geliebten Menschen und schönen Zeiten? Natürlich muss ich zugeben, dass wir die wunderbaren Zeiten, die wir hatten, nicht festhalten können. Die Zeit hat sie gestohlen wie ein Dieb in der Nacht.

Denken Sie noch einmal darüber nach. Wir gehen lediglich mancher Orte verlustig, aber nie alter Zeiten. Aber wir verwechseln beides miteinander.

Wir sind intensiv mit unserer Vergangenheit verbunden. Wir haben stets voller Bedauern hingenommen, dass wir das Glück nicht festhalten können, ob es sich nun um unser erstes Zuhause – die Arme unserer Mutter – oder etwa um einen wunderbaren Sommer handelte, der irgendwann zu Ende ging. Wir verbinden unsere schönsten Erinnerungen vielleicht mit Orten – mit dem Baumhaus, das wir als Kind hatten, der Schule mit all unseren Freunden, einer großartigen Reise nach Paris –, weil wir diese Orte durch die Brille der Erinnerung sehen und sie sehr vermissen. Aber in Wirklichkeit hängen wir an der *Zeit*. Wir schaffen uns frühzeitig ein Zuhause, so wie Vögel, die ihre Nester in den Bäumen bauen, und dieses Zuhause ist in unserem Herzen. Besuchen wir diesen alten Ort aber aufs Neue, ist – selbst wenn das Haus noch steht – nichts mehr so wie früher. Alles wirkt leer und fremd, weil die geliebte Zeit an diesem Ort verflogen ist.

Aber die Zeit verschwindet nie aus unserem Herzen. Jede Erinnerung bleibt in unserem Inneren erhalten, und wir können sie betrachten, wann immer wir es möchten.

Natürlich kommt kein Moment ein zweites Mal wieder. Selbst ohne den Tod mussten wir viele Male in unserem Leben lernen, Abschied zu nehmen. Von einem entzückenden Welpen etwa, der sich schnell zu einem ausgewachsenen Hund entwickelte, oder von einem fantastischen Urlaub, der zu Ende ging. Die verstreichende Zeit bringt Verluste mit sich. Aber wenn wir darüber nachdenken, erkennen wir auch, dass wir oft etwas loslassen mussten, um etwas anderes zu erreichen. Würden wir immer noch an unserem Dreirad festhalten, würden wir nie Auto fahren.

Probieren Sie daher die folgende Übung aus, als wäre sie eine Art Bilanz. Wir wollen feststellen, ob die Verluste sich gelohnt haben. Setzen Sie sich mit einem Stift in der Hand hin und notieren Sie all die Verluste und Gewinne in den jeweiligen Phasen Ihres Lebens. Versuchen Sie vor allem die Dinge festzuhalten, die Sie ohne einen vorherigen Verlust nie bekommen oder erreicht hätten.

Übung 8
Verluste und Gewinne

1. Was haben Sie verloren, bevor Sie 5 Jahre alt waren? Was haben Sie gewonnen?
2. Was haben Sie im Alter zwischen 5 und 15 verloren? Was haben Sie gewonnen?
3. Wie sieht es im Abschnitt zwischen 15 und 25 aus? Was haben Sie verloren, was haben Sie gewonnen?
4. Wie sieht es in der Zeit nach 25 aus? Und was ist mit den letzten Jahren? Was haben Sie verloren, und was haben Sie gewonnen?
5. Wie sieht Ihre Bilanz nun aus? Ich hoffe, Sie betrachten Ihre Verluste nun etwas anders als zuvor.

Die Lehre aus dem bisher Gesagten ist klar. Versuchen Sie einfach, in jedem Moment alles und jeden, den Sie mögen, mit ganzem Herzen willkommen zu heißen. Behalten Sie jeden Augenblick in der Erinnerung. Ein Verlust ist immer schmerzlich, aber tragisch wird es, wenn Sie nicht erkennen, wie gut oder schön etwas ist, während Sie es erleben, und sich erst daran erinnern, wenn es vorbei ist. Das ist keine leichte Aufgabe. Wenn wir uns selbst überlassen sind, können wir es häufig nicht vermeiden, die Dinge als selbstverständlich zu erachten. Wir sind mit unseren Gedanken stets schon beim nächsten Schritt. *Nur das Wissen, dass unsere Zeit nicht unbegrenzt ist, kann uns aus dieser Haltung aufrütteln.*

Wenn wir uns diese Tatsache bewusst machen, wird die Zeit uns wie ein Geschenk des Himmels in den Schoß fallen.

Es wird so sein, als wären wir unser Leben lang hektisch durch die größte Galerie der Welt gerannt, den Blick ständig auf die Uhr gerichtet, vor lauter Angst, sie könnte schon schließen – und als würde sich plötzlich alles wie durch Magie verändern. Wir bleiben stehen, sehen uns um und betrachten alles wie nie zuvor. Jedes Bild wird zu einer Reise. Es berührt hundert Punkte in unserem Geist, unseren Erinnerungen, unseren Gefühlen, es regt unser Sehen und unsere Kreativität an. Wir erwachen aus unserem abgelenkten Halbbewusstsein und nehmen das Leben in all seinen Farben wahr. Denn wenn wir den Verlust begreifen, wird alles wunderschön.

Sehen Sie mal, wozu Sie jetzt im Gegensatz zu früher in der Lage sind.

Das hat die Zeit Ihnen geschenkt.

Ich hoffe, Ihnen ist Folgendes nun klarer geworden: Was wie ein Desaster aussah, ist keineswegs eines. Sie stehen kurz vor dem Beginn einer wunderbaren neuen Beziehung zur Zeit.

Wir werden uns gleich mit ihrer unbeliebten Zwillingsschwester beschäftigen, mit dem Alter.

Übung 9

Hier ist Ihr Test zum Abschluss des Kapitels:

1. Auf welche Weise haben Sie versucht, gegen die Zeit anzukämpfen?
2. Auf welche Weise haben Sie versucht, den Tod zu kontrollieren?

3. Sie dachten, Sie hätten Ihre Zeit zwischen 20 und 40
   vergeudet, indem Sie _____
   (ergänzen Sie die Lücke). Aber jetzt erkennen Sie,
   dass es überhaupt keine Zeitverschwendung war, weil

   _____.

(Nutzen Sie den freien Platz auf dieser Seite, um zu beschreiben, was Sie aus diesen Erfahrungen gelernt haben.)

Kapitel 4
Das Alter

»Männer fürchten ebenso wie Frauen, Älterwerden sei gleichbedeutend mit einer Verschlechterung der Lebenslage ... Ein besorgtes Stimmengewirr in unserem Hinterkopf, das die ganze Lebensmitte hindurch anhält, kann zu der Überzeugung führen, dass es gleich nach dem nächsten Hügel endgültig bergab geht.«

Gail Sheehy, ›Neue Wege wagen‹

»Die Blüte des Körpers liegt zwischen dem dreißigsten und fünfunddreißigsten Lebensjahr, die der Seele um das neunundvierzigste.«

Aristoteles, ›Rhetorik‹

»Er hatte sich eigentlich niemals als Angehöriger einer bestimmten Altersgruppe gesehen – und schon immer trug er verschiedene Alter in sich als verschiedene Erfahrungsmodelle: Teile seiner selbst waren einundachtzig Jahre alt, oder siebenundfünfzig, achtundvierzig, sechsunddreißig oder neunzehn, et cetera et cetera –, und jetzt bemühte er sich, schleunigst von sechsundfünfzig zurückzukommen auf sechsunddreißig.«

Norman Mailer, ›Heere aus der Nacht‹

Es gibt ein seltsames Phänomen: Während Sie auf die Lebensmitte zusteuern, beginnen Sie sich irgendwann in einem Alter zwischen circa 35 und 50 alt zu fühlen. Befragt man aber Menschen mit 55, 60 oder 65 Jahren, erklären die meisten von ihnen, sie würden sich überhaupt nicht alt fühlen. Beim Blick in den Spiegel zucken Sie angesichts Ihrer Falten oder Ihrer grauen Haare zusammen, als bedeuteten sie eine Einladung fürs Altersheim. Dabei berichten Menschen, die 15 oder 20 Jahre älter sind als Sie, von ihren Plänen, noch einmal zu studieren, mit dem Fotografieren anzufangen oder nach Pakistan zu reisen.

Wenn Ihre Sichtweise richtig wäre, müsste jeder mit mehr Falten und graueren Haaren sich noch viel schlechter fühlen als Sie. Stattdessen geht es diesen Leuten oft viel besser. Das ist eigentlich unlogisch. Oder etwa doch nicht?

Könnte es sein, dass Ihre Sicht auf das Alter eine Illusion ist?

Seien Sie weise und schieben Sie Ihre Vorstellungen über die Jugend und die mittleren Jahre – beziehungsweise über das Alter – vorübergehend beiseite. Lassen Sie gedanklich einmal die Möglichkeit zu, gänzlich falschzuliegen. Wenn Sie dieses Kapitel gelesen haben, beschließen Sie vielleicht, sich für immer von bestimmten Gedanken über das Alter zu verabschieden. Das hoffe ich, denn es ist der einzige Weg, zu verhindern, dass die falsche Annahme, es sei »zu spät«, Wirklichkeit wird. Je mehr Zeit Sie damit verschwenden, gegen das Phantom des Alters anzukämpfen, desto länger verschieben Sie die spannendsten Entwicklungen in Ihrem Leben.

Und dafür gibt es keinen Grund. Wie Sie bald sehen werden, gibt es nichts, wogegen Sie kämpfen müssten. »Das Alter« ist keine nützliche Vorstellung zu diesem Zeitpunkt der Menschheitsgeschichte. Und wahrscheinlich war sie das nie.

* * *

Hat irgendjemand begriffen, wie seltsam es ist, sich über das Alter zu definieren?   Stellen Sie sich vor, Sie wären gerade einen Marathon gelaufen. Würden Sie anschließend sagen: »Ich bin der einzige englische Major, der je einen ganzen Marathon gelaufen ist«, oder: »Ich bin der einzige Araber, der je an einem Marathon teilgenommen hat«? Aber wie gerne viele Leute doch Dinge äußern wie: »George ist der älteste Mensch, der je einen Marathon mitgelaufen ist.«

Nun, vielleicht finden Sie das überaus verständlich. Schließlich stellt man einen unmittelbaren Bezug zwischen körperlicher Ausdauer und Alter her. Aber es kommt zur gleichen

Reaktion, wenn ein Mensch über 60 seinen ersten Roman schreibt. Als sei es geradezu erstaunlich, wenn man irgendetwas Interessantes ab einem bestimmten Alter tut.

Die Medien halten an dieser Einstellung fest und meinen, sie sprächen damit eine alternde Bevölkerung an. In Zeitschriftenartikeln werden alte Menschen mit einer eigenen Radiosendung oder einem eigenen Unternehmen gelobt, als wäre man mit zunehmender Erfahrung weniger dazu in der Lage. Fernsehshows präsentieren ältere Leute, die heiraten, und die Moderatoren strahlen sie fortwährend an, als wären sie besonders goldig.

Macht Ihnen das Lust darauf, älter zu werden? Ich nehme an, Sie haben eher einen gewissen Horror davor. Definiert man ältere Menschen über ihr Alter, hat das etwas Herablassendes an sich, als wären sie seltsame Geschöpfe, eben nicht ganz normal.

Wie alt sind Sie? Wie alt ist man überhaupt? Welche Aussagen über Menschen sind unausweichlich mit dem Alter verknüpft? Weniger, als Sie sich wahrscheinlich vorstellen können. Sie wissen zwar, wie viele Jahre Sie zählen, aber was bedeutet es? Dass Sie weniger Zeit übrig haben als ein jüngerer Mensch? Der Statistik zufolge könnten Sie noch viele Jahrzehnte bei absoluter Gesundheit leben. Andererseits könnten Sie morgen vom Blitz getroffen werden. Und diese Aussage traf genauso zu, als Sie 14 waren.

Können wir denn wenigstens mit Fug und Recht behaupten, dass wir mit zunehmendem Alter weiser werden? Offenbar nicht. Menschen, die mit 50 dachten, sie hätten auf alles eine Antwort, rudern meistens mit 60 oder 70 zurück und räumen ein, sie hätten eigentlich gar keine Antworten gefunden. Ich habe einmal einen Vortragsredner gehört, der seinem Publikum die folgende Frage stellte: »Wie alt würden Sie sich fühlen, wenn Sie nicht wüssten, wie alt Sie sind?« Alle im Raum – egal, ob sie 30 oder 80 waren – gaben die gleiche Antwort: Sie hatten das Gefühl, zwischen 15 und 25 Jahre alt zu sein.

Eins sollten Sie sich bewusst machen: Wenn es darum geht, was das Alter bedeutet, sind wir unwissend und falsch informiert. In unserem Kopf schwirren hoffnungslos verworrene Informationen herum. Und infolgedessen versuchen wir alle, mit einem defekten Kompass durch unbekannte Gewässer zu navigieren.

Aber es dürften eigentlich keine unbekannten Gewässer für uns sein! Unser ganzes Leben haben wir beobachtet, wie ältere Geschwister, Tanten, Onkel, Cousins, Eltern und Großeltern die Lebensmitte erreichten, sie durchlebten und dann auf die nächste Phase zusteuerten. Nichts sollte uns vertrauter sein. Aber schon früh haben wir uns klar gegen sie abgegrenzt. Und wir haben noch immer kein Verlangen danach, diese Trennlinie zu überwinden. Wir haben nie geglaubt, ältere Menschen könnten uns irgendetwas lehren. Denn stets hatten wir das Gefühl, sie gehörten einer ganz eigenen Gruppe an – und wir wollten nie ein Teil davon werden. Anstatt uns daher dafür zu interessieren, wie es ihnen tatsächlich geht, nehmen wir einfach an, dass sie es schrecklich finden, alt zu werden, genauso, wie man auch nicht gerne krank wird. Wenn sie es nicht so furchtbar finden, wie sie es unserer Meinung nach tun müssten, halten wir sie für etwas verrückt – und freuen uns in gewisser Weise für die bedauernswerten Kreaturen.

Sie sollten lieber aufwachen und die vielen Berichte zur Kenntnis nehmen, die unsere traditionellen Mythen über das Alter widerlegen.

Mythos: Alte Menschen sind einsam und deprimiert.

Fakt: Die einsamsten, depressivsten Menschen in der westlichen Welt sind Teenager, nicht jedoch alte Menschen.

Mythos: Ältere Leute sind arm.

Fakt: Die wohlhabendsten Menschen in den USA sind über 50.

Mythos: Ab 40 wird das Leben ruhiger.

Fakt: Menschen zwischen 50 und 60 berichten, dass alle möglichen neuen Dinge in ihrem Leben passieren. Mehr Menschen über 45 reisen zu unbekannten Orten, lernen etwas Neues, probieren neue Geschäftsideen aus und lassen sich auf neue Beziehungen ein als Leute unter 45. 75-jährige Frauen sind äußerst glücklich. Betty Friedan vertritt die These eines rasanten geistigen Wachstums bei Menschen über 60, die allmählich von Neurologen bestätigt wird. Viele Gerontologen irritiert ihre Behauptung sehr, würden sie doch lieber über die Alzheimerkrankheit und Seniorenheime sprechen. Aber Menschen, die nach vorne schauen, stellen zunehmend das Gleiche fest.

Wussten Sie all das bereits? Den meisten Menschen ist es nicht bewusst. Welche Schlussfolgerungen können wir nun daraus ziehen? Es sieht so aus, als habe Ihre Annahme, Sie hätten eine Ahnung, wie alt Sie sind, welches Alter Sie erreichen werden oder wie alt irgendjemand sonst ist, keine solide Basis. Tatsächlich sind die Drehbücher, wie man sich mit 40, 80 oder 90 verhalten sollte, verschwunden, und *keiner kennt mehr seinen Text*. Aber eines ist sicher: Babyboomer, die heutzutage 50 werden, haben nicht das gleiche Alter wie ihre Großeltern mit 50 – und das nicht nur, weil sie länger gesund bleiben.

Wie alt wir uns fühlen und wie wir uns verhalten, hängt von unserer Zeit ab. Wenn eine Gesellschaft im Laufe der Geschichte eine Phase leidvoller Umbrüche erlebt hat – einen Bürgerkrieg etwa, eine Revolution oder eine Naturkatastrophe –, sehnt sie sich fast immer nach Stabilität. In einer solchen Zeit entwickelt eine Kultur Konventionen, die sie erbittert verteidigt. In der Folge verhärten sich viele davon – so auch die Einstellung zum Alter. In einigen Gesellschaften – wie es in den europäischen Monarchien nach der Französischen Revolution der Fall war – übernehmen die Alten das Ruder und kontrollieren streng jeden Aspekt der Kultur. Wenn das geschieht, erachtet man die Alten als weise und kompetent. Die Jungen gelten dagegen als ungestüm, eigensinnig und unzuverlässig, und man meint, man müsse sie kontrollieren.

Nach einer Weile kommt es in der Regel zu einer Reaktion gegen ein solch rigides System. In den USA geschah es zum Beispiel in Gestalt eines wilden Nonkonformismus als Antwort auf die Prohibition in den 20er-Jahren des 19. Jahrhunderts und der Jugendrevolte in den 60er-Jahren. Wenn solche Reaktionen ablaufen, glauben die jungen Leute nicht mehr an die Weisheit der Älteren. Sie meinen, sie selbst hätten die göttliche Klarheit, und beginnen sich gegen Restriktionen zu wehren.

Die starren Vorstellungen der Gesellschaft über das Alter fallen auch in sich zusammen, wenn Junge und Alte voller Begeisterung aktiv werden, ohne an ihr Alter zu denken – etwa bei ungewöhnlichen Ereignissen wie einem Goldrausch oder einem Ansturm auf Land. Das Gleiche geschieht bei Katastrophen – einer Brand- oder Flutkatastrophe zum Beispiel, wenn jede helfende Hand gebraucht wird und es nicht mehr um das Alter geht, sondern um jeden Freiwilligen, der körperlich in der Lage ist, Wassereimer weiterzureichen oder Flutopfer zu retten.

In solchen Zeiten springen ältere Leute häufig in die Bresche und werden sehr stark und leistungsfähig, aber sobald die Krise vorbei ist, lassen sie sich in ihren Schaukelstuhl sinken und verhalten sich wieder wie Alte. Man könnte meinen, sie würden freiwillig alte Leute spielen.

Warum ist das so?

Wir alle verhalten uns lediglich dem aktuellen Trend der Gesellschaft entsprechend – je nachdem, wie sie das Alter definiert.

Auch Ihre persönliche Definition des Alters wird sich verändern. Als ich gestern auf dem Broadway spazieren ging, überholte mich ein Mann, wahrscheinlich ein paar Jahre älter als ich, mit schnellen Schritten. Aufgrund seines Alters ging er etwas vornübergebeugt. Gleichzeitig schwenkte er beschwingt seinen Regenschirm. Als er an mir vorbeieilte, sah ich sein faltiges, ausdrucksstarkes Gesicht und stellte fest, wie sehr meine Vorstellung von »alten Leuten« sich verändert hatte. Früher betrachtete ich ältere Menschen so, als wären sie alt geboren worden und ihr ganzes Leben alt geblieben. Falls sie jemals jung gewesen waren, war das so lange her, dass es mir unwirklich erschien und mich nicht interessierte. Aber als ich das Gesicht des Mannes betrachtete und ihm hinterherblickte, als er sich von mir entfernte, dachte ich: »Wie mag er wohl als Gymnasiast ausgesehen haben?«

Etwas sehr Grundlegendes hat sich in mir verändert. Als ich den Mann sah, dachte ich überhaupt nicht daran, wie es wohl sein wird, wenn ich mal so »alt« bin. Und hätte jemand zu mir gesagt: »Eines Tages wirst du so alt sein wie er«, hätte ich gedacht: »Na und?« Ich nahm den Mann als Individuum wahr, nicht als Beispiel eines alten Menschen.

Das war nicht immer so. Irgendwann nach 35 graute es mir davor, älter zu werden. Den meisten Menschen geht es so. Und wissen Sie, wann die Panik am größten ist? An unserem 40. Geburtstag.

Warum gerade zu diesem Zeitpunkt? Warum mit 40? Erinnern wir uns an früher: Das Älterwerden hat uns nicht immer Sorgen bereitet. Es gab eine Zeit, in der wir es gar nicht erwarten konnten, älter zu werden. Denn ab einem bestimmten Alter durften wir Alkohol trinken, Auto fahren und Sex haben! Wir konnten Autoritäten ignorieren, unser eigenes Geld verdienen, die Welt sehen und unsere eigenen Entscheidungen treffen.

Als wir jedoch auf die 30 zusteuerten, wurden wir von einem unglaublichen Bedeutungswandel überrumpelt. Waren bestimmte Dinge wie etwa der Führerschein an ein Mindestalter geknüpft, und berechtigte selbiges zum Kauf von Alkohol, wurde der Begriff »Alter« nun ein Teil von Wendungen wie *hohes Alter* oder die Wurzel schrecklicher Worte wie *altern*. Wenn ein Begriff eine solche Wendung nimmt, erstarren wir und wollen keinen weiteren Schritt an seiner Seite gehen. Und wer kann es uns schon verdenken?

Was würden Sie denken, wenn Sie ein intelligentes Wesen aus dem All wären und angegraute Menschen die folgenden Dinge sagen hörten? »Ich werde nicht älter, ich werde lediglich besser« oder »Man ist nur so alt, wie man sich fühlt«. Sie würden natürlich nie von jemandem Folgendes hören: »Ich bin vielleicht jung, aber ich bin froh, sagen zu können, dass ich mich alt fühle« oder »Man ist nur so jung, wie man sich fühlt«. Als Außerirdischer müssten Sie zu dem Schluss kommen, dass irgendetwas am Altsein nicht stimmt.

Und genau zu diesem Schluss kommen auch wir. Offensichtlich versuchen wir, die negativen Nachrichten über das Alter zu vertuschen und das Beste aus einer schlechten Situation zu machen. Die heiteren Sprüche fördern unser Grauen nur noch mehr und überzeugen uns auf subtile Weise vom Unglück des Alters.

Sehen Sie sich nur mal die Zeitschriften an. Nicht diejenigen, die sich weigern, ein Gesicht über 40 zu zeigen, sondern viele derer, die es tun! Einen großen Teil dieser Magazine bezeichne ich als die »Anlagen-/Inkontinenz-Zeitschriften«: Wie Sie von Ihrer Rente oder Ihren Kapitalanlagen leben können (sonst müssen Sie im Alter mit Sicherheit Katzenfutter essen) oder was Sie bei Blasenschwäche tun können. Die Werbeanzeigen sind noch schlimmer: Auch Sie können strahlend lächeln, einen 25-jährigen Körper trotz Ihrer grauen Haare haben und mit einem ebenso langweiligen Partner an Ihrer Seite neben einem Golfbuggy posieren. Auch Sie können jung bleiben, während Sie anmutig älter werden (was immer das auch heißen soll).

Die Botschaft ist haarsträubend und alarmierend. Ich bekomme mit, wie 30-Jährige sich angstvoll den Kopf darüber zerbrechen, wie sie sich finanziell auf die Rente vorbereiten sollen. Wenn sie jeden Cent sparen und gut anlegen, wird es ihnen dann gelingen, die 1,7 Millionen anzusparen, die sie benötigen, um »im Alter« von den Zinsen leben zu können? Oder sollten sie lieber ihre Karriere an den Nagel hängen, damit sie ihr letztes großes Abenteuer erleben können, bevor sie sich in die furchterregenden Geschöpfe verwandeln, die in den Artikeln und Anzeigen präsentiert werden?

Ein großer Teil des Medienhypes ist zwar gut gemeint, *aber der unaufhörliche Fokus auf körperliche Veränderungen in jeder Do-*

kumentation, jedem Zeitschriftenartikel und jedem Buch über das Älterwerden verstärkt lediglich den trostlosen Mythos, dass die bedeutendste Veränderung im Alter unser eigener Verfall ist!

Immer noch gibt es zu wenig Bilder von älteren Leuten, die hoch konzentriert im Schneidersitz auf dem Boden sitzen und Tonscherben reinigen, die über Arbeitsverhandlungen diskutieren oder mit zusammengekniffenen Augen und einem Schraubenschlüssel in der Hand einen Flugzeugmotor untersuchen? Die etwas *tun* – anstatt über Hüftprobleme zu sprechen oder angestrengt zu grinsen, als wollten sie beweisen, dass es ihnen nicht schlecht geht, nur weil sie alt sind?

Wenn wir solche Bilder finden wollen, müssen wir in speziellen Magazinen danach suchen, etwa in solchen über Kunst, Archäologie, Architektur, Geschichte, Psychologie oder aus dem Bereich der Populärwissenschaften. Oder in Fachblättern für Comiczeichner, Piloten, Viehzüchter, Geologen, Journalisten oder Illustratoren. Bezeichnenderweise stößt man in Wirtschaftsjournalen, Zeitungen und Nachrichtenmagazinen auf Bilder von aktiven Menschen über 40. Hier sieht man politische Führer, Wissenschaftler, Forscher, Philanthropen, Finanzexperten, Filmemacher, Tigerdresseure und Experten, die brennende Ölfelder bekämpfen. *Es muss sie geben, denn um diese Leute drehen sich die meisten Nachrichten.* Man kann die Bilder der Menschen über 40, 50, 60 und 70 gar nicht übersehen. Diese Leute bringen die Welt ins Rollen. Und sie sind sehr beschäftigt.

Sieht man sich die Bilder dieser faszinierenden Menschen an, vergisst man allerdings, dass sie über 40 sind. Wenn wir an »ältere Menschen« denken, haben wir nie *diese* Leute im Sinn. Wir können an »Menschen« und an »ältere Menschen« denken, aber wir denken nie an beide gleichzeitig. Die gleiche Frau, die wir in einem Wissenschaftsjournal so interessant fanden, erregt unser Mitleid, wenn wir sie in einer Seniorenzeitschrift sehen. Wie sehr wir auch versuchen mögen, es zu vermeiden: *Sobald wir uns auf den Aspekt des Alters konzentrieren, werden wir automatisch von unserer subjektiven kulturellen Prägung beeinflusst.*

Altersdiskriminierung ist genauso wie Rassismus oder jedes andere Vorurteil.

Der Mythos, das Alter sei etwas Schlechtes, ist tief in uns verwurzelt, und die Wurzeln lassen sich nicht leicht herausziehen. Ältere Menschen sind langweilig und jüngere sind hip, oder? Um an dieser Unwahrheit festzuhalten, müssen wir sowohl ältere Menschen wie zum Beispiel Mick Jagger ignorieren als auch jüngere wie etwa einige unserer ehemaligen spießig-langweiligen Klassenkameraden. Vorurteile sind irrational, mächtig und einengend. Sie ersticken unseren freien, kreativen Geist im Keim und enthalten uns die Gesellschaft spannender, interessanter Menschen vor.

Einer dieser Menschen sind Sie.

Während Sie sich darum bemühen, dem Klischee eines älteren Menschen nicht zu entsprechen, rauben Sie Ihrem wahren Ich, das nur darauf wartet, an die Oberfläche zu kommen, Zeit.

Auf einem Karriereseminar hörte ich einen Mann vor Kurzem Folgendes sagen: »… der Frosch sagt also zur Prinzessin: ›Küss mich, dann verwandele ich mich in einen schönen Prinzen!‹. Aber sie antwortet: ›In meinem Alter ist ein sprechender Frosch viel interessanter.‹« Eine Frau in der Nähe drehte sich zu dem Mann um und erwiderte: »Das ist Altersdiskriminierung. Ältere Menschen mögen Sex, und das wissen Sie auch.« Sie hatte wahrscheinlich recht damit, dass er ältere Menschen herabsetzte, aber sie tat das Gleiche. Sex ist in jedem Alter schön, aber der Vorteil, wenn man älter wird, ist, dass es *nicht mehr das Einzige ist, worum sich alles dreht*. Ich für meinen Teil würde nie etwas so Erstaunliches wie einen sprechenden Frosch in einen weiteren beliebigen Prinzen verwandeln.

Das Aussehen im Alter Ob wir nun Vorurteile haben oder nicht, wenn wir beginnen, körperlich älter auszusehen, wirft uns das alle etwas aus der Bahn.

Der Guru Baba Ram Dass streckte einmal während eines

Vortrags vor einem großen Publikum seine Hände vor sich aus und betrachtete sie. Dann sah er die Zuhörer an.

»Dies sind nicht meine Hände«, sagte er ruhig.

Ich denke, damit hat er etwas Richtiges über uns alle gesagt. *An irgendeinem Punkt trennen wir uns von unserem Körper.* In jungen Jahren sind unser Körper und wir ein und dasselbe. Wir schauen in den Spiegel und sehen einen uns vertrauten Menschen. Aber eines Tages sieht unser Körper wie der eines anderen aus. Das ist sehr seltsam, denn in unserem Inneren bleiben wir genau so, wie wir immer waren. Wir denken, sehen, lachen, lernen und machen uns auf dieselbe Weise Sorgen, wie wir es immer schon getan haben. Wir sind dieselbe Person. Aber die Person im Spiegel ist es nicht.

Wie sollen Sie nun damit umgehen?

Es könnte eine fantastische Gelegenheit sein, Ihre Chance, sich endlich nicht mehr über Ihr Aussehen zu bestimmen. Sie könnten sagen: »Sieh mal einer an! Wenn ich innerlich dieselbe lustige, neugierige, analytische, miesepetrige, gutmütige (oder welche Eigenschaften auch immer Sie sich zuschreiben) Person bleibe, die ich schon immer war – und mein Aussehen sich verändert, dann sind mein Körper und ich vielleicht zwei unterschiedliche Geschöpfe!«

Wie großartig das für Sie sein könnte! Es könnte Ihr persönlicher revolutionärer Sturm-auf-die-Bastille-Tag werden. *Sie könnten zum ersten Mal sagen, dass Sie kein Tier sind, sondern lediglich eins für den Transport nutzen.* Natürlich würden Sie dieses Tier extrem gut pflegen, denn von seiner Ausdauer hängt es ab, wie weit Ihre Reise gehen wird. Aber ab diesem Zeitpunkt wäre Ihre physische Seite nur ein guter Freund, während Ihr wahres Selbst einen eigenen Geist hätte, der frei denken, fühlen, experimentieren und spielen könnte, anstatt lediglich impulsiv zu reagieren.

Das Aussehen im Alter könnte aber auch in anderer Hinsicht großartig für Sie sein.

Die Kraft des unsichtbaren Mannes – oder der unsichtbaren Frau. In den meisten Kulturen werden Menschen im mittleren Alter unsichtbar. Sie können auf einer Straße entlanggehen, ohne das Objekt der Aufmerksamkeit zu sein. Das kann etwas sehr Positives sein, wenngleich die meisten von uns das zunächst nicht so sehen.

»Mir gefällt das überhaupt nicht!«, sagte eine 42-jährige Freundin einmal zu mir. »Früher fand ich es schrecklich, wenn Männer mir hinterherpfiffen und mich belästigten, aber jetzt sehen sie mich nicht einmal mehr an! Ich habe das Gefühl, unsichtbar zu sein!«

Allerdings verleiht uns dies eine große Kraft – die Kraft wir selbst zu sein. Wir können zwar nicht wie eine unsichtbare Person im Spielfilm ein Juweliergeschäft betreten und ein Diadem mitgehen lassen – aber das sind ja ohnehin nur Peanuts. Die Unsichtbarkeit verhilft uns zu etwas viel Größerem, der Freiheit nämlich, zu tun, was wir möchten. *Denn wenn Menschen uns nicht mehr sehen, haben sie keine Kontrolle mehr über uns.* Es ist ein kleines, aber sehr nützliches Geschenk. Es verleiht uns einen Vorgeschmack auf die Freiheit, bevor wir tatsächlich so weit sind und uns nicht mehr länger darüber definieren, was andere von uns halten.

»Wenn mir sowieso niemand mehr hinterherpfeift, kann ich auch bequeme Schuhe tragen. Was soll's«, sagte eine 44-jährige Frau, die noch mal ein Studium an der Universität begonnen hatte.

Allerdings nutzen nur wenige von uns ihre Unsichtbarkeit, solange sie nicht um einiges älter sind. An der Grenze zur Lebensmitte tun wir alles, was in unserer Macht steht, um sichtbar zu bleiben. Es ist ein riesiges Projekt voller verzwickter Widersprüche: Einerseits halten wir uns fit, machen die ganze Zeit Diät, färben uns die Haare, stellen dem Schönheitschirurgen einen Scheck nach dem anderen aus und kleiden uns jugendlich – und andererseits benehmen wir uns unserem Alter angemessen und nicht wie irgendwelche älteren Damen oder Herren, die versuchen, sich als Teenager auszugeben. Wir befinden uns auf einer Gratwanderung. Wir versuchen uns erwachsener und gesetzter zu verhalten, als wir uns fühlen, damit wir nicht ausgelacht werden, und gleichzeitig versuchen wir, vergnügt und auf charmante Weise impulsiv und beschwingt zu sein, damit andere uns nicht als »alt« bezeichnen. Da wir weder das eine noch das andere sind, müssen wir buchstäblich jemanden verkörpern, der jünger und gleichzeitig älter ist!

Wo sollen wir lernen, wie man das macht? Und warum sollten wir das wollen?

Der erste Tag unserer besten Lebensphase könnte anbrechen, sobald wir alle Versuche, uns einem Klischee anzupassen, über Bord werfen und beginnen, uns in unserem grundlegenden Verhalten selbst treu zu sein. Unsere erste Falte kann der erste Bewusstseinsstrahl sein, der uns wie beim Sonnenaufgang begegnet.

Wir haben Angst davor, schrullige Spießer zu werden. Beim Gedanken an die Lebensmitte schaudert es uns, denn alle Klischees vermitteln uns, dass wir zu dieser Zeit unflexibel und konformistisch sein werden.

»Menschen über 40 sind anders als wir. Sie regen sich über Nichtigkeiten auf. Sie mögen keine Veränderungen. Sie vergessen, dass sie einmal jung waren. Ich kann die Vorstellung nicht ertragen, so wie sie zu werden!«, schrieb mir eine 26-jährige Frau.

Das ist unsere wahre Angst vor den mittleren Jahren: Nicht der Tod oder Altersschwäche schrecken uns ab, sondern die Angst davor, unweigerlich jemand zu werden, der kein spannendes Leben und keine spannenden Träume hat. Ein Spießer, der langweilige »sichere« Autos mag, an Gruppenreisen teilnimmt, keine gute Musik mehr hört und voreingenommen und konservativ ist.

Allerdings sollten wir uns etwas bewusst machen: Wer in der Lebensmitte konventionell ist, war schon immer konventionell. Wenn solche Leute uns jetzt Angst machen, haben sie das wahrscheinlich genauso getan, als sie noch jung waren und sich ihre ersten Teppiche kauften.

Der wahre Schuldige ist daher der gedankenlose Konformismus. *Und er haftet nur einer einzigen Altersgruppe an.*

Die Jugend ist das einzige Alter, das zwangsläufig konventionell ist. Richtig, genau das behaupte ich. Wenn Sie denken, Teenager seien rebellisch und wild, sollten Sie noch einmal genauer hinsehen. Ihre Rebellion richtet sich lediglich gegen Erwachsene. Teenager rebellieren nicht gegen andere Teenager. Tatsächlich beobachtet keine andere Gruppe ihre Mitglieder intensiver und prüft die neuesten Konventionen genauer, um sich exakt daran anzupassen. Und in keinem anderen Alter leidet man so stark darunter, wenn es einem nicht erlaubt wird, die Gleichaltrigen nachzuahmen. In der Pubertät zählt für uns nichts anderes auf der Welt als die Regeln der Gruppe. Nur so gelten wir unter Gleichaltrigen als cool. Wir messen unseren Wert mit den Augen der anderen. Diese extreme Unsicherheit erfüllt einen wichtigen Zweck: Es ist der erste Schritt bei der Partnerwahl. Aber es macht Heranwachsende zur konformsten, konventionellsten Altersgruppe unserer Spezies.

Unsere Intuition, uns vor zu viel Konformität zu hüten, ist gerechtfertigt: Was immer auch die Vorteile von Stabilität und Konventionen sein mögen, sie müssen sorgsam geprüft werden, damit sie unsere einzigartigen Stimmen nicht zum Verstummen bringen. Aber wenn die Teenager die konventionellste Gruppe sind, woher stammt dann unsere Befürchtung, in der Lebensmitte bereits wie ein lebendiger Toter zu sein?

Sie rührt her von unserer Erinnerung an die eigene Teenagerzeit.

Die Konfrontation mit unseren Eltern war ein Test, den sie nicht bestanden. Sie versagten stets so kläglich darin, uns zu verstehen, dass wir annehmen mussten, sie seien nicht fähig zu denken. Aus unserer Perspektive waren wir keine Nachahmer.

Wir wollten etwas ganz Neues machen. Es war allerdings nichts Neues, sich die Haare lila zu färben. Jeder tat das. Neu war, sich von den Einstellungen unserer Familien zu distanzieren und sich der Haltung junger Leute anzuschließen, die unsere Eltern schockierten. Aber die Erwachsenen reagierten zu extrem und panisch darauf. Für sie sah es so aus, als verwandelten wir uns in jemanden, den sie nicht kannten. Und was noch schlimmer war, sie befürchteten, wir könnten uns selbst extrem gefährden. Damit begann ein unvermeidbarer Krieg der Generationen, der in jedem Haushalt des Landes ausgefochten wurde.

Für einen Teenager besteht die einzige ernst zu nehmende Gefahr darin, von Gleichaltrigen abgelehnt zu werden. Aber unsere Eltern hatten ständig Panik, wir könnten einen Autounfall haben, Drogen nehmen oder schwanger werden. Deshalb waren sie schwierig, besorgt und zornig. Und wir hatten den Eindruck, als wollten sie partout alles im Keim ersticken, was frisch, spannend und neu für uns war. Sie schienen genau zwischen uns und unserem Lebenshunger zu stehen.

Und nun befürchten Sie vielleicht, dass Sie auch so schrecklich werden.

Sie können sich erst zu einem wahren Original entwickeln, wenn Sie von den Fesseln der Jugend befreit sind. Das soll nicht heißen, die Jugend hätte keine überaus originellen und kreativen Schübe – die hat sie sicherlich –, aber nur die Hälfte dessen, was in ihr steckt, kommt durch, da sie sich auf zwei Dinge gleichzeitig konzentrieren muss: auf ihre eigene Vision und auf das Diktat der Natur. Junge Leute müssen gut abschneiden, daher müssen sie ein Auge darauf haben, was sie persönlich tun möchten, und mit dem anderen die Konkurrenz beobachten. Der Teil ihrer Originalität, der durchkommt, wird sofort zu dem Zweck eingesetzt, eine gute Note, einen guten Job oder irgendeine andere Belohnung zu bekommen.

Aber sobald wir, wie C. G. Jung sagen würde, »von der Natur verbannt« wurden, haben wir Narrenfreiheit und sind unberechenbar. Die Krimiautorin Dorothy Sayers hat einmal gesagt: »[Eine] junge Frau lässt sich durch die Zeit und Probleme kontrollieren … aber eine fortschrittliche Frau fortgeschrittenen Alters kann keine Macht der Welt im Zaume halten.«

So viel zur Unvermeidbarkeit, langweilig zu werden.

Kehren wir noch einmal zum Reißbrett zurück. Sie haben Ihre altersdiskriminierenden Vorstellungen gerade hochkant über Bord geworfen. Also, wie alt sind Sie? Wer zum Teufel soll das wissen? Sie sind wahrscheinlich in jedem Alter, das Sie jemals hatten, und es ist kein Ende in Sicht. Alles, was Sie tun, hat seinen Ursprung in Ihren gespeicherten Altersstufen. Immer, wenn Sie etwas gestalten, sind Sie ein sehr kleines Kind. Wenn Sie wiederkehrende Muster erkennen und deren Bedeutung verstehen, haben Sie mindestens 35 oder 40 Jahre gelebt. Können Sie sich selbst und anderen leichter verzeihen und erkennen Sie, wie schwer es ist, perfekt zu sein, sind Sie wahrscheinlich über 50.

Niemand wird je »erwachsen«. Alle Altersstufen sind immer noch in uns vorhanden. Wir durchlaufen verschiedene Phasen, die nicht wie eine Schlangenhaut von uns abfallen. Wir fügen vielmehr eine Schicht um die andere hinzu. Wir sind all die Personen, die wir jemals waren. Je mehr Jahre wir durchlebt haben, desto mehr visuelle Eindrücke, Geräusche, Düfte, Ereignisse, Entscheidungen, Einstellungen und Gefühle tragen wir in unserem Inneren. So, als hätten wir viele Länder bereist oder zahlreiche Bücher gelesen. Unser inneres Theater beherbergt ein großes Ensemble an Figuren. Wann auch immer es an der Zeit dafür ist, tritt jede davon auf die Bühne, um ihren Text zu sprechen.

Sie wissen immer noch nicht, was kommt. Da Sie so sicher waren, Sie wüssten es, hatten Sie Angst vor dem Älterwerden. Weil Sie Angst hatten, zögerten Sie, den nächsten Schritt einzuleiten. Aber nun befinden Sie sich in einer viel besseren Position, einfach weil Sie wissen, dass die Bedeutung des Alters keineswegs klar ist. Lassen Sie sich nicht entmutigen. Entspannen Sie sich und gestehen Sie sich Ihre Unwissenheit ein. Verunsichert zu sein ist ein perfekter Zustand, um etwas zu lernen. Wie C. G. Jung sagte, bedeutet das Verschwinden der Gewissheit den Beginn des Bewusstseins.

Nun können Sie erkennen, dass die Zukunft völlig offen und es an Ihnen ist, ein ganz neues Leben zu entwerfen. Es ist an der Zeit, einen Stift zur Hand zu nehmen und noch einmal anzufangen. Sie haben soeben ein Ende in einen Anfang verwandelt.

Wie sollen Sie mit dem Thema »Alter« umgehen?   Ich rate Ihnen, es zu vergessen. Egal, ob es um andere Menschen oder um Sie selbst geht, richten Sie Ihre Aufmerksamkeit auf Dinge wie Erfahrung, Intelligenz, Vorstellungskraft, Talent, Energie, Anstand, Freundlichkeit – all das, worauf es wirklich bei jedem Menschen ankommt – und ignorieren Sie das Alter komplett. Es ist irrelevant und ohnehin nicht zu verstehen. Und am schlimmsten dabei ist, dass es zu verlustreichen Fehlern führt, die Sie nicht begehen wollen. Fehler, die Sie hoffentlich mithilfe der folgenden vier Regeln vermeiden werden:

Regel Nummer eins: Denken Sie nicht, Sie seien zu alt für etwas, bevor es tatsächlich der Fall ist.
Eine Frau mit weißen Haaren kam einmal in einer Buchhandlung in Wyoming auf mich zu und sagte: »Ich wünschte, ich hätte Ihren Vortrag schon vor Jahren gehört. Ich hätte gerne ein paar Dinge verwirklicht, habe es aber nie geschafft, und nun ist es dafür zu spät.«

Ich fragte sie: »Sind Sie krank?«

»Nein, das nicht, aber ich bin 63. Ich habe wirklich zu lange gewartet.«

»Nun«, sagte ich, »es könnte sein, dass Sie 80 oder 90 werden. Bestimmt werden Sie sich wie eine Närrin vorkommen, wenn Sie erkennen, dass Sie sich schon mit 63 alt gefühlt haben! Sie werden dieses Gefühl gar nicht mögen. Daher sollten Sie jetzt lieber aktiv werden.«

Diese Frau war – wie Sie und ich – vorzeitig durch ihre eigenen Geburtstage traumatisiert worden. Bis wir schlau genug sind, um zu begreifen, wie jung wir mit 40, 50 oder 60 waren, werden wir 70, 80 oder 90 sein!

Daher ist es wichtig, besonders auf all die Dinge zu achten, die Sie nicht verschieben sollten. Wenn Sie bei guter Gesundheit sind, ist es jetzt an der Zeit, Trekkingtouren zu machen. Verschieben Sie es nicht, bis Sie 70 sind. Zum einen wird Ihr Körper eventuell nicht mehr in der Lage dazu sein. Und zum anderen werden Sie dann andere erstaunliche Dinge tun, die Sie nie zuvor gemacht haben, und daher viel zu beschäftigt sein, um auf Trekkingtouren zu gehen.

Haben Sie bereits kleinere körperliche Probleme? In Ordnung. *Erstellen Sie eine Liste, was gut funktioniert, und nutzen Sie diese.* Vergeuden Sie keine Zeit damit, über Ihren wachsenden Taillenumfang zu klagen oder über einen Daumen, der sich nicht ordentlich beträgt. Sie sind wahrscheinlich in genau der richtigen Verfassung für das, was Sie zu diesem Zeitpunkt Ihres Lebens tun sollten. Genauso wie Sie es als Baby oder als Teenager waren.

Sie sind nie zu alt für all die Dinge, die Ihr Körper Ihnen ermöglicht. Das sollten Sie nie vergessen.

Regel Nummer zwei: Zeit ist wie Ton. Gestalten Sie etwas.
Erinnern Sie sich an die Dinge, die Sie immer schon tun wollten, sich aber nie zugetraut haben – wie reisen, tanzen oder schreiben? Jetzt ist es an der Zeit, damit anzufangen. Wenn Sie, wie die meisten Leute in ihren 40ern, endlos viele Projekte und nur wenig Zeit haben, sollten Sie sich Folgendes klarmachen: Etwas, das Sie begeistert, kann einen enormen Einfluss auf Ihr Leben haben, auch wenn es keine Vollzeitbeschäftigung ist. Fünf Minuten am Tag, die Sie mit Schreiben, Singen, Tanzen

oder mit dem Durchblättern von Reisemagazinen verbringen, werden Sie aufleben lassen wie Wasser eine durstige Pflanze. Und diese fünf Minuten am Tag werden Ihre Chancen, sich dieser Tätigkeit tatsächlich intensiver zu widmen, exponentiell ansteigen lassen. Die Vertrautheit damit führt zu neuen Möglichkeiten, das verspreche ich Ihnen.

Regel Nummer drei: Wenn Sie einen großen Traum haben, verfolgen Sie ihn. Aber denken Sie nie, es sei Ihr letzter.
Gibt es etwas Großes, das Sie tun möchten, bevor Sie »zu alt« sind? Legen Sie los und machen Sie es, wenn Sie können. Aber täuschen Sie sich nicht selbst. Denken Sie nicht, Sie seien bereit dafür, alt zu werden, sobald Sie Ihr Ziel erreicht haben. Ein Traum wird nie genug sein. Der beste Grund, einen Lebenstraum zu verwirklichen, ist nämlich, ihn aus dem Weg zu schaffen, damit Sie die nächsten Projekte in Angriff nehmen können. Eines Tages werden Sie erkennen, dass es nur eine Aufwärmübung war.

Sie stehen vor einer Phase großer Unternehmungen, und Ihre Träume tauchen erst jetzt nach und nach auf. Sie dürfen gespannt darauf sein, was Sie später in diesem Buch noch erwartet.

Regel Nummer vier: Seien Sie auf der Hut vor voreiligem Bedauern.
Von allen traurigen ausgesprochenen oder geschriebenen Sätzen lautet der traurigste: »Es hätte sein können.«

Falls Sie sich fragen, wo die Jahre geblieben sind und ob Sie Ihr Leben gut genutzt haben oder nicht, sollten Sie wissen, dass es eine gute Frage ist, *die Sie allerdings zur falschen Zeit stellen.* Was haben Sie mit Ihrem Leben angefangen? Meine Antwort lautet: Wer kann das schon sagen? Es kann gut sein, dass es noch gar nicht begonnen hat.

Übung 10
Sind Sie bereit für einen spontanen Test?

1. Betrachten Sie manchmal alt wirkende Leute in Zeitschriften und erkennen dann entsetzt, dass sie genauso alt sind wie Sie selbst?

2. Platzen Sie beim Friseur oder gegenüber Kellnern mit Ihrem Alter heraus und beobachten dann deren Reaktion? Macht es Ihnen etwas aus, wenn jemand zu Ihnen sagt, dass Sie für Ihr Alter noch jung aussehen? Setzt es Ihnen genauso zu, wenn andere Ihr Alter kommentarlos akzeptieren?

3. Versuchen Sie das Alter anderer Menschen zu schätzen, wenn Sie irgendwo unterwegs sind?

4. Tun Sie so, als wären Sie 65 Jahre alt. Bewegen Sie sich so, wie ein 65-Jähriger es Ihrer Meinung nach tut. Haben Sie eine gebrechliche oder einsame alte Person nachgeahmt?

5. Versetzen Sie sich nun in eine Zeit zurück, zu der Sie dachten, jemand mit 21 sei alt. Beschreiben Sie, was Sie damals über dieses Alter dachten und was Sie heute denken.

6. Machen Sie nun das Gleiche mit einem Alter von 30 Jahren. Erinnern Sie sich an die Zeit, in der Ihnen 30 alt vorkam. Wie hat sich Ihre Wahrnehmung verändert?

7. Wie alt fühlen Sie sich in Gesellschaft von Menschen, die viel älter sind als Sie?

8. Wie alt fühlen Sie sich, wenn Sie alleine sind und in einer Tätigkeit aufgehen, die Ihnen Spaß macht?

9 Stellen Sie sich vor, Sie seien sich des Alters in keiner Weise bewusst, und auch allen anderen Menschen ginge es so. Was würden Sie anders machen? Womit würden Sie aufhören?

Beantworten Sie sich selbst diese Fragen. Nehmen Sie dann einen Stift und ein Blatt Papier zur Hand und schreiben Sie auf, was Sie durch Ihre Antworten gelernt haben.

Welche Einstellung haben Sie *nun* zum Alter?

Andrea, 36: »Sobald ich dieses Kapitel gelesen hatte, ging ich auf die Straße und nahm die Leute anders wahr. Ich beobachtete, was sie taten – sie kauften ein, fuhren mit dem Bus oder bohrten die Straße auf –, aber ich achtete nicht darauf, wie alt sie waren. Früher hätte ich manche von ihnen, die ein gewisses Alter überschritten hatten, überhaupt nicht wahrgenommen.«

Lou, 39: »Ich habe das Gefühl, als hätte sich eine Schraubzwinge von meinem Genick gelöst. Seit ich 25 war, hatte ich Angst davor, alt zu werden.«

Will, 42: »Ich dachte, das mit dem Alter wäre ein klarer Fall, aber jetzt bin ich verunsichert. Ich weiß nicht mehr, was ich denken soll.«

Nun, Sie sollen gar nichts denken. Es war alles ein falscher Alarm.

Wenn ich mein Ziel erreicht habe, dann sind auch Sie bereit, einzuräumen, dass Ihre Überzeugung hinsichtlich des Alters erschüttert worden ist und Sie nicht mehr genau wissen, was es eigentlich bedeutet. Das ist das Beste, was Ihnen passieren konnte.

Möglicherweise ist Ihre Überzeugung – wie bei Will – einem großen leeren Raum gewichen. Ich empfehle Ihnen, das positiv zu bewerten. Die Unsicherheit ist ein großes Gut, und der Raum wird nicht für immer leer bleiben. Daher sollten Sie diesen Zustand bestmöglich nutzen. Die Leere ist ein Ort, an dem etwas wachsen kann. Sie haben gerade eine weitere Illusion aufgelöst und Raum für ein radikales neues persönliches Wachstum geschaffen.

Es ist Pflanzzeit.

Kapitel 5
Schönheit

»Spieglein, Spieglein an der Wand, wer ist die Schönste
im ganzen Land?«   *Böse Königin in ›Schneewittchen‹*

»Und was ist dein Glück, mein schönes junges Mädchen?
Mein Gesicht ist mein Glück, mein Herr, sagte sie.«
Englisches Volkslied

Schönheit. Verglichen mit den großen Lebensproblemen klingt dieses Thema trivial und oberflächlich, aber in der Lebensmitte bahnt es sich einen Weg mitten ins Zentrum unseres Bewusstseins. Sind wir so auf unser Aussehen fixiert, weil wir unreif oder oberflächlich sind? Nein, daran liegt es nicht. Diese spezielle Obsession gehört zu unseren hartnäckigsten Sorgen, und in der Lebensmitte ist sie am größten. Plötzlich kämpfen wir erbittert gegen jedes kleine Fältchen und jedes Gramm, das wir zunehmen, sind besessen von unserem Spiegelbild, achten extrem auf vorteilhafte Kleidung, praktizieren stylende Fitnessübungen und versuchen mit endloser Mühe, gegen den Zahn der Zeit anzugehen. Bis wir schließlich irgendwann traurig aufgeben und das Ganze vergessen.

Und dann werden wir wieder glücklich.

Das alles ist sehr eigenartig. Wenn die Schönheit so wichtig ist und ihr Verlust so schrecklich, warum werden wir dann wieder glücklich? Und warum erreicht der dramatische Kampf plötzlich in der Lebensmitte seinen Höhepunkt? Warum machen wir uns ausgerechnet zu dieser Zeit unseres Lebens so viele Gedanken um unsere Schönheit? Das ergibt doch gar keinen Sinn.

Oder etwa doch?

* * *

Die Schönheit war schon immer ein Thema in unserem Leben, das trifft für Männer ebenso zu wie für Frauen, aber in der Lebensmitte kommt es zu einer besonderen Wende. Egal, wie unterschiedlich jeder von uns bisher das eigene Aussehen empfunden hat – ob wir glücklich oder unglücklich damit waren oder ob es uns völlig egal war –, in der Lebensmitte geht es uns allen gleich: Wir sind unglücklich. Es besteht kein Zweifel, wir verändern uns – zum Schlechteren. Rationale Argumente ändern nichts an unserer Meinung. Auch wenn Freunde behaupten, wir sähen genauso aus wie vor zehn Jahren, hilft uns das kein bisschen. Wir verlieren unsere Schönheit, und es ist uns bewusst.

Unser irrationales Gefühl hat ausnahmsweise einmal recht. Mit dem Älterwerden verlieren wir tatsächlich eine bestimmte Form der Schönheit. Und das passt uns überhaupt nicht. Andere Leute bemerken die Veränderung vielleicht nicht, aber sie achten eben nicht darauf. Wir selbst schauen genauer hin, und es passiert tatsächlich. Wir sehen besser aus als je zuvor? Aber sicher, natürlich! Wir sind nicht mehr auf diese besondere Weise schön, so, wie junge Leute es sind.

Selbst den Menschen, die ihr Aussehen bisher als durchschnittlich empfanden, setzt der Verlust ihrer jugendlichen Schönheit zu. Warum ist es ein solches Drama? Bei näherer Betrachtung erkennen wir, dass wir alle eine Überzeugung in uns tragen – wie ungerechtfertigt sie auch aufgrund unserer Erfahrungen als Erwachsene sein mag: Wir glauben, wer wahrlich schön ist, wird geliebt und gelangt in ein irdisches Paradies. Und wer es nicht ist, bleibt für immer außerhalb der Paradiesmauern. Warum sind wir von dieser Vorstellung überzeugt?

Weil wir genau das bereits erlebt haben.

Es gab einmal eine Zeit, in der wir alle wunderschön waren. Und dann war es damit plötzlich vorbei. Wie bereits gesagt, bestand unsere erste Erfahrung im Leben darin, dass wir angehimmelt wurden. Nur wenige Eltern können ihrem Nachwuchs widerstehen, die meisten sind absolut überzeugt von der bezaubernden Schönheit ihrer Kinder. Das heißt, ganz am Anfang, als wir noch zu klein waren, um zu wissen, wie man Liebe bekommt, schenkte man sie uns völlig umsonst, nur aufgrund unseres Aussehens. Wir lagen einfach da, ließen uns von anderen Menschen betrachten, und sie fanden uns wunderschön. Das sagten sie uns auch. Eine unserer ersten Lehren und daher die wichtigste lautete: Du wirst angehimmelt und beschützt, weil du wunderschön bist.

Für die meisten von uns war dieser paradiesische Zustand schnell wieder vorbei. Entweder gewöhnten sich unsere Eltern an uns, oder sie wurden von den Anforderungen des Lebens vereinnahmt (auch von den Dingen, die wir ihnen abverlangten), oder aber sie verliebten sich in das nächste Baby. Auf die eine oder andere Weise lernten wir bald, dass wir zusätzlich zu unserem guten Aussehen noch etwas anderes aufbieten mussten, wenn wir überleben wollten.

Es schien nicht fair zu sein, aber es war klar, dass wir uns die Dinge fortan verdienen mussten. Also schmiedeten wir einen Plan: Wir würden sehr brav oder selbstlos oder hilfsbereit oder schlau sein, denn dann würden wir wieder zum Favoriten werden. Natürlich hat es nicht funktioniert. Wir sollten nie mehr der Favorit sein.

Aber es war nicht alles umsonst. Wir bekamen einen größeren Preis. Wir bemühten uns sehr, unsere Favoritenrolle wiederzuerlangen, und entwickelten währenddessen eine eigene Persönlichkeit. Wir probierten Dutzende verschiedene Verhaltensweisen aus, lernten uns mit anderen zu messen, zu gewinnen und zu verlieren. Wir schärften unsere Wahrnehmung und Intuition und versuchten, die seltsamen Gedankengänge unserer Eltern zu verstehen. Wir lernten, welche Verluste wir ertragen konnten und welche uns verzweifeln ließen. Wir kämpften um einen Preis, der nicht zu haben war, aber dabei gewannen wir einen größeren Preis.

Sobald wir erkannten, dass wir zu Hause allein aufgrund unserer süßen Grübchen nicht länger bekamen, was wir wollten, entwickelten wir uns zu eigenständigeren Menschen – waren unabhängig und neugierig, aufmerksam, kommunikativ, kooperativ und kompetent. Diese Entwicklung begann wahrscheinlich bereits in einem Alter von fünf Jahren. Aber das Timing war gut, denn ungefähr zu dieser Zeit kamen wir in eine neue Welt, die Schule.

Bald hatten wir eigene Freunde, lernten, wie die Welt funktioniert, entwickelten eine Persönlichkeit und eine gute und komplexe Vorstellungskraft. Wir kamen in Kontakt mit anderen Familien, deren Emotionen und Werte unterschiedlich waren. Wir spielten mit neuen Dingen und lernten lesen. Wenn wir alleine waren, vergnügten wir uns auf unsere eigene Weise und träumten unsere persönlichen Träume. Tag für Tag entwarfen wir unsere eigene Geschichte, von der unsere Eltern nichts wussten.

Wir dachten nicht einmal viel darüber nach, ob wir der Favorit waren, bis wir mitbekamen, dass einem anderen Geschwister Aufmerksamkeit zuteilwurde. Meistens zogen wir weniger schmerzliche Erfahrungen vor. So fuhren wir zum Beispiel Fahrrad, spielten mit anderen Kindern oder lernten neue Dinge. Wir wurden sehr kluge kleine Personen.

Aber wir haben nie vergessen. Irgendwo in unserem Hinterkopf, halb verschüttet, speicherten wir die folgende Lehre – wir bewahrten sie quasi in einer Warteposition auf: *Sollten wir es je schaffen, wieder der oder die Schönste zu sein, würden wir auch wieder der Favorit werden.* Ein kleiner, durch Verlust und Ablehnung verletzter Teil von uns saß im Schatten und wartete auf die Zukunft.

Für den Moment waren wir ganz auf das Programm der Natur ausgerichtet, bereit, in die Pubertät einzutreten, dem Auftakt zum größten Schönheitswettbewerb in der Geschichte unseres Lebens. Nach ein paar Jahren relativer Freiheit während der

Kindheit – einer Zeit beträchtlicher Individualität und Kreativität – erwachte die zurückgewiesene Seite in uns und versuchte abermals, der Favorit zu sein. Dinge, die uns als Kind fasziniert hatten – wie etwa den Tag mit dem Sammeln von Kaulquappen zu vertrödeln, hinter Hecken zu krabbeln oder Fangen zu spielen –, wurden nun unwichtig. Zwei Dinge traten an ihre Stelle: unser eigenes Aussehen und das Aussehen anderer Jugendlicher. Unsere Mutter musste uns nicht mehr dazu drängen, ein Bad zu nehmen. Nun bekam sie uns gar nicht mehr aus dem Badezimmer heraus. Während sie gegen die Tür hämmerte, duschten wir, kämmten unsere Haare nach der neuesten Mode, übten vor dem Spiegel, ein cooles Gesicht aufzusetzen, und forschten in unserem Spiegelbild nach unserem Schicksal.

Zum Glück dauerte diese intensive Phase nicht ewig an. Wir wuchsen zu jungen Erwachsenen heran, wurden etwas ruhiger, fanden einen Look, mit dem wir leben konnten, und nahmen auf die eine oder andere Weise unseren Platz in der Gesellschaft ein. Wir stiegen zwar nie ganz aus dem Spiel um die Schönheit aus, aber es ging nun ein paar Jahre lang eher darum, die Schönheit zu bewahren, als die Goldmedaille dafür zu gewinnen. Wie wir aussahen, wurde nun zu einem Nebenthema. Es war ein tägliches selbstverständliches, aber nicht mehr so zentrales Ritual. Bis wir 40 wurden.

Was ein Geburtstag auslösen kann.

Ein weiterer Schönheitswettbewerb? Warum gerade jetzt?

Kosmetika, Diätpläne, Sportausrüstungen – wer kauft wohl am meisten von diesen Dingen? Zum größten Teil sind es Menschen in der Lebensmitte. Es wirkt ziemlich plausibel, dass Jugendliche auf die Schönheit fixiert sind. Aber warum sind wir es? Warum jetzt?

Schließlich sind wir mittlerweile mehr als nur ein schönes Gesicht. Wir haben jahrelang einen einzigartigen Charakter entwickelt. Unsere Entscheidungen und Erfahrungen haben uns eine starke und komplexe Persönlichkeit sowie viele Erlebnisse und Erfolge beschert. Darüber hinaus hat sich unser ganz persönlicher Geschmack herausgebildet. Wir wissen, wer wir sind, und haben uns unsere eigene kleine Welt aufgebaut, mit einem Zuhause, Beziehungen, unserer Arbeit. Wir haben eigene Meinungen, können uns anderen gegenüber behaupten und lassen uns nicht so einfach von jemandem definieren.

Sogar unsere Umwelt hat sich bis zur Lebensmitte stark verändert. Das Universum ist größer geworden. Wir haben natürlich unsere persönliche Geschichte. Aber wir sind auch interessiert an der Weltgeschichte, an Politik und Natur, Arbeit, Zielen, Kreativität, Projekten, Reisen. Die Anzahl der Personen in unserem Universum hat sich vervierfacht. Wir haben in den letzten Jahren viele Menschen kennengelernt und interessieren uns – anders als Jugendliche oder 25-Jährige – nicht nur für Leute unserer Altersgruppe. Im Gegensatz zu Jugendlichen sind wir nicht in erster Linie Jäger. Daher benötigen wir nicht ihren Tunnelblick und können mehr wahrnehmen. Wir interessieren uns für Kinder, Gleichaltrige, ältere Menschen und für viele andere Leute, die keinen offensichtlichen Nutzen für uns haben. Insgesamt betrachtet, sind wir in einer sehr guten Position. Wenn wir zu irgendeinem Zeitpunkt nicht unbedingt großartig aussehen müssen, dann jetzt.

Aber weiterhin geschehen Dinge, die zu einer neuen Fixierung auf unser Äußeres führen.

Ein zufälliger Blick in den Spiegel zeigt uns, dass wir anfangen, wie unsere Eltern auszusehen.

»Es ist wie ein schlechter Traum. Als hätte irgendeine Kraft mich fest in einem Klammergriff, aus dem ich mich nicht befreien kann. Ich verwandle mich allmählich in meine Mutter!«

»Früher habe ich beim Lesen der Zeitschrift ›Vogue‹ gedacht ›Na und?‹. Jetzt hasse ich all die jungen wunderschönen Frauen.«

Dann bemerken wir eines Tages, dass Fremde anders mit uns umgehen.

»Eine hübsche junge Frau starrte bewundernd einen attraktiven jungen Mann neben mir im Aufzug an. Mich hat sie überhaupt nicht registriert. Das ist neu für mich«, berichtete mir ein 44-jähriger Mann.

»Manchmal beobachte ich beim Autofahren im Rückspiegel, wie ein junger Mann hinter mir zum Überholen ansetzt. Wenn er auf meiner Höhe ist, starrt er durch das Seitenfenster zu mir herüber. Aber dann richtet er seinen Blick sofort wieder auf die Straße. Er hat das Interesse an mir verloren! Ich hatte keine Ahnung, wie schrecklich sich das anfühlt!«, klagte eine 39-jährige Frau.

Und ein alter Prozess beginnt von Neuem. Die aus der Kindheit stammenden Verletzungen werden durch diese erneute Ablehnung auf schmerzliche Weise wachgerufen, und wir sehnen uns danach, wieder begehrt zu werden. Wir werden uns unseres Aussehens extrem bewusst und prüfen, wie weit der Verlust unserer Schönheit bereits fortgeschritten ist und wie viel noch gerettet werden kann. Wir fragen junge Kassierer, wie alt sie uns schätzen. Wir versuchen Bardamen zu vermitteln, dass wir immer noch hip und cool sind. Wir blicken in jede Auslage und hoffen, besser auszusehen als im letzten Schaufenster. Selbst mittelmäßig attraktive junge Leute haben in unseren Augen das größte Glück der Welt, und wir wünschen uns, sie wüssten es auch zu schätzen.

Unsere großartige Persönlichkeit und unser angenehmer Lebensstil erscheinen uns hohl und wertlos. Wir würden all das eintauschen, nur um unsere Schönheit zurückzubekommen.

Denn wir möchten uns wieder wie der Favorit fühlen.

Zurück in die Vergangenheit, zur Hölle mit der Zukunft.
Am meisten hassen wir Veränderungen, die unser Überleben gefährden. Aber eigentlich bedroht der Verlust der Schönheit unser Überleben zu diesem Zeitpunkt nicht. Wir haben keine Angst, von unserer Mutter verlassen zu werden, und die Strategien für die Partnersuche müssten wir mittlerweile auch beherr-

schen. Doch bei dieser Veränderung haben wir das Gefühl, dass etwas für immer zu Ende geht. Etwas unglaublich Wichtiges.

Plötzlich bedauern wir, dass wir unsere Schönheit nie zu schätzen wussten, solange wir sie noch hatten: »Hätte ich das gewusst, hätte ich mich anders verhalten. Viel selbstsicherer. Und ich hätte dafür gesorgt, dass ich etwas dafür bekomme.« Das ist ziemlich entlarvend, nicht wahr? Was hätten wir bekommen? Offensichtlich etwas, das wir jetzt gerne hätten.

Liebe.

Bei der Schönheit geht es letztlich um Kontrolle. Wir glauben, sie verleihe uns die Macht, all die Liebe zu bekommen, die wir brauchen. Ohne Schönheit fühlen wir uns hilflos. Wir vergessen, dass wir uns am normalen Aussehen anderer Leute keineswegs stören: egal ob es sich um Freunde und Verwandte, Lehrer, Kollegen, Busfahrer oder Filmschauspieler handelt. Wenn unsere Mutter unser Lieblingsfoto von sich betrachtet und sagt: »Schau nur, diese schrecklichen Falten«, dann sind wir überrascht, weil sie in unseren Augen so gut aussieht. Bei potenziellen Partnern sind wir möglicherweise kritischer. Bei den ersten Verabredungen betrachten wir sie prüfend, aber wenn wir sie kennen, kommt ihrem Aussehen viel weniger Bedeutung zu. Sie verlieren uns nicht, nur weil sie etwas unscheinbar aussehen, und ihre Schönheit allein kann uns langfristig nicht für sie einnehmen.

Aber bei uns selbst haben wir einen extrem hohen Anspruch an eine perfekte Schönheit. Wir können ebenso wenig über kleine Unvollkommenheiten hinwegsehen wie als 14-Jährige. Und wir sind genauso narzisstisch. Wir denken überhaupt nicht an das Bedürfnis anderer Menschen nach Liebe. Unser *eigenes* Bedürfnis hat uns zu fest im Griff.

Die Partnersuche ist immer noch in vollem Gange, aber wir sind auf die Bank außerhalb des Spielfelds verbannt worden. Wir sehen all die wunderschönen jungen Leute und ihre freudige Erregung. Früher ist uns das nie so stark aufgefallen, aber egal, wo wir jetzt hinsehen, überall scheinen sie Händchen zu halten. Sie blicken sich verzückt in die Augen und sehnen sich nacheinander. *Und sie nehmen uns nicht einmal wahr.* Plötzlich erkennen wir, dass wir unser ganzes Leben lang mitgespielt haben – auch wenn es etwas Selbstverständliches für uns war –, und nun wurden wir ohne unsere Einwilligung aus dem Spiel genommen und sind entsetzt. Diese Erkenntnis löst etwas in uns aus. Selbst wenn uns der ganze Zirkus bei der Partnersuche nie gefallen hat, wollen wir noch einmal mitmischen.

Wenn wir eine gute Beziehung haben, finden wir sie allmählich etwas langweilig. Das Gefühl der Sicherheit und Freundschaft lässt nun ein wichtiges Element vermissen. Vielleicht ist dies unsere letzte Chance auf große Leidenschaft. Möglicherweise ist es sogar schon zu spät! Nun sind das Leid, die Einsamkeit, die drängende Sehnsucht, die uns einst aktiv werden ließen, mit voller Macht zurück. Das Gefühl der Deprimiertheit und Hoffnungslosigkeit lastet schwer auf uns und kann nur durch eine aufregende Jagd kuriert werden. Am Horizont meinen wir, das Paradies zu erkennen. Wie stehen unsere Chancen, das Glück zu erlangen, dieses Mal für uns?

Um uns diese Frage zu beantworten, gehen wir schnurstracks zum Spiegel.

Und was sehen wir dort? Fatale Unvollkommenheiten. Nichts wird uns je wieder das Gefühl verleihen, schön zu sein – es sei denn, ein neuer Mensch käme des Wegs, jemand, der uns mit all unseren Unvollkommenheiten sehen und trotzdem vor Leidenschaft schwach werden würde.

Natürlich will unsere rationale Seite nichts von diesen wiederaufflammenden Sehnsüchten wissen. Wir möchten eine gute Beziehung nicht aufs Spiel setzen. Wir sind ja nicht närrisch. Wir waren bereits einmal jung und hatten Zeit, andere zu beobachten. Es ist peinlich und oberflächlich, uns in diesem Stadium des Spiels Sorgen über unser Äußeres zu machen. Also sagen wir uns, die Medien seien an allem schuld sowie all die oberflächlichen Werte einer Kultur im Jugendwahn. Es sollte uns doch gelingen, diese albernen Dinge nicht länger wichtig zu nehmen, oder?

Doch leider haben wir einen stärkeren Gegner als die Medien und unsere Kultur, die Biologie nämlich.

Schönheit ist Jugend, Jugend Schönheit. Und die Natur liebt sie am meisten. »Schönheit ist Wahrheit, Wahrheit Schönheit – das ist alles/was ihr auf Erden wisst/und alles, was ihr wissen müsst«, schreibt Keats. In der Lebensmitte können wir dies zu folgender Variante verändern: »Schönheit ist Jugend, Jugend Schönheit«, denn die Biologie hat ihre eigene Wahrheit.

Zuneigung basiert in der Jugend auf Schönheit. Und da die Natur ein großes Interesse an allem hat, was die Fortpflanzung fördert, ist die Biologie der Schönheit offenbar fest in uns verwurzelt. Die Mitglieder jedweder Kultur auf der Welt schmücken sich in der Jugend, um den Schönheitswettbewerb zu gewinnen, der zu dieser Zeit tatsächlich stattfindet. Daher können wir uns nicht von etwas anderem überzeugen, egal, wie sehr wir das auch versuchen mögen. Das ist ein Prinzip der Natur.

Der wahre Zweck der Schönheit. Die Art der Schönheit, die wir nicht verlieren wollen, ist ein reiner Fortpflanzungsmagnet. Schmuckelemente sollen das Verlangen erwecken. Man kann sogar Folgendes sagen: Wäre die Wahrnehmung von Schönheit nicht nützlich für das Überleben der Spezies, würde es so etwas wie Schönheit gar nicht geben.

Und sobald wir das Fortpflanzungsalter überschritten haben, müsste sich das eigentlich ändern.

Wir sind in unserem Alter nicht mehr die Schönsten von allen, daher bekommen wir die Botschaft, dass wir aufgeben und beiseitetreten sollen. Wir sollen die Zähne zusammenbeißen und der Wahrheit ins Auge sehen. So wird es doch von uns erwartet, oder?

Nun, wir sollten uns da nicht so sicher sein.

Die Natur ist gerissener, als wir denken. Sie möchte, dass wir jetzt quäken, und zwar laut und deutlich.

Das ist alles Teil des Plans.

Die Hintergedanken der Natur. Sollten Sie der Ansicht sein, es sei im Sinne der Natur, dass Sie nun erwachsen werden und Platz für die Jüngeren machen, dann denken Sie noch einmal darüber nach. Ihre biologische Uhr hat das zurückgewiesene Kind in Ihnen noch ein letztes Mal geweckt. In Ihrem Inneren gibt es einen Mechanismus, der genau zu dieser Zeit aktiv werden sollte, damit Sie so unsicher, eitel und bedürftig wie ein pubertierender Jugendlicher werden. Denn Sie könnten immer noch fruchtbar sein. Vielleicht können Sie doch noch einmal dazu überredet werden, ein Kind zu zeugen.

Fallen Sie nicht darauf herein! Sie werden gerade nach Strich und Faden betrogen, vom allerbesten Trickbetrüger. Die Natur raubt Ihnen Ihr jugendliches Aussehen und reaktiviert dadurch Ihr leidendes Herz und Ihre grausame Selbstbewertung. Sie beginnen, wie ein Jugendlicher zu denken: »Wenn ich doch nur fantastisch aussehen würde. Dann wäre ich der glücklichste Mensch auf der Erde.« Aber das wären Sie nicht.

Zum einen brauchen Sie Ihren Körper und Ihren Geist für wichtigere Dinge als nur zur Show. Und zum anderen hat es so viele Nachteile, jung und schön zu sein, dass durchschnittlich aussehende Menschen äußerst überrascht wären. Lassen Sie mich ein paar Irrtümer aufdecken, denn es ist an der Zeit, Adonis und Venus nicht länger zu beneiden.

Die Nachteile der Schönheit:

1. Es ist gar nicht so toll (beziehungsweise so nützlich), schön zu sein.

Waren Sie glücklich, als Sie jung und schön waren? War das irgendjemand? Nun, das Traumpaar aus der Schulzeit, die Schönheitskönigin und der Kapitän der Fußballmannschaft, *wirkte* glücklich, aber es stand unter einem großen Druck, diesen Anschein zu wahren. Und wo ist die Schönheitskönigin heute? Ist sie bei dem Fußballkapitän hängen geblieben? Waren die beiden in zu jungen Jahren zu erfolgreich?

In gewisser Weise stellt die Natur die größten Anforderungen an ihre Favoriten, so wie jene Kulturen, die ihre schönen jungen Leute den Göttern opferten. Wie junge Athleten und Musiker arbeiteten die Schönheiten jeden Tag an sich, und zwar daran, schön zu bleiben. Sie nahmen ständig an irgendeinem Wettbewerb teil und hingen stets von der Meinung anderer ab, die ihnen sagten, was sie wert waren.

Die Lebensmitte trifft Schönheiten besonders hart, da sie aufgrund ihres Erfolgs nie eine andere Strategie entwickeln mussten. Sie bekamen die Trophäe, ohne sich wie all die anderen dafür anstrengen zu müssen.

2. Einige unserer glücklichsten Zeiten hatten nichts mit Schönheit zu tun.
Und zwar erlebten wir sie meist dann, wenn Schönheit zeitweilig keine Rolle spielte. Wenn Sie an die besten Zeiten denken, die Sie mit Freunden hatten, werden Sie etwas Interessantes feststellen: Sie hatten am meisten Spaß und waren am entspanntesten, wenn die schönsten und begehrtesten Leute nicht in der Nähe waren. Denn Schönheit fördert das Konkurrenzdenken und verunsichert uns.

»Schöne Frauen verursachen bei mir Magengrimmen und machen mich extrem nervös«, sagte ein 33-jähriger Mann, obwohl er selbst ziemlich gut aussah. »In meiner Schulzeit sah ich für die wahren Schönheiten nicht gut genug aus. Und dieses Gefühl ist nie mehr weggegangen«, fügte er hinzu.

Ich erinnere mich an ein Gespräch mit einer wunderschönen Frau, die ich entfernt von der Universität her kannte. Sie erzählte mir, sie habe mich und meine Freunde beneidet, weil wir uns jeden Tag zwischen den Seminaren draußen auf dem Rasen getroffen und so viel Spaß miteinander gehabt hatten.

»Ich habe mich ein paarmal zu euch gesellt, aber die Stimmung hat sich immer schlagartig verändert. Die Männer wirkten plötzlich angespannt, und die Frauen sahen auch nicht mehr fröhlich aus. Daher habe ich mich dann nie mehr zu eurer Gruppe gesetzt.«

Ich erinnere mich an diese Zeit, und sie hatte absolut recht. Sie war so wunderschön, dass wir alle – selbst die Frauen – etwas verliebt in sie waren. Überdies war sie eine sehr sympathische Person. Aber sie machte die Männer verrückt, und wir Frauen fühlten uns zurückgesetzt. Und was noch schlimmer war: Die wenigen Male, wo sie zu uns dazukam, verhielten wir uns ihretwegen zurückhaltender, weil sie weder richtig locker noch in der Lage war, mit uns herumzualbern, so wie wir es für gewöhnlich taten. Im Gegensatz zu uns hatte sie keine Gelegenheit gehabt, sich auf spielerische Weise in einer Gruppe auszuprobieren. Wie all die wunderschönen jungen Frauen war sie normalerweise mit einem ebenso beeindruckenden Typen unterwegs.

3. Außergewöhnliche Schönheit wird häufig mit dem Preis der Einsamkeit bezahlt.

Besonders schöne Menschen verbringen viele Samstagabende alleine, weil die meisten Menschen sich von ihrer Schönheit eingeschüchtert fühlen. Aber sie leiden zudem unter einer anderen Form von Einsamkeit, über die man nur selten etwas hört. Ich habe eine Reihe von Models bei Therapiesitzungen erlebt. Sie alle berichteten von einer tiefen inneren Einsamkeit, die durchschnittlich aussehende Menschen nur selten erleben. Während andere Menschen sie voller Liebe ansahen, empfanden sie selbst *überhaupt nichts*. Wenn andere auf solche Schönheiten zugehen, müssen diese auf ihre Bewunderer reagieren. Falls sie es nicht tun, wird dies als Zurückweisung empfunden. Tun sie es aber, müssen sie damit rechnen, dass ihr Gegenüber sich in sie verliebt, ob sie es wollen oder nicht. Es ist eine Falle, aus der es kein einfaches Entkommen gibt, da die Schönheiten selbst verwirrte Gefühle haben. Sie meinen, sie müssten ihre bevorzugte Situation nutzen und zum Beispiel ein Star werden oder einen reichen Menschen heiraten, egal wen sie lieben. Nicht wenige außergewöhnliche Schönheiten haben jemanden verlassen, den sie liebten, weil sie dachten, dass sie eine bessere Partie machen könnten.

»Ich habe meine gesamte Energie darauf verwendet, meine Chancen bestmöglich zu nutzen. Ich habe mich in Schale geworfen und bin auf die richtigen Partys und Empfänge gegangen«, erzählte mir eine 44-jährige Frau. »Ich habe eine Technik entwickelt, um Menschen abzuchecken, die sich von mir angezogen fühlten. Ich prüfte rasch, ob ich mich mit ihnen abgeben wollte oder ob mir dadurch bessere Chancen entgingen. Aber manchmal habe ich auch einfach nachgegeben und den Kerl ausgewählt, der mich am meisten bewundert hat, weil ich nicht ohne Begleiter nach Hause gehen wollte.«

So wie großer Reichtum kann auch große Schönheit einem Menschen Erfahrungen vorenthalten, die alle anderen machen dürfen. Selbst sehr intelligente Schönheiten setzen ihren Verstand nicht gemäß ihren Fähigkeiten ein. Und nur selten führen andere Menschen politische oder philosophische Diskussionen mit außergewöhnlichen Schönheiten, selbst wenn diese an der Universität studieren.

»Die Universität ist ein Mikrokosmos des Lebens. Wenn man schön ist, kommt man, genauso wie mit guten sportlichen Leistungen, insgesamt leichter durch. Ich könnte dir da Geschichten erzählen!«, schrieb mir ein Freund.

Manche schönen Menschen entwickeln ihre Persönlichkeit nicht über das Maß süßer Kinder hinaus. Andere werden einfach dadurch, dass niemand irgendetwas von ihnen erwartet, in die Passivität hineingedrängt: Sie können wie Statuen dasitzen und immer noch wertvoll sein. Oder sie lernen schon in jungen Jahren, wie sehr es einen Bewunderer irritieren kann, wenn sie zu viel reden, gestikulieren und scherzen, da es nicht zur Vorstellung von regloser Perfektion passt.

Und werden die Schönen verletzt oder sitzen gelassen – und das passiert ihnen genauso wie allen anderen –, bekommen sie nicht mehr Mitleid als reiche Leute, die ihr Vermögen verlieren. **Ob Sie wunderschön sind oder durchschnittlich aussehen, Sie sollten der ganzen Szenerie den Rücken kehren, sobald Sie in der Lage dazu sind.**

Überlassen Sie den Schönheitswettbewerb den Leuten, die es sich noch nicht leisten können, sich davon zu distanzieren. Lassen Sie all das einfach hinter sich und schätzen Sie sich glücklich.

Ich will damit Folgendes sagen: Hören Sie auf, sich Gedanken über Ihr Aussehen zu machen, dann können Sie wirklich alles tun, was Sie möchten. Eines Tages, mit 60, 70 oder 80, werden Sie genau das machen. Warum also nicht gleich? Es ist höchste Zeit, das Glück vom Aussehen zu trennen. Zum einen reduziert es Sie. Sie können nicht ganz Mensch sein, wenn Sie am Spiegel kleben. Lassen Sie es bleiben. Werfen Sie diese Last ab. Es ist der einzige Weg, von diesem zeitfressenden Nebenschauplatz wegzukommen.

Sie haben das Alter überschritten, in dem Sie wie Beute aussehen, daher werden die Jäger Sie ohnehin nicht wahrnehmen.

Und wenn niemand Sie anstarrt, können Sie sich entspannen und die Welt genauer betrachten. Es ist gut für Ihren Geist, wenn Sie unbemerkt bleiben.

Egal, wie Sie Ihr Aussehen selbst beurteilen, andere Leute werden ohnehin immer denken, was sie wollen. Sie mögen Sie – oder eben nicht –, unabhängig davon, was Sie selbst über sich denken. *Denn Ihr Aussehen gehört Ihnen nicht; es gehört den Betrachtern.*

Überlassen Sie es ihnen und gehen Sie Ihres Wegs. Sie haben bessere Dinge zu tun.

Möchten Sie nun immer noch die Beute der Jäger sein?

Wahrscheinlich haben Sie mit Ja geantwortet. Stellen Sie sich ein Schaf vor, dem es schlecht geht, weil es für den Wolf nicht appetitlich genug aussieht. Sie wissen, wie verrückt das ist, aber wenn Sie ehrlich sind, müssen Sie sich die Wahrheit eingestehen. Es genügt nicht, zu wissen, was richtig ist, und sich zu zwingen, das Richtige zu tun, wenn Sie nicht mit dem Herzen dabei sind. Manchmal müssen Sie auf Ihr Herz hören, selbst wenn Sie wissen, dass es Sie belügt, weil Sie keine andere Möglichkeit haben.

Falls meine Worte bei Ihnen auf taube Ohren stoßen, ist das nicht Ihre Schuld. Die Natur ist stärker als Sie und ich. Sie können nicht aufhören, über Ihr Aussehen nachzudenken, bloß weil Sie mir vom Kopf her zustimmen. Testen Sie sich selbst: Versuchen Sie in einem engen Badeanzug ins öffentliche Schwimmbad zu gehen und an nichts anderes zu denken als an das herrliche Wasser. Gar nicht so leicht, nicht wahr?

Aber keine Sorge. Eines Tages werden Sie einfach keine Lust mehr darauf haben, sich für einen knackigen Hintern abzuquälen, und ein gutes Abendessen dem Termin mit der Personenwaage vorziehen. Selbst wenn Sie die Bequemlichkeit *niemals* über Ihr gutes Aussehen stellen, werden Sie Ihren Mut nicht zusammennehmen müssen, um Ihre jugendliche Schönheit aufzugeben. Sie wird Ihnen von alleine geraubt. Vielleicht sehen Sie für einen älteren Menschen noch ziemlich gut aus, aber Sie werden nie mehr wie eine fruchtbare junge Schönheit wirken, egal, was Sie tun. Früher oder später liegt es nicht mehr in Ihrer Macht.

Versuchen Sie sich deswegen nicht zu sehr zu grämen.

Denn es ist das Beste, was Ihnen passieren konnte. Niemand steigt freiwillig aus dem Schönheitsspiel aus, bevor er hinausgeworfen wird. Sie werden es hassen und sich laut darüber beklagen. Vielleicht haben Sie auch ein paar Wutausbrüche. Aber nach einer Weile werden Sie aufwachen, sich umsehen und feststellen, dass Sie endlich frei sind für Ihr eigenes Leben. Und Sie werden sich fragen, warum Sie sich überhaupt so lange so verzweifelt bemüht haben, an Ihrer Schönheit festzuhalten.

Sie sollten aber noch ein Letztes über die Schönheit wissen, da es Sie schneller aus Ihrer Illusion hinauskatapultieren könnte.

Die letzte Person auf der Welt, die weiß, wie es ist, Sie anzusehen ... sind Sie. Sie haben keine Ahnung, wie Sie aussehen. Das hatten Sie nie, und das werden Sie auch nie haben. Andere Leute sehen uns in Aktion, lebendig und dynamisch. Wir selbst sehen uns nie auf diese Weise. Sicherlich nicht im Spiegel und selbst in Videos oder Filmen kaum.

Aber das ist nicht der einzige Grund, warum wir nicht wissen, wie andere uns wahrnehmen. Jeder sieht uns durch den Filter seiner eigenen subjektiven Empfindungen und Erinnerungen. Vielleicht erinnern wir jemanden an ein geliebtes Familienmitglied. Andere Menschen sehen uns auf eine Weise, die wir nie begreifen können. Wir haben keinerlei Kontrolle darüber, wie wir auf andere wirken.

Denken Sie nur an die »Vorher-Nachher-Shows« im Fernsehen. Ganz normal aussehende Leute werden geschminkt, in enge, paillettenbesetzte Kleidung gesteckt und dann im Scheinwerferlicht präsentiert. Wahrscheinlich finden manche Zuschauer, dass die Kandidaten nun besser aussehen. Aber ich kann Ihnen garantieren, dass sie vielen anderen »vorher« besser gefielen.

Das gilt auch für Sie.

Denken Sie daran, wenn Sie sich zu sehr darum bemühen, gut für andere auszusehen. Sie haben nicht die Macht, zu kontrollieren, wie jemand Sie wahrnimmt.

Wenn es Ihnen Spaß macht, sich in Schale zu werfen, nur zu. Aber wenn Sie versuchen, andere mit Ihrem Aussehen zu beeinflussen, vergessen Sie's. Jemand, der Sie liebt, wird finden, dass Sie großartig aussehen, egal, ob Sie derselben Meinung sind oder nicht.

Ist es nicht schrecklich? Da machen wir uns auf den Weg zum Abnehmkurs, zum Fitnessclub, zum Schönheitschirurgen oder zur Haartransplantation. Wir sind bereit, unsere Zeit zu investieren, um die Öffentlichkeit zu beeindrucken, und dann bringt es in Wirklichkeit nichts.

Eines Tages werden Sie bereit sein, nur als Sie selbst verkleidet in die Welt hinauszumarschieren. Wenn Sie wunderschöne Leute idealisieren, werden Sie erkennen, dass niemand je ein ideales Leben hatte. Und Sie werden dankbar sein, dass Sie sich von dieser Illusion verabschiedet haben. Denn etwas Bemerkenswertes wird deren Platz einnehmen.

Entwickeln Sie ein reiches Innenleben. Wenn Sie Ihr Aussehen ständig mit dem anderer Menschen vergleichen, sind Sie in einer Welt ohne eigenes Innenleben gefangen. Falls Sie das nicht so bald wie möglich ändern, werden die Jahre eine gelangweilte – und langweilige – Person aus Ihnen machen. Nutzen Sie dagegen Ihren Geist und Ihre Gaben, um ein wunderbares eigenes Projekt umzusetzen, wird das Ihre Unsicherheit verscheuchen, so wie der Sommer die Kälte vertreibt.

Mit einem erfüllten Innenleben interessieren Sie sich viel mehr dafür, wie die Welt aussieht, und weniger dafür, wie die Welt Sie wahrnimmt. Und Sie befördern die Schönheit genau dorthin, wo sie hingehört – vor Ihre Augen, wo Sie sie sehen können.

»Jetzt gehe ich die gleichen Wege, die ich vor fünfundzwanzig Jahren ging, aber jetzt ist mir nicht bewusst, welche Figur ich mache. Weder erwarte noch hoffe ich, bemerkt zu werden. Ich hoffe nur, das, was um mich herum – sogar am trübsten Wintertag – geschieht, in mich aufzunehmen – das blutwarme Glühen der Ackerschollen, das heisere Pfeifen der Rotkehlchen, das Glitzern der Getreidestoppeln gegen einen dunklen Himmel. Ich möchte offen dafür, gespannt darauf, davon hingerissen sein.« Dies schreibt Germaine Greer so treffend in ihrem Buch ›Wechseljahre‹.

Wenn der Narzissmus verschwindet, bekommen Sie im Gegenzug die ganze wunderbare Welt geschenkt.

Sie erhalten auch Ihr wahres Selbst. Wenn Sie mir nicht glauben, stellen Sie sich einen Moment lang vor, Sie wären nicht in der Lage zu begreifen, was Schönheit ist. Stellen Sie sich vor, Sie wären sich Ihrer eigenen Attraktivität überhaupt nicht bewusst. Sie führten auf diese Weise Ihr Leben, gingen die Straße entlang, begegneten Gruppen von Menschen – hätten vielleicht sogar Lust, jemand Neuen kennenzulernen.

Was wäre anders?

Hier sind ein paar Antworten, die Klienten mir gegeben haben.

»Ich würde mich wohlfühlen.«

»Ich würde mich darauf konzentrieren, was ich will, nicht darauf, wer mich will.«

»Ich würde mir selbst gehören.«

Probieren Sie es aus. Ziehen Sie Ihre Kleidung ordentlich an und schauen Sie für den Rest des Tages nicht mehr in den Spiegel. Vergessen Sie, wie Sie aussehen. Die Ergebnisse könnten Sie überraschen. Denn eines Tages werden Sie etwas Erstaunliches erkennen: Sie haben aufgehört, eine Sache zu sein, und sind zu einer Person geworden.

»Ich sehe nicht so aus wie ich selbst«, sagte eine 48-jährige Frau zu mir. Nein, und das würde sie auch nicht tun, wenn sie auf wundersame Weise weiterhin jung aussähe. Und das werden auch Sie nicht. Sie werden nie mehr so *aussehen* wie Sie selbst. *Weil Ihr Selbst nie mehr Ihr Äußeres sein wird.*

Irgendwann um die Lebensmitte herum werden Sie vom Auktionsstand heruntergeführt (oder heruntergestoßen). Sie verlieren Ihren Wert als Kunstobjekt. Was die Welt sieht und wer Sie wirklich sind, das sind ab sofort zwei völlig verschiedene Dinge. Wie bei einem Tier, das seinem Gehäuse entwachsen ist, fallen nun die Begrenzungen des Aussehens weg, damit Sie weiter wachsen können. Ihr wahres Ich bleibt in Ihrem Inneren. Jeden Tag wird es reicher und spannender. Und anders als die Schönheit wird es bis zu Ihrem Todestag nicht verblassen. Eine wunderbare Zeit steht Ihnen bevor, nachdem all die Illusionen weggefallen sind. Denn zum ersten Mal, seit Sie acht Jahre alt waren, werden Sie wieder sich selbst gehören.

Würden Sie nicht gerne sofort in diese wunderbare Welt eintreten? Der Natur, der Eitelkeit und der Jugend einfach eine lange Nase zeigen und der Schönheit den Rücken kehren? Sie haben es fast geschafft. Sie müssen sich vorher nur noch einiger Illusionen entledigen. Aber Sie können zwischendurch immer mal überprüfen, wie weit Sie schon gekommen sind.

»Hallo, Herz, bist du bereit für den Ausstieg aus dem Schönheitswettbewerb? Ich hätte gerne die Zeit, etwas Unterhaltsameres zu machen.«

Eines Tages wird es Ja sagen.

Übung 11
Hier ist Ihr Schönheitsquiz

1. Wann haben Fremde des anderen Geschlechts aufgehört, Ihnen hinterherzuschauen? Wie fühlten Sie sich, als Sie es bemerkten?
2. Warum möchten Sie an Ihrer jugendlichen Erscheinung festhalten? Wen würden Sie damit beeindrucken? Welche Vorteile hätte es? Schreiben Sie so viele Antworten wie möglich auf und streichen Sie dann diejenigen durch, die Sie nicht mehr als gute Gründe empfinden.
3. Nennen Sie Bekannte, die extreme oder radikale Versuche unternommen haben, um jung auszusehen und zu bleiben. Was halten Sie davon?
4. Wenn Sie sich zwischen einem hübschen Gesicht und einem glücklichen Leben entscheiden müssten, was würden Sie wählen? Ist Ihnen die Entscheidung schwergefallen?

5. Wenn Sie zum jetzigen Zeitpunkt Ihres Lebens losziehen müssten, um einen neuen Liebespartner zu finden, nach welchen Eigenschaften und Merkmalen würden Sie suchen? An welche Stelle der Liste würden Sie den Aspekt Schönheit setzen?
6. Angenommen, jemand würde Ihnen eine Pille anbieten, die bewirken würde, dass Sie weder Schönheit noch durchschnittliches Aussehen wahrnehmen würden, weder bei sich selbst noch bei anderen, würden Sie sie nehmen?

Halten Sie Ihre Antworten schriftlich fest und bewahren Sie sie auf. Sie werden anhand der Veränderung Ihrer Antworten erkennen, wie Sie bei der Bewältigung Ihrer Midlife-Crisis vorankommen. Schönheit wird immer etwas Wunderbares sein, das steht hier nicht zur Debatte. Hier geht es darum, welche Bedeutung sie in Ihrem Leben hat. Sobald sie nicht mehr wichtig ist, haben Sie die Krise überwunden. Dann sind Sie angekommen.

Kapitel 6
Liebe

»Die Sonne, sie scheint so kalt, so kalt, wenn da keine Augen sind, die liebend auf mich schauen …«

George Eliot

»Wir lebten auch nach einem Kult. Wir rasierten uns zwar nicht den Kopf und bettelten nicht um Geld. Aber wir bleichten uns die Haare und bettelten um Liebe. Wo ist der Unterschied?«

Eine Klientin

»Selbstverständlich wäre ich lieber im Gefängnis, als noch einmal verliebt zu sein.«

›Dreamer – Ein Traum wird wahr‹ [Film von John Gatins]

Teenager. Erinnern Sie sich daran, wie kindisch sie auf Sie wirkten und wie albern ihre Herzschmerz-Popmusik klang? Aber mittlerweile verändert sich etwas in Ihnen. Die Teenies sehen jetzt gar nicht mehr so kindisch aus, und ihre Musik klingt eigentlich ganz gut. Es ist fast so, als hätten Sie gerade erkannt, dass Sie etwas vergessen hatten. Sie heben den Kopf und stellen Fragen über die Liebe, die Sie schon lange nicht mehr gestellt haben. Zum Beispiel, wo Ihre Liebe geblieben ist.

Sie sind kein Kind mehr, das die Liebe zum ersten Mal entdeckt. Sie haben einige Erfahrung und bereits viel gelernt. Aber Sie sind unglücklich mit dem, was bisher war. Entweder haben Sie eine stabile Beziehung, vermissen aber das aufregende Gefühl des Verliebtseins, oder Sie hatten mehrere extrem leidenschaftliche Beziehungen, die alle gescheitert sind. Warum hatte die leidenschaftliche Liebe keinen Bestand? Und warum ist eine bleibende Liebe nicht leidenschaftlicher? Die mittleren Jahre sind wie ein letztes Gefecht um die Liebe.

Sie haben vielleicht noch ein oder zwei weitere Versuche. Werden Sie die wahre Liebe finden, bevor es für Sie zu spät ist?

Das hängt davon ab, von welcher Form der Liebe wir sprechen.

Wenn Sie auf der Suche nach bleibender Leidenschaft sind, dürften Ihre Chancen genauso groß sein wie auf einen Sechser im Lotto. Nicht nur, weil Sie die Liebe an den falschen Orten suchen, sondern weil Sie nach einer falschen Form von Liebe suchen, egal wo. Eine bleibende Liebe ist nicht leidenschaftlich. Und die leidenschaftliche Liebe ist nicht dauerhaft. Holen Sie nun keine Geschichtsbücher aus dem Schrank, um mir Beispiele ewiger Leidenschaft zu präsentieren. Die wenigen Male in der Geschichte, bei denen beide Partner über mehrere Jahrzehnte hinweg eine intensive erotische Beziehung aufrechterhielten, lebten sie entweder aufgrund leidvoller Umstände voneinander getrennt, oder sie haben den Rest ihres Lebens, einschließlich ihrer Kinder, stark vernachlässigt.

Sie meinen wahrscheinlich, nach etwas sehr Realem zu suchen, etwas Einfachem, Natürlichem, ganz Normalem, etwas, das jeder Mensch braucht, wenn er glücklich sein will. Aber die Biologie hat ein Auge auf Sie. Sie weiß, dass Sie allmählich zu den älteren Brütern gehören und Ihre Fruchtbarkeitsphase bald beendet sein wird. Wie bereits gezeigt, bevorzugt die natürliche Selektion diejenigen, deren Leidenschaft zu einem späten Zeitpunkt noch einmal aufflammt und die weitere Nachkommen zeugen, bevor sie unfruchtbar werden. Natürlich kann es sein, dass ein Kind für Sie gar nicht infrage kommt und Sie lediglich nach einer neuen Liebe suchen.

Aber die Jahre zwischen 40 und 50 sind die Krisenphase. In der Lebensmitte sehnen Sie sich nach großer Leidenschaft. Die Natur spricht Ihnen wie eine Souffleuse immer noch Ihren Rollentext vor und lässt weiterhin Sehnsucht in Ihrem Herzen entstehen.

An Ihrer Stelle würde ich ihr nicht vertrauen.

Ewige Leidenschaft ist ein Teil der großen Jugendlüge, und nur in der Jugend findet diese Lüge ihren Platz. Sie befinden sich am Übergang zu einer Ära, in der Sie eigentlich keine Lügen mehr wollen, aber Sie möchten sich nicht eingestehen, dass die leidenschaftliche Liebe nichts anderes war als Verlangen, Hormone und Illusionen.

Wenn Sie das nicht zugeben wollen, müssen Sie allerdings alles vergessen, was Sie in den letzten 20 Jahren gelernt haben. Das eigentliche Problem mit der Liebe in der Lebensmitte ist nämlich nicht, dass Sie zu alt wären, um mit 22-Jährigen zu konkurrieren. Sie wissen zu viel. Das ist das wahre Problem. Sie sind zu erfahren, um sich von Illusionen täuschen zu lassen, aber gleichzeitig sehnen Sie sich noch nach Liebe. Mitten in Ihrem Leben als erwachsener Mensch hat Ihr Herz einen kompromisslosen Kampf mit Ihrem Verstand angezettelt. Sie beobachten beide Seiten, versuchen das Richtige zu tun, aber Sie können nicht anders, als sich zu wünschen, das Herz möge gewinnen. Sie haben die Hoffnung noch nicht aufgegeben, dass Sie einen Teil des Traums retten können. Denn ohne diesen Traum sieht die Zukunft sehr düster aus.

Es ist nie zu spät dafür, wahre Liebe zu finden. Das ist Ihnen allerdings noch nicht bewusst. Doch wenn Sie nach wie vor die große Leidenschaft suchen, war es immer zu spät. Solange Sie das nicht erkennen, bleibt es für Sie schwierig, denn die leidenschaftliche Liebe ist eine Täuschung. Das Gefühl aus den Liebesliedern ist mehr als flüchtig. Sie können den Rest Ihres Lebens danach suchen und werden es doch nie finden. Solange Sie nicht aufhören, sich danach zu sehnen, werden Sie nie wahre Liebe finden.

Aber eines Tages werden Sie aus einem ehrlichen Gefühl heraus nichts mehr auf Liebesballaden geben, und wenn dieser Tag gekommen ist, wird die Illusion beiseitegezogen wie ein Vorhang bei einem Theaterstück und etwas offenbaren, was Sie zuvor nicht erkennen konnten: so viel Liebe, dass Sie keine zwei Schritte machen können, ohne darüber zu stolpern.

In diesem Kapitel werden wir den Unterschied zwischen wahrer und scheinbarer Liebe genau untersuchen. Denn sobald Sie begreifen, was Liebe wirklich ist, werden Sie sie nicht nur finden, Sie werden es gar nicht vermeiden können, darauf zu stoßen.

Sie wird überall sein.

* * *

Ihre Sehnsucht, die romantische Liebe wieder aufleben zu lassen, basiert auf zwei Mythen. Zum einen basiert sie auf der weit verbreiteten Vorstellung, romantische Liebe sei das Gleiche wie wahre Liebe – natürlich, normal und notwendig. Der Stoff des Glücks, den jeder will und auf den jeder ein Recht hat. Zum anderen glauben wir, ohne romantische Liebe, ohne das Gefühl des Verliebtseins stehe uns eine dunkle Zukunft bevor – traurig, einsam und leer. Kreisen solche Gedanken in Ihrem Kopf herum, ist es an der Zeit, diese Vorstellungen nacheinander gründlich zu untersuchen.

Romantisch verklärte Liebe versus wahre Liebe. Die romantische Liebe ist geprägt von der Sehnsucht, gewollt zu werden – aufgrund der Schönheit der eigenen Seele. Ach ja, und viel leidenschaftlicher Sex gehört auch dazu. Diese Form der Liebe verzaubert die ganze Welt und lässt Sie mit Flügeln an den Füßen eine Straße entlangschweben. Sie wissen, dass sie existiert, denn Sie haben sie in der Vergangenheit erlebt. Allerdings hatte sie aufgrund unvorhersehbarer Probleme keinen Bestand. Sie haben diese Liebe hin und wieder bei einigen Paaren bemerkt, da sind Sie sich sicher. Aber dann kam es zu tragischen Trennungen. Sie haben zweifellos auch viele authentische Beispiele für diese Liebe in Filmen gesehen. Außerdem wird sie die ganze Zeit beworben, also muss sie auch irgendwo zu bekommen sein!

Lesen Sie nun das folgende Zitat von Germaine Greer aus ihrem Buch ›Wechseljahre‹ und prüfen Sie, ob Ihnen das bekannt vorkommt:

»Ich lag in den Armen von jungen Männern, die mich liebten, und fühlte weniger Seligkeit als heute. Ich empfand damals Hoffnung, Furcht, Eifersucht, Verlangen, Leidenschaft, eine Mischung aus echtem Schmerz und echtem und falschem Glück, ein Wirrwarr aus sich widersprechenden Gefühlen … Ich brauchte meine Liebhaber zu sehr, um in unseren mühsamen Beziehungen viel Freude zu erfahren. Ich war zu sehr ihrer Gnade ausgeliefert, um so etwas wie Zärtlichkeit zu empfinden.«

An solche Geschichten erinnern Sie sich gewiss auch.

Wie kann etwas so Himmlisches sich in eine solche Hölle verwandeln?

Könnte es daran liegen, dass Sie sich den falschen Menschen ausgesucht haben? Lassen Sie es uns herausfinden. Erinnern Sie sich an Ihre romantischsten, leidenschaftlichsten Beziehungen aus Ihrer Vergangenheit. Denken Sie einen Moment darüber nach.

Wie haben diese Beziehungen begonnen? Das heißt, wann wussten Sie, dass Sie verliebt waren?

Allan: »Wir sind uns im Flugzeug begegnet. Sie war so zauberhaft, dass ich ihr völlig verfiel.«

Genie: »Ich konnte ihn nicht mal besonders gut leiden. Als ich mich dann eines Tages am Telefon mit einem Lieferanten stritt, sah ich zufällig, wie er mich mit diesem wissenden Lächeln und einem einnehmenden Blick ansah. Mein Herz schlug wie wild in meiner Brust. Plötzlich sah er fantastisch aus!«

Wie geht es Ihnen die meiste Zeit über, und wie geht es Ihnen, wenn Sie verliebt sind? Worin besteht der Unterschied?

Mel: »Ich bin beschwingt. Ich fühle mich so, als könnte ich alles tun, als würde ich über mich selbst hinauswachsen.«

Carole: »Ich habe das Gefühl, wertvoll zu sein. Als würde ich auf Wolken schweben. Die ganze Welt wirkt wunderschön. Ich mag alle Menschen.«

Jory: »Ich möchte Geschenke kaufen. Normalerweise habe ich eine Abneigung gegen Shoppingtouren. Ich denke die ganze Zeit an sie und mag es überhaupt nicht, wenn wir voneinander getrennt sind. Meine Freunde müssen es über sich ergehen lassen, dass ich die ganze Zeit von ihr erzähle.«

Haben Sie leidvolle Momente erlebt?

Genie: »Natürlich. Auf seine Anrufe zu warten war die Hölle. Und dann begann er, sich seltsam zu verhalten, und ich bin tausend Tode gestorben.«

Allan: »Wenn sie weg war, machte ich mir blöde Gedanken über sie und andere Männer.«

Carole: »Es hat mich gestört, wenn er eine andere Frau angeschaut hat, auch wenn es nur für einen Moment war. Früher habe ich mich über solche Dinge lustig gemacht, aber als ich verliebt war, kam es einem Schlag in die Magengrube gleich.«

Was ist aus diesen Beziehungen geworden?

Jory: »Eines Tages war das Gefühl einfach weg. Ich wurde immer wütender auf sie, und dann habe ich gar nichts mehr empfunden.«

Mel: »Sie begann zuzunehmen. Rückwirkend betrachtet, war es nicht viel, aber zu der Zeit dachte ich, sie würde mich nicht lieben, weil sie mir das sonst nicht zumuten würde.«

Carole: »Er überzeugte mich schließlich, dass niemand außer mir ihn interessierte. Und ich glaubte es ihm. Aber dann veränderte sich alles. Er kam mir so langweilig vor und war so abhängig von mir.«

Genie: »Er entpuppte sich als richtiger Mistkerl.«

Allan: »Sie verstand mich nicht. Es war aussichtslos.«

Kommt Ihnen das bekannt vor? Vergleichen wir diese Erfahrungen nun mit einer anderen Form der Liebe.

Beschreiben Sie die beste Freundschaft, die Sie je hatten.

Allan: »Ich kenne diese tolle Frau seit meiner Studienzeit. Sie bringt mich zum Lachen. Früher haben wir stundenlang am Telefon über unsere letzten Beziehungsfiaskos geredet.«

Genie: »Das war während meiner Gymnasialzeit. Ich freute mich immer, meine beste Freundin zu sehen. Wir hatten stets eine tolle Zeit zusammen, egal, was wir unternahmen.«

Carole: »Joseph war wie mein Bruder. Er war immer da, seit wir Kinder waren. Er hat mich immer unterstützt.«

Hatten Sie das Gefühl, in Ihrer Freundschaft genauso aufzuleben wie in einer Liebesbeziehung? Waren Sie eifersüchtig, wenn Ihr Freund beziehungsweise Ihre Freundin jemand anderem hinterhersah? Haben Sie Ihr restliches Leben vernachlässigt?

Natürlich nicht. Eine echte Freundschaft kann sehr tief sein, aber sie basiert auf Respekt, Zuneigung und Souveränität. Zwischen der Liebe für einen Freund und der Liebe zu einem Liebespartner besteht ein großer Unterschied.

Aber vielleicht müsste das nicht so sein.

Stellen Sie sich einmal vor, Sie würden Ihren Partner genauso gerne mögen wie Ihren besten Freund. Stellen Sie sich vor, wie angenehm seine Gesellschaft wäre, wie gut Sie miteinander reden könnten, wie selbstverständlich Sie sich aufeinander verlassen könnten, wie frei Sie wären, Sie selbst zu sein.

Kann man nicht beides haben – Freundschaft und Leidenschaft?

Nein.

Warum nicht?

Weil es unmöglich ist. Es ist so, als wolle man gleichzeitig wach sein und schlafen.

Sie sind der Meinung, sich nichts Ausgefallenes oder Seltenes zu wünschen, das ist mir bewusst. Sie wollen nur die ganz normale perfekte Liebe, die sich jeder wünscht. Es passt Ihnen nicht, Zeit mit der Suche zu verbringen und dabei immer mehr zu befürchten, dass Sie übergangen werden und die Liebe vielleicht nie mehr finden.

Aber das ist keine Liebe; es ist eine Falle. Es begann alles in der Kindheit, als die weiteren Auslöser für die romantische Liebe installiert wurden. Irgendwo tief in unserem Inneren erinnern wir uns an die wohlige Sicherheit, die wir als Kinder in den Armen unserer Eltern verspürten. Und wir wünschen sie uns zurück.

Woher ich das weiß? Nun, wir müssen uns nur unsere Vorstellungen vom perfekten Partner ansehen. Sie entsprechen genau denen eines Kindes von seinen perfekten Eltern – mit einem zusätzlichen Schuss Jugendlichkeit und Sex-Appeal.

Falls Sie mir nicht glauben, sollten Sie sich die folgenden Fragen stellen: Was wünschen sich Männer von Frauen? Sie wollen eine Frau, die sie anhimmelt, die zauberhaft und neckisch ist, geistreich und kompetent, aber auch in einem gewissen Maße bedürftig. Die immer Zeit für sie hat, aber sie nie stört, wenn sie gerade beschäftigt sind. Die die Wünsche des Mannes über ihre eigenen Bedürfnisse stellt. Die sich wie eine perfekte Mutter verhält, aber nie wie eine aussieht. Kommt Ihnen das bekannt vor?

Und welche Männer wünschen sich die Frauen? Sie wollen jemanden, der mutig, weise, stark, liebenswürdig und einfühlsam ist – und sie bewundert. Einen Mann, der sie versteht und beschützt, sie aber nicht erdrückt, dessen größte Freude darin besteht, sie glücklich zu sehen, der die Mittel und den Wunsch hat, ihnen den Weg zu ebnen und ihnen dabei zu helfen, ihr Potenzial zu entwickeln. Mit anderen Worten, jemand, der wie der perfekte Vater ist – und eines Tages *tatsächlich* so aussehen wird!

Natürlich wollen wir dieses Mal das einzige Kind sein.

Das ist zwar eine grobe Verallgemeinerung, aber die meisten Menschen werden einräumen, dass sie im Großen und Ganzen zutrifft.

Daher ist die romantische Liebe an sich ein widersprüchlicher Begriff, denn sie ist immer narzisstisch. *Es geht dabei nicht um die andere Person; es geht um uns selbst.* Wir besetzen uns ständig gegenseitig in unseren eigenen privaten Filmen. Daher sind wir, selbst wenn wir großzügig sein wollen, mehr auf unseren eigenen Vorteil bedacht und nutzen den anderen mehr aus, als wir wahrscheinlich gerne zugeben. Und deshalb gibt es keine wahre Liebe in einer romantischen Beziehung.

Viele Menschen kämpfen mit diesem Widerspruch. Sie versuchen herauszufinden, wie sie über sich selbst hinauswachsen und einen anderen Menschen bedingungslos lieben können, ohne ihre eigene Identität völlig zu verlieren. Sie legen Nachtschichten ein, damit die unmögliche Gleichung funktioniert und sie sich wie verantwortungsvolle Erwachsene fühlen können, die trotzdem eine romantische Liebesbeziehung haben.

Doch es gibt keinen Widerspruch, wenn die Liebe nicht romantisch ist. Jedes Mal, wenn wir einem Freund helfen oder einem verletzten Kind oder einem Fremden auf der Straße, wachsen wir über uns selbst hinaus, ohne uns dabei zu verlieren. In diesen alltäglichen Momenten der Hilfsbereitschaft ist es kein Problem, jemandem zugetan zu sein, ohne mit ihm zu verschmelzen. Einfache Zuneigung verbindet uns und macht uns glücklich.

Aber das ist keine Lösung für eine romantische Liebesbeziehung. Es ist viel zu langweilig. Wenn ein Partner hier dem geliebten Menschen hilft, findet eine dramatische Rettungsaktion statt. Die Liebenden müssen sich gegenseitig aus dem Höllenschlund retten und in den Himmel hineinheben. Sie müssen mit der Anerkennung belohnt werden, dass sie Helden sind. Es ist eine ganz andere Geschichte. Nicht zu verwechseln mit wahrer Großzügigkeit oder Sorge oder Empathie, denn es handelt sich lediglich um eine erotische Fantasie, die sich so wenig mit wahrer Liebe vergleichen lässt wie Zuckerwatte mit selbst gebackenem Brot.

Der fatale Fehler bei diesem persönlichen Drama: Wir erkennen nie, was der andere wirklich will oder wer er eigentlich ist. Vielleicht bewundern wir ihn, geben uns ihm hin und achten nicht darauf, ob er uns ebenso selbstlos liebt, bevor wir eine tiefe Bindung zu ihm aufbauen. Zu diesem Zeitpunkt haben wir dann das Gefühl, der andere schulde uns die gleiche Liebe. Oder *wir* sind anfangs der Empfänger der Hingabe des anderen, glücklich, dass unser Schiff im Hafen angekommen ist. Und dann ist der großzügige Held in diesem wunderbaren Film plötzlich nicht mehr zufrieden mit dem Arrangement und erwartet von *uns*, dass wir anfangen zu geben!

Moment mal! Es wurden schließlich Versprechen gegeben – oder zumindest angedeutet. Der Mensch, den wir liebten, hat sich als Heuchler entpuppt! Voller Selbstgerechtigkeit fühlen wir uns betrogen. Keiner von uns ist sehr freundlich, wenn der andere Hauptdarsteller sich nicht an das Drehbuch hält, und so findet eine weitere große Leidenschaft ihr unangenehmes Ende.

Die romantische Liebe in der Lebensmitte ist die teuerste aller Illusionen. Wahrscheinlich ahnen Sie schon, was ich nun sagen werde, aber man kann es ruhig wiederholen. *Sie haben schon einiges erlebt und müssten mittlerweile besser über die Liebe Bescheid wissen.* Aber niemand scheint das je zu begreifen. Wir rennen immer wieder der gleichen Fantasie hinterher.

Falls Sie natürlich nur auf ein kurzes, intensives Abenteuer aus sind, besteht die Chance, dass Sie es haben werden. Das Problem ist nur: Es kann sehr kostspielig sein, wenn Sie bereits gebunden sind oder bei der Wahl des neuen Partners nicht weise sind. Sie könnten eine gute Ehe ruinieren, das Ansehen mehrerer Menschen aufs Spiel setzen und einige Herzen massiv brechen (einschließlich Ihres eigenen). Aber das müssen Sie für sich selbst abwägen. Manche Menschen finden dieses Spiel sehr aufregend.

Sollte aber eine rein sexuelle Liebschaft die Motivation dafür sein, eine Ehe aufzulösen und eine neue zu beginnen, könnten Sie es bereuen. Die folgenden Dinge habe ich häufig von meinen Klienten gehört.

»Ich bin 55 und habe Kinder, die bereits an der Universität studieren, und plötzlich stehe ich mit einer neuen Frau und einem Haufen neuer Kinder da, die in die Privatschule gehen. Jetzt werde ich gar nicht mehr aufhören können zu arbeiten.«

»Mein erster Mann war ein netter Kerl. Manchmal vermisse ich ihn.«

»Ich liebe meine Kinder sehr, aber meine zweite Frau lässt meine erste Frau in einem ziemlich guten Licht dastehen. Was habe ich mir bloß dabei gedacht?«

Wahrscheinlich etwas in dieser Art:

»Ich war noch nie so verliebt. Ich liebe meine Frau und will sie nicht verletzen, aber ich kann mich nicht von der wundervollen Frau trennen, die ich kennengelernt habe. Sie ist zwar jünger als ich, aber sie ist so unglaublich weise und lehrt mich, was Liebe wirklich ist. Die Kosten sind mir egal. Ich werde nicht ewig leben. Sie gibt mir das Gefühl, wieder jung zu sein.«

»Ron war ein guter Mann, aber es prickelte nicht mehr zwischen uns. Ich wünschte mir eine neue Form der Beziehung, mit einem Feuerwerk, das nie an Strahlkraft verlieren würde.«

Ja, sollte man denn nicht gehen, wenn eine Beziehung schrecklich ist? *Doch, das sollte man, und zwar zu jedem Zeitpunkt im Leben.* Wenn kein Respekt vorhanden ist und die Beziehung einfach nicht funktioniert oder wenn sie destruktiv ist, dann sollte man natürlich gehen. Aber nicht, weil man sich einfach in jemanden verguckt hat, und das betrifft nicht nur die Lebensmitte. Die Institution der Ehe ist nicht wichtiger als die jeweiligen Menschen, aber was für jede wichtige Beziehung gilt, gilt auch hier: Man sollte verantwortungsvoll damit umgehen. Tragisch wird es, wenn man aus einer dauerhaften, guten Ehe ausbricht, weil man den Reiz und die Spannung vermisst.

Das ist sehr bedauerlich, denn wenn wir unseren Partner wirklich mögen, tauschen wir die Chance auf die beste Liebe unseres Lebens gegen eine Illusion ein.

Ein Liebesabenteuer ist noch aus einem weiteren Grund eine teure Illusion: Es setzt uns körperlich und psychisch stark zu. Anders als bei der wahren Liebe ist das Ende der Liaison meistens absehbar. Als wir jung waren, erkannten wir das noch nicht. Jede Liebe war für uns die wahre Liebe, die nie enden würde. Mittlerweile haben wir jedoch einige Liebeserfahrungen gesammelt und können die Wahrheit nie ganz vergessen. Leider macht das die Trennungen kein bisschen leichter, denn wenn unser Herz zerbricht, ist es das große, irrationale, ungezähmte und primitive Herz des Kindes in uns. »Bei jeder Trennung breche ich zusammen«, erklärte mir ein Mann. »Ich wünschte, ich würde das alles nicht mehr wollen.«

Auch Sie sollten sich das wünschen. Denn der teuerste Aspekt einer romantischen Liebe wurde noch gar nicht erwähnt.

Die romantische Liebe verhindert wahre Liebe. Die romantische Liebe schenkt uns keine wahre Liebe, ja sie hält sie sogar fern. Denn wenn wir uns nach Intensität sehnen, übersehen wir die Menschen, die uns solche Intensität nicht bieten. Dabei bräuchten wir eigentlich genau diese Menschen. Sie können uns auch nicht sehen, weil sie sich in einer anderen Welt befinden und nicht an Leuten interessiert sind, die ihren Verstand für eine flüchtige Liaison opfern. Wenn man das Abenteuer sucht, ist man auf andere Dinge ausgerichtet. Man will sich an der intensiven Verschmelzung berauschen, während die anderen Leute jemanden suchen, mit dem sie reden können.

Jemanden gernzuhaben ist eine unabdingbare Voraussetzung für die wahre Liebe, aber es ist nicht möglich, jemanden gernzuhaben, in den man schwer verliebt ist. Das glauben Sie mir nicht? Dann fragen Sie sich doch einmal, ob Sie je leidenschaftlich in jemanden verliebt waren, den Sie so gernhatten, dass Sie geblieben wären, selbst wenn keinerlei Leidenschaft mehr vorhanden gewesen wäre. Oder fragen Sie sich Folgendes: Wofür würden Sie sich entscheiden, wenn Sie nur eins von beiden wählen könnten? Ein glückliches Leben mit oder ohne Liebespartner oder eine intensive Liebesbeziehung, egal wie glücklich oder unglücklich Ihr Leben dann wäre? Falls Sie angesichts dieser Frage einen schmerzlichen Konflikt spüren, haben Sie ein Problem. Denn Sie wollen nicht die Welt bekommen – Sie wollen sich selbst verlieren.

Amerikas liebster Schatz – Sex. »›Am goldenen See‹ – das ist Liebe. ›Miss Daisy und ihr Chauffeur‹ – das ist Liebe. ›Romeo und Julia‹ – das ist Sex«, sagte Ray, ein 43-jähriger, glücklich verheirateter Familienvater mit drei Kindern.

Ab 40 werden Sie wahrscheinlich das berechtigte Gefühl haben, dass Sie ein Sexsklave der Natur waren und gerade ausgemustert wurden. Sie fühlen sich beraubt, grausam verbannt, und das ist einfach nicht stimmig für Sie. Egal, wen man fragt, wir alle glauben an das unveräußerliche, gottgegebene Recht auf nie endenden guten Sex, bis wir in einem sehr hohen Alter sterben werden. Männer und Frauen sind gleichermaßen davon überzeugt, ein Leben ohne leidenschaftlichen Sex sei es einfach nicht wert, gelebt zu werden, und jeder, der ohne auskommen muss, sei arm dran.

Sex zu wichtig zu nehmen ist genauso, wie irgendetwas anderes zu wichtig zu nehmen: sei es Essen, Geld oder Autos. Wir sind alle unterschiedlich, und jeder muss damit klarkommen, wie er ist und was er braucht, aber wir sollten den Sex nicht länger als einen Heiligen Gral betrachten. Es kann sehr lästig sein, von einer übermächtigen Sexualität beherrscht zu werden. Es bringt uns nicht nur von unserem Kurs ab, wir lassen uns auch mit Leuten ein, mit denen wir sonst nicht einmal reden würden. Denn ein Mangel an Sex kann bei einer Person mit starkem Geschlechtstrieb zu schrecklichen Verlust- und Verlassenheitsgefühlen führen. Wir müssen unbedingt essen und uns mit einem Obdach gegen die Naturgewalten schützen, aber der Sex ist für ein Individuum nicht überlebenswichtig. Er ist optional. Anstatt ihn zu verherrlichen, könnte es weiser sein, herauszufinden, was Sie wirklich wollen. Entscheiden Sie dann, wie *Sie* damit umgehen wollen. Hören Sie nicht auf andere, denn diese kennen Sie überhaupt nicht.

Lieben heißt sehen. Lieben heißt nicht, jemanden zu besitzen; es bedeutet schlicht und ergreifend, ihn zu sehen. Ihn *wirklich* wahrzunehmen.

Wahre Liebe zu erleben heißt zu begreifen, dass ein einzigartiges Geschöpf vor uns steht, das von uns getrennt ist und anders ist als wir selbst. Wenn wir einen anderen Menschen auf diese Weise sehen, können wir gar nicht anders, als ihn zu lieben. Dafür benötigen wir allerdings eine gefestigte Persönlichkeit, das Gefühl, zu wissen, wer wir sind, und kein verzweifeltes

Herz. Das sind keine geringen Anforderungen, aber in der Lebensmitte könnten wir auf diesem Weg schon ein gutes Stück vorangekommen sein.

Wahre Liebe ist, jemand anderen klar zu sehen, nicht in den Spiegel des eigenen Verlangens zu blicken oder den geliebten Menschen mit dem Weichzeichner der eigenen Lieblingsfantasie zu übermalen oder ihn für die eigenen Zwecke neu zu erfinden. Was meine ich mit »neu erfinden«? Falls Sie schon einmal verliebt waren, haben Sie es getan: Als Sie sich wünschten, Ihr Partner möge intelligent, liebenswürdig oder humorvoll sein, oder er möge Sie lieben, haben Sie all das einfach in ihm gesehen. Sie haben ihn mit der gleichen Sorgfalt erfunden, mit der ein Bühnenbildner seine Entwürfe gestaltet. Und dann waren Sie überrascht, wie perfekt alles war. Allerdings erkannten Sie nicht, dass der Glanz von Ihrem eigenen Scheinwerfer stammte. Daher konnte ihn sonst niemand sehen.

Sie können erst dann jemanden so lieben, wie er *wirklich* ist, wenn Sie sich von der Illusion der Perfektion verabschieden – egal, ob es sich um Sie selbst oder irgendeinen anderen Menschen handelt – und wenn Sie sich die Freiheit bewahren, Ihr Leben weiterhin zu gestalten, und das gleichzeitig auch dem anderen zugestehen.

Nichts könnte unromantischer sein.

Wahre Liebe vertreibt die romantische Liebe. Sobald Sie lernen, zwischen wirklicher Liebe und narzisstischen Fantasien zu unterscheiden, werden Sie sich umsehen und sich fragen, wo Ihre romantischen Illusionen geblieben sind. Denn nichts vernichtet diese Vorstellungen so schnell wie die wahre Liebe. Große Illusionen wirken angesichts einer großartigen Realität albern. Schließlich ist das Leben ein wunderbares Geschenk, und zumindest einiges davon kann Spaß machen – wenn wir uns nicht gerade fragen, wann das Telefon klingeln wird, oder auf jemanden warten, um uns lebendig zu fühlen. Wahre Liebe ist angenehm, wohltuend und zärtlich. Daneben wirkt die romantisch verklärte Liebe masochistisch und so eigenartig wie ein Draculafilm.

Wahre Liebende wollen nicht in den Armen des anderen sterben. Sie wollen leben. In der realen Welt. So, wie sie es stets getan haben. Und sie wissen: Zu keiner Zeit sollte man jemanden so schmerzlich vermissen, dass die Welt grau und leblos scheint, es sei denn, der Partner stirbt. Aber sicherlich nicht, wenn er völlig gesund am anderen Ende der Stadt wohnt. Für einen wahren Liebenden wirkt die Sehnsucht eines romantisch Verklärten nach der hermetischen Abgeschottetheit seiner Fantasievorstellung wie eine Krankheit. Seine Besitzgier wirkt lächerlich.

Und obwohl Sie sie nicht mehr so dringend brauchen – beziehungsweise gerade *weil* Sie sie nicht mehr so dringend brauchen –, kann eine Beziehung viel leichter zu haben sein.

»Anders als früher betrachte ich Männer heute nicht mehr als potenzielle Partner oder Retter. Als mir das zum ersten Mal so ging, kamen mir alle sehr langweilig vor. Männer, die keine potenziellen Partner waren, interessierten mich nicht. Aber nach einer Weile entpuppten sich die gleichen Männer als Individuen, echte Charaktere. Sie waren viel interessanter als vorher. Mittlerweile mag ich die Männer, obwohl sie ganz anders sind, als ich dachte. Anstatt verletzt oder wütend zu sein, weil sie oft nicht meiner Fantasie entsprechen, mag ich sie entweder so, wie sie sind, oder ich sage zu ihnen: ›Entwickle dich weiter oder geh wieder.‹ Ich versuche keinen Beliebtheitswettbewerb zu gewinnen, deshalb habe ich vor Ablehnung keine Angst mehr. Ich bin jetzt direkter und sage nichts, was ich nicht wirklich meine. Und ich verbringe keine Zeit mit jemandem, den ich nicht mag. Dann bin ich lieber alleine«, erzählte mir eine Freundin.

Kein romantisch verklärter Mensch kann so etwas sagen, denn wenn er alleine ist, empfindet er sein Universum als leer. Sie hingegen werden beginnen, Menschen zu sehen, die früher unsichtbar für Sie waren. Sie werden bei guten Freunden und Partnern keine unterschiedlichen Maßstäbe mehr anlegen. Jemanden zu lieben, der nicht Ihr bester Freund sein könnte, kommt für Sie nicht mehr infrage. Und wenn Sie eine Liebesbeziehung haben, möchten Sie das Wort *Liebe* vielleicht gar nicht verwenden, weil Sie etwas anderes empfinden, als Sie erwartet haben.

»Wir wissen nicht, ob wir einander lieben. Wir denken jedenfalls nicht, der andere sei perfekt, oder er entspräche dem Ideal, das wir uns vorgestellt hatten. Ich weiß nur, dass ich hier bin, um für sie zu sorgen, und sie weiß, dass sie hier ist, um für mich zu sorgen. Ich kann es nicht anders ausdrücken.«

»Ich liebe dich.«   Ein interessanter Satz. Die wichtigen Worte darin sind *ich* und *dich*, nicht *liebe*. Stellen Sie sich für einen Moment vor, Sie würden zu jemandem sagen: »Ich. Du.« Es ist ein interessantes Gefühl, gleichzeitig auf sich selbst und auf jemand anderen zu achten, nicht wahr? Als hätten Sie beide sich plötzlich aus dem Nichts heraus materialisiert. Probieren Sie nun einen anderen, etwas weniger starken Satz aus: Stellen Sie sich vor, Sie sagen: »Ich mag dich«, so wie ein Kind es sagen würde, einfach und aufrichtig.

Beide Sätze beinhalten mehr ehrliche Liebe als ein Dutzend romantische »Ich liebe dichs«.

Die größte Überraschung ist vielleicht die erotische Liebe. Es kann etwas dauern, bis sie richtig auf Touren kommt, da die Einsamkeit früher Ihr Aphrodisiakum war; doch wenn die Einsamkeit verschwindet, wird der Sex fantastisch: lustig, warmherzig, erfüllend, vertraut und wohltuend. Manchmal umwerfend. Wenn keine Fantasien zwischen Ihnen und dem Menschen in Ihren Armen stehen, ist Ihr Herz in Verbindung mit Ihrem Körper, und Sie werden Erfahrungen machen, die Sie nie zuvor hatten.

»Ich habe mich beim Sex noch nie so gefühlt. Früher habe ich mich in mich selbst zurückgezogen. Nun öffnet er eine Tür zu unglaublicher Nähe.«

»Er ist ein wirklich guter Mann; wenn wir uns lieben, will ich ihn ganz nah bei mir haben und für immer festhalten.«

Und das ist nur ein Aspekt der wahren Liebe. Wenn Sie Ihr Herz über die begrenzte und raubtierähnliche Sehnsucht eines jungen Jägers hinaus öffnen, richtet sich Ihre Liebe nicht nur auf eine spezielle Person, sondern umfasst Ihr gesamtes Umfeld, so als wäre Ihr Herz zu einer Kamera mit einem Weitwinkelobjektiv geworden. Sie erleben mehr in jedem Moment, der nicht mit Konflikten oder Liebeskummer verknüpft ist. Wenn Ihre Sinne erwachen, weitet sich Ihr Erfahrungsspektrum. Sie haben mehr Raum in Ihrem Inneren, können mehr in sich aufnehmen, mehr spüren, fasziniert sein. Die kleinsten Details werden zum ersten Mal für Sie sichtbar.

Die wahre Liebe bringt Sie in eine völlig neue Beziehung zu allem in der Welt, etwa zu Landschaften und Sprachen, Farben und Strukturen und vor allem zur tiefgreifenden Fremdheit der Menschen, die Ihnen am nächsten sind. Sie spüren sie, wenn Sie die intensive Bewusstheit von Menschen erleben, die wissen, dass sie sterben werden. Oder in den Momenten, in denen Sie in die Augen eines Tieres oder eines Kindes sehen und merken, dass sie Ihren Blick erwidern.

Darüber hinaus wird die Liebe in so vielen anderen Momenten greifbar. Sie ist das großartige Gefühl, wenn Sie früh an einem Wintermorgen spazieren gehen oder am Telefon mit einer Freundin lachen, wenn Sie ein spannendes Buch lesen oder eine brandneue Idee haben. Sie spüren sie, wenn Sie an einem kalten Tag unter der heißen Dusche stehen oder an einem heißen Tag kalt duschen, oder wenn Sie den ganzen Tag für sich haben und sich ohne Unterbrechung in Ihre Arbeit stürzen können. Es ist der Kick, den Sie bekommen, weil ein anderer Mensch glücklich ist. Es ist Ihre Achtung vor dem Kampf anderer Menschen.

Wenn Sie auf diese Weise lieben können, haben Sie nie Angst davor, alleine zu sein. Und wahrscheinlich wird das auch nie der Fall sein.

Sie würden keine schlechte Beziehung tolerieren, wenn Ihre Welt so erfüllt wäre, weil Sie zu viel zu verlieren hätten. Wenn Sie auf diese Weise lieben, sind Sie in der Lage, Freundschaften und den Austausch mit anderen zu genießen. Es macht Ihnen Spaß, aktiv zu sein, etwas zu lernen, zu gestalten, zu lesen und nachzudenken. Sie werden zu den Leuten gehören, die Sie stets beneidet haben. Offensichtlich zufrieden, interessiert an der Welt, selbstbewusst und zuversichtlich. Ihr innerer Antrieb entsteht aus Ihrer eigenen Motivation heraus und nicht aufgrund eines äußeren Zwangs. Vergleichen Sie all das mit der Zeit, als Sie dringend jemanden brauchten, den Sie lieben konnten, als Sie Ihre Zuversicht vortäuschen mussten und wahre Aufrichtigkeit unmöglich war.

Hätten Sie einen Zauberstab und könnten Sie damit in diesem Moment die Sehnsucht nach einer romantischen Liebe loswerden, würden Ihnen all die guten Dinge, über die wir gerade gesprochen haben, in den Schoß fallen. Die Liebe wäre überall.

Am Anfang ist es nicht leicht. Es kann etwas beängstigend sein, sich von der Vorstellung der romantischen Liebe zu verabschieden. Sie werden mit Sicherheit eine kurze Phase der Leere erleben. Nicht die große, schreckliche Leere. Lediglich ein gewisses Knistern wird in Ihrem Leben fehlen. Als Sie jünger waren, hätte diese fehlende Spannung Sie in eine Depression stürzen können, aber jetzt, in der Lebensmitte, werden Sie überrascht feststellen, wie wenig es Ihnen ausmacht. Es ist so, als würden Sie Ihr Essen nicht mehr salzen. Am Anfang schmeckt alles nach nichts, aber bald hat es doppelt so viel Geschmack wie vorher. Das können Sie auch von Ihrer Zukunft erwarten, wenn Sie das Gewürz des Leids und der Einsamkeit nicht länger verwenden.

Es ist so großartig, am liebsten würden Sie gleich mitmachen, nicht wahr? Leider können Sie diesen beneidenswerten Zustand nicht rasch herbeiführen. Wie alles andere, worüber wir gesprochen haben, wird er eintreten, wenn die Zeit reif dafür ist. In der Zwischenzeit sollten Sie wachsam sein. Denn Ihre Versuche, diesen Zustand wahrzunehmen, werden von allen möglichen Seiten boykottiert. Vielen Leuten ist nämlich daran gelegen, Ihre innere Veränderung zu verzögern. Vor allem in der Lebensmitte. Lassen Sie mich ein paar davon benennen.

1. Die Wirtschaft liebt den Liebeskummer. Sobald wir den Fernseher einschalten, eine Straße entlanggehen oder Musik hören, werden wir mit Botschaften bombardiert, die uns an die umwerfende Liebe erinnern, die uns nie mehr loslässt. Die Wirtschaft hat die romantisch verklärte Liebe vielleicht nicht erfunden, aber sie weiß sie bestens für sich zu nutzen. Auf unterhaltsame und geniale Weise verkauft sie uns Liebesfilme, um unseren Liebeshunger zu befriedigen und die Sehnsucht gleichzeitig zu schüren. Wie jeder gute Verkäufer schafft sie ein Bedürfnis und bietet dann an, es zu erfüllen.

Wenn wir auf romantische Liebe aus sind, werden wir dazu verleitet, Geld wie ein unbesonnener Teenager auszugeben – dieses Mal allerdings viel mehr. Zum einen steht uns mehr Geld zur Verfügung. Zum anderen kann uns keiner stoppen. Wir sind wie Gymnasiasten, die ein unendliches Verlangen nach mehr Kleidung, Make-up und Haarpflegeprodukten haben, aber als Midlifer geben wir unser Geld für kostspielige Dinge aus: Sportausrüstungen, Mitgliedschaften, schnittige Autos und Urlaube. Anstatt auf eine bestimmte Zigarettenmarke zu stehen, verlieben wir uns in ein spezielles Automodell oder ein Feriendomizil in der Karibik. Die Wirtschaft arbeitet intensiv daran, uns das Gefühl zu vermitteln, wir würden inmitten des Überflusses einen großen Mangel leiden, denn wir sind die größten Konsumenten weit und breit.

2. Hüten Sie sich vor Opportunisten, die nach einsamen Herzen Ausschau halten. Abgesehen von der Wirtschaft sind wir in der Lebensmitte auch für Schmarotzer ein gefundenes Fressen. Es handelt sich dabei nicht nur um Juwelendiebe à la Cary

Grant; es sind auch umwerfende Helden darunter, Menschen, die uns besitzen wollen, damit sie nie alleine sind. Sogar zart wirkende Seelen, die wissen, wie sie es anstellen müssen, damit wir uns um sie kümmern, weil sie selbst nicht bereit oder nicht in der Lage dazu sind. Zu dieser Gruppe gehören alle, die ohne ehrliche Liebe mit verdeckten Karten spielen, aber sehr entschlossen und charmant vorgehen.

Es handelt sich um Profis in Sachen unaufrichtige Liebe. Was wissen sie im Gegensatz zu Ihnen? *Dass jede romantisch verklärte Liebe eine Form von Abhängigkeit ist.* Wie bei jeder anderen Abhängigkeit geht mit ihr ein Leid einher, das nur durch die Gegenwart des geliebten Menschen gestillt wird und wieder aufflammt, wenn er sich entfernt. Ein Moment der Liebe fühlt sich wie eine Heilung an, dabei ist er nur ein Pflaster. Die Leere kommt immer wieder mit voller Kraft zurück, sobald die Arznei zu Ende geht. Die Meister der falschen Liebe wissen, wie wichtig es ist, das Leid zu schüren, wenn jemand sich in sie verlieben soll. Sie leiten »Verletzungs-und-Rettungs-Aktionen« ein – verletzen die Gefühle des anderen und trösten ihn daraufhin wieder –, immer wieder aufs Neue. Nach einer kurzen Zeit ist der andere abhängig von ihnen, er wird überaus bedürftig und verliert sich selbst.

»Kritik intensiviert die Beziehung, weil sie an die Gefühle eines Mannes rührt ... Loben Sie ihn zunächst, um sicherzustellen, dass er emotional stark genug ist, um die darauffolgende Kritik auszuhalten ... Bestimmt kennen Sie seine wunden Punkte ... ›Ben, du bist zwar etwas klein, aber trotzdem total süß. Ich könnte mir vorstellen, dass du dir manchmal wünschen würdest, größer zu sein?‹ ... Lernen Sie, Ihre Emotionen nicht zu zeigen ...«, schreibt die Autorin Margaret Kent in ihrem Buch ›How to Marry the Man of Your Choice‹ (Wie Sie den Mann Ihrer Wahl heiraten). Ein Rezensent gab dem Buch den Titel ›How to Mangle the Man of Your Choice‹ (Wie Sie den Mann Ihrer Wahl in die Mangel nehmen).

3. Andere Midlifer werden Ihre romantische Ader gerne unterstützen. All Ihre Freunde, die ihre eigene Midlife-Crisis durchmachen, werden Sie in Ihrem Drang, eine leidenschaftliche Liebe zu finden, bestärken, da sie aufgrund ihrer eigenen unausgegorenen Bestrebungen nach Gleichgesinnten suchen. Auch sie geraten in Panik, wenn sie nicht über beide Ohren in jemanden verliebt sind, und haben Angst vor diesem Zustand. Ihr Bedürfnis nach narzisstischer Liebe ist ebenso ausgeprägt wie das Ihre, und so wie Sie wissen sie eigentlich zu viel über das Leben, um daran zu glauben. Aber sie sitzen gerne mit Ihnen an einem Tisch zusammen, um diese Anwandlungen sprachlich schön zu verpacken. »Ist man denn unreif, nur weil man verliebt sein will? Geht es nicht vielmehr darum, sich absolut lebendig zu fühlen?«, fragte ein Autor der Zeitschrift ›Psychology Today‹.

»Absolut lebendig«, das klingt sehr überzeugend. Das würde ich als gutes Marketing bezeichnen, auch wenn der Verfasser selbst der einzige Kunde ist.

4. Die Natur ist Ihr mächtigster Widersacher. Die Natur ist wie Jago, die Figur aus Shakespeares ›Othello‹. Wahre Liebe irritiert sie. Das hat einen einfachen Grund: Zufriedenheit bringt nicht so viele Babys hervor wie Leid und Sehnsucht. Zufriedene Leute schlafen natürlich miteinander, aber sie sind dabei nicht kopflos. Sie können sich dafür entscheiden, ihrem Partner treu zu sein, selbst wenn andere Leute attraktiv aussehen. Und sie sind in der Lage, Vorkehrungen zu treffen, falls sie keine Kinder bekommen wollen, weil sie nicht befürchten, dadurch »die Stimmung zu verderben«.

Die Hauptaufgabe der Natur besteht darin, Ihnen unbeschreibliche Sehnsüchte mitzugeben, die nur durch die erotische Liebe erfüllt werden können. Wenn Sie nie ein reiches Innenleben entwickelt haben, sind Sie eine leichte Beute. Aber die Biologie spaßt nicht. Sie wird Sie in die Falle locken, egal, wer Sie sind. Sie wird eine hormonell bedingte Depression bei Ihnen auslösen und leidenschaftlichen Sex zum einzigen Antidepressivum erklären, das hilft. Sie werden nicht einmal darauf bestehen, glücklich zu sein. Der wahre verklärte Romantiker zieht eine leidvolle Liebe stets einem Zustand ohne Liebe vor.

Angesichts all dieser Einflüsse ist es nicht leicht, auszubrechen oder es auch nur zu wollen. Wie sehen also Ihre Chancen aus? Wenn Sie unter 40 sind, ist es quasi hoffnungslos. Die Natur macht – wie gesagt – keine halben Sachen bei ihren fruchtbarsten Mitgliedern. Sie lässt Ihre Hormone noch einmal aufwallen, reaktiviert Ihren kindlichen Liebeskummer, sorgt dafür, dass jedes Gefühl eines Selbst, das Sie entwickelt hatten, dahinschmilzt, und lässt Sie einsam zurück.

Aber nach der Lebensmitte, ganz allmählich und ohne dass Sie es sonderlich bemerken, wird sich die Hitze langsam legen, und Sie bekommen Ihre erste Chance, sich zu befreien. Die Natur legt keinen Wert darauf, es Ihnen schwer zu machen, sobald Sie gut in Ihrem zweiten Leben angekommen sind. In Sachen Liebe werden Sie nun viel mehr Wahlmöglichkeiten haben.

»Ich weiß nicht, was ich mir von meinem Leben nach 40 erwartete. Ich machte keinerlei Pläne dafür. Vielleicht, so dachte ich, wäre ich glücklich verheiratet und hätte Kinder, sodass ich mir nie mehr Gedanken darüber machen müsste. Aber so kam es nicht. Ich war ziemlich deprimiert, fühlte mich abgelehnt und war wütend auf die Männer, als ob es ihre Schuld wäre, dass das Leben an mir vorbeizog«, erzählte mir eine Klientin.

»An meinem 44. Geburtstag ging ich mit einer Freundin, die über 50 war, zum Essen. Sie war kinderlos, hasste ihren Job und beklagte sich wie üblich über ihr Leben und die Männer. Immer wieder lernte sie welche über Kontaktanzeigen kennen, aber keiner taugte etwas. Sie war extrem unzufrieden und verbittert. Da machte es irgendwo klick in meinem Kopf. *Ich wollte in zehn Jahren nicht so sein wie sie!* Als Single hatte sie keine Verpflichtungen, trotzdem tat sie nicht, was sie wollte. Das war verrückt.

Ich kann mein Liebesleben vielleicht nicht kontrollieren, aber was den Rest angeht, kann ich durchaus etwas tun. Zu diesem Zeitpunkt beschloss ich, nicht länger deprimiert zu sein, und wurde aktiv.«

Es mag zwar der allgemeinen Meinung widersprechen, aber ich glaube, Frauen sind in einer glücklicheren Lage als Männer, da sie sich eher befreien können. Sie verlieren vielleicht am Anfang einige Jahre – in jungen Jahren gelingt es Männern oft besser, ihre Individualität neben der Partnersuche zu fördern –, und sie fühlen sich in der Lebensmitte betrogen, weil sie ihren sexuellen Nutzen eher verlieren als Männer. Aber sie haben mehr Zeit, sich zu erholen, und bauen sich dann ein komplettes zweites Leben auf. Männer sind nicht motiviert, das Paarungsspiel so früh zu beenden, weil sie länger fruchtbar bleiben und viel später aus dem Spiel hinausgeworfen werden. Zu diesem späten Zeitpunkt aber ist es schwieriger, sich zu erholen, und die Zeit ist knapper.

In der Lebensmitte fährt jeder von Natur aus innerlich etwas herunter. Wenn Sie nicht aufpassen oder die Abnahme des Verlangens nicht hinnehmen wollen, werden Sie weiterhin das Opfer aller möglichen Beeinflussungsversuche von außen sein. Der dabei entstehende Lärm überdeckt die faszinierende Stille, die entsteht, wenn die Natur schließlich aufhört, Sie anzustacheln. Solange Sie sich dieser Stille nicht bewusst sind, werden Sie nicht wissen, dass es an der Zeit ist, sich zu befreien.

Früher wussten Sie es nicht besser. Aber jetzt hat sich das geändert. Spitzen Sie daher aufmerksam die Ohren, damit Sie es bemerken, wenn die Forderungen der Natur verschwinden und Stille einkehrt.

Tun Sie bis dahin Ihr Bestes.   Wenn Sie zwischen 40 und Anfang 50 sind, wird es noch ein gewisses Hin und Her geben. Sie werden wahrscheinlich noch eine Weile mit Ihren Sehnsüchten leben müssen. Sie werden den romantischen Verlockungen nicht immer widerstehen können und geben ihnen vielleicht nach. Aber Sie sollten es sich verzeihen. Sollte Ihnen nichts dergleichen mehr begegnen, hoffe ich, Sie fühlen sich nicht betrogen und sind nicht verbittert. Solche Liebesverlockungen sind wie eine Grippe – manchmal bekommt man sie und manchmal nicht. Glorifizieren Sie sie nicht und krempeln Sie Ihr Leben nicht dafür um. Sehen Sie sie als das, was sie sind, und warten Sie ab, bis das Ganze wieder vorbei ist.

Eines baldigen Tages, wenn Sie das »altbekannte Gefühl« erleben, erinnern Sie sich vielleicht daran, wie Sie sich beim letzten Mal fühlten, als Sie schwach geworden sind. Aufgrund Ihrer Erfahrung ist es schwieriger, so zu tun, als seien Sie unwissend. Wenn Sie sich deutlich an den Ausgang erinnern können, während Sie vom Liebesversprechen gelockt werden, haben Sie die Grenze zum Bewusstsein überschritten. Bewusste Menschen müssen sich nicht mehr von Impulsen leiten lassen. Sie können sich entscheiden. Wenn diese Zeit für Sie gekommen ist, wird sich alles verändern. Sie werden wie ein neuer Mensch in einer neuen Welt sein.

Bis dahin sollten Sie Ihr Bestes versuchen und der romantisch verklärten Liebe möglichst wenig Raum bieten. Langeweile und innere Leere sind eine Einladung für die Liebeskrankheit, denn egal, was ich auch sonst darüber sage, das Verliebtsein ist selten langweilig. Machen Sie ihm etwas Konkurrenz, indem Sie Ihre Liebesbasis erweitern und Ihr inneres Leben bereichern. Gehen Sie nicht ins Sonnenstudio, sondern machen Sie eine Fortbildung. Lassen Sie sich nicht im Wellness-Center verwöhnen, sondern fahren Sie in ein Katastrophengebiet und helfen Sie den Menschen dort nach einem Orkan oder einer Überschwemmung. Seien Sie nicht oberflächlich, sondern entwickeln Sie Tiefe. Beziehen Sie Ihr Selbstwertgefühl nicht aus Ihrer Fähigkeit, jemanden, den Sie nicht einmal kennen, anzuziehen. Es sollte vielmehr auf Ihrem großartigen Geist und Ihrem mitfühlenden Herzen basieren.

Aber bleiben Sie realistisch. Behalten Sie Ihren Respekt vor der Biologie. Gelegentlich wird eine unergründliche Leidenschaft wie ein kleines Gespenst auftauchen und Sie von Zeit zu Zeit Fremden hinterherschauen lassen. Gehen Sie damit so um wie ein Ex-Raucher mit einer Zigarette oder ein Wildhüter mit einem Nashorn: Nehmen Sie es respektvoll zur Kenntnis, umkreisen Sie es vorsichtig und schleichen Sie sich dann auf Zehenspitzen davon.

Denn es gibt ein Leben, nachdem die Liebesillusionen sich aufgelöst haben. Vielleicht erleben Sie sogar wahre Liebe.

»Liebe ist nicht Atemlosigkeit … Das alles ist nur das Verliebtsein, was jeder Dummkopf zuwege bringt. Liebe an sich ist das, was übrigbleibt, wenn die Verliebtheit verglimmt ist, und dann ist sie sowohl eine Kunst wie ein glücklicher Zufall. Deine Mutter und ich haben das besessen, wir hatten Wurzeln, die unter dem Boden aufeinander zuwuchsen, und als alle hübschen Blüten von unseren Zweigen gefallen waren, fanden wir heraus, dass wir ein Baum und nicht mehr zwei waren.« Das schreibt Louis de Bernières in ›Corellis Mandoline‹.

Selbst wenn Sie sich noch einmal wie ein Narr verlieben sollten, werden Sie zumindest verstehen, was geschieht, und vielleicht werden Sie nicht zu viel zerstören. Möglicherweise lassen Sie auch zu, dass die Verliebtheit den einen nützlichen Zweck erfüllt – Sie an jemanden zu binden, bis Sie ihn kennen. Und wenn die Verliebtheit schwindet, könnten Sie mit etwas Glück ebenfalls erkennen, dass Ihre Wurzeln zusammengewachsen sind.

Übung 12
Liebesquiz

1. Wie haben Sie sich als Teenager die wahre Liebe vorgestellt? Welche Vorstellung hatten Sie zwischen 20 und 30? Wie sah sie zwischen 30 und 40 aus? Was, dachten Sie, würde die Liebe Ihnen bringen?

2. Wie sehen Sie es heute? Wie hat Ihr Denken sich verändert?

3. Welche Filme stehen Ihrer Meinung nach für die wahre Liebe? Haben Sie solche Liebesbeziehungen je im realen Leben gesehen?

4. Denken Sie an all die guten langjährigen Ehen, die Sie kennen. Was stand am Anfang dieser Beziehungen, Leidenschaft oder Freundschaft? Wenn Sie morgen in einer dieser Ehen aufwachen könnten, würden Sie das wollen?

5. Kennen Sie ein Paar über 70 oder 80, das wahre Liebe verkörpert? Wie haben die Partner das Ihrer Meinung nach erreicht? Könnten Sie es schaffen?

6. Wie würden Sie den Unterschied zwischen Ihrer leidenschaftlichen Liebe zu romantischen Liebespartnern und der Liebe zu Ihren Freunden beschreiben? Oder zu Ihren Kindern? Ihren Eltern und Geschwistern?

Kapitel 7
Wie gut schneiden Sie ab?

»Man übersieht dabei die eine wesentliche Tatsache, dass die Errichtung des sozialen Zieles auf Kosten der Totalität der Persönlichkeit erfolgt. Vieles, allzu vieles Leben, das auch hätte gelebt werden können, blieb vielleicht in den Rumpelkammern verstaubter Erinnerungen liegen.«

C. G. Jung

»Eine kleine, aber interessante Gruppe trifft freiwillige Entscheidungen darüber, welche Beziehung sie zur Arbeitswelt haben möchte … Viele von diesen Menschen sind über 40. Sie haben viel Zeit und Mühe in ihre berufliche Karriere investiert und erkennen dann, dass es sich für sie letztlich nicht lohnt.«

James Portwood

»Ich gehöre zu jener seltsamen Rasse von Menschen, die treffend beschrieben werden als Leute, die ihr Leben lang Dinge tun, die ihnen zuwider sind, um Geld zu verdienen, das sie nicht wollen, um Dinge zu kaufen, die sie nicht brauchen, um Leute zu beeindrucken, die sie nicht mögen.«

Emile Henry Gauvreau

»Das Problem beim Rattenrennen ist, dass man immer noch eine Ratte ist, selbst wenn man gewonnen hat.«

Lily Tomlin

Wie erfolgreich waren Sie bisher in Ihrem Leben? Das heißt, wie schneiden Sie im Vergleich mit Menschen aus Ihrer Altersgruppe ab? Erzählt Ihre Mutter ihren Freunden stolz von Ihnen? Oder sagt sie, Sie seien noch dabei, sich selbst zu finden? Und wie sieht es mit der Freude in Ihrem Leben aus? Macht es Ihnen Spaß? Oder haben Sie sich zusammengerissen, das Vergnügen auf später verschoben und das Richtige getan? Oder hat das Leben vielleicht früher, als Sie noch unterwegs waren, viel mehr Spaß gemacht als heute, da Sie angekommen sind?

Sind Sie immer noch so gespannt auf die Zukunft, wie Sie es einmal waren? Möchten Sie Ihr Leben auf die gleiche Weise weiterführen? Oder sind Sie bereit für etwas Neues und wissen nur nicht, was das sein könnte? Oder haben Sie eine Idee, die Ihnen allerdings nicht realistisch erscheint?

Würden Sie der folgenden Aussage zustimmen? »Wer bei seinem Tod am meisten besitzt, hat gewonnen.« Haben Sie je so gedacht? Oder sehnen Sie sich nach einer anderen Form des Siegs, ohne Konkurrenzdenken oder der Zurschaustellung materiellen Profits?

Sie haben sich all die Jahre durchgeboxt, um ein Ziel zu erreichen, und in der Lebensmitte heben Sie einen Moment lang den Kopf, um nachzusehen, wo Sie sich befinden. Aber wenn Sie sich umblicken, können Sie nichts klar erkennen. Nur weitere Fragen.

Wenn Sie sich noch nicht erfolgreich fühlen, denken Sie vielleicht: »Werde ich es je schaffen? Sollte ich Schadensbegrenzung betreiben und aufgeben?« Falls Sie einige Ihrer Ziele erreicht haben, fragen Sie sich möglicherweise: »Bin ich schon angekommen?« Und wenn Sie erfolgreich sind, denken Sie vielleicht trotzdem: »War das schon alles?«

Ob Sie erfolgreich sind oder nicht, in Ihrem Herzen tauchen dieselben Sorgen auf wie bei allen Menschen. Was haben Sie erreicht, wozu hat es geführt, und wie geht es von hier aus weiter? Haben Sie das richtige Leben gewählt? Wie, um alles in der Welt, können Sie es nun ändern?

Niederschmetternde Fragen. Wenn Sie sich davon komplett blockiert fühlen und nicht bereit sind, aufzubrechen, bevor sie beantwortet sind, möchte ich Ihnen zu Ihrer Weisheit gratulieren. Die Regeln für den Erfolg haben sich verändert, als Sie nicht hingesehen haben, und es ist weise von Ihnen, erst die neuen kennenzulernen, bevor Sie einen weiteren Schritt tun.

Wo liegt das Problem? Sie können den Unterschied zwischen Ihren

Wünschen und dem, was die Welt von Ihnen will, nicht erkennen. Jetzt, in der Lebensmitte, beginnen sie auseinanderzudriften, und das ist die Quelle für Ihre Unzufriedenheit. Sie möchten gerne ein Gewinner sein. Jeder wünscht sich das. Sie möchten anerkannt und/ oder reich und/oder etabliert sein. Sie haben nicht vor, diese Ziele neu zu überdenken. Wer könnte daran zweifeln, dass Ihr »wahres« Ich sich diese Dinge wünscht? Aber Ihr wahres Ich wünscht sich allmählich auch andere Dinge: Es möchte reisen, Zeit für die Familie haben, etwas Eigenes erschaffen, die Seiten in Ihnen ausprobieren, für die nie Zeit vorhanden war. Aber auf diese Weise können Sie Ihre Miete nicht bezahlen, stimmt's? Sie würden sich zum Narren machen, wenn Sie Ihren Erfolgspfad verlassen würden. Sollten Sie es trotzdem wagen? Sie leiden unter diesem inneren Konflikt.

Ich möchte Ihnen unumwunden sagen, dass Sie bisher keinen Fehler gemacht haben können. Egal, ob Sie als Anwältin eine Million pro Jahr verdienen oder ob Sie als Penner am Strand leben. Denn bisher standen Sie unter einem Bann, wurden von Kräften angetrieben, die wenig mit Ihnen zu tun hatten, von Impulsen, die Sie nicht verstanden. In diesem Kapitel werden wir uns mit einigen dieser Kräfte befassen, die Sie beeinflusst haben. Sie werden schockiert sein, wie allumfassend sie gewirkt haben, und erkennen, dass Sie sich selbst verzeihen sollten, da Sie keinerlei Wahl hatten und sich fügen mussten.

Aber egal, welche Richtung Sie nun einschlagen, nichts von dem, was Sie getan haben, war umsonst. Jeder Pfad, den Sie bisher gegangen sind, selbst die »Fehler«, wird in Zukunft so nützlich sein, dass es eines Tages so aussehen wird, als hätten Sie gezielt in dieser Richtung geforscht. Sobald klar wird, wie Sie zum jetzigen Punkt in Ihrem Leben gekommen sind, werden Sie viel besser erkennen, wo genau Sie sich befinden und was Sie als Nächstes tun sollten. Denn all die Konflikte signalisieren Ihren Eintritt in eine neue Lebensära. Zum ersten Mal können – und müssen – Sie bewusst darauf achten, was Sie tun. Dies ist Ihr zweites Leben. Und dieses zählt.

* * *

Die meisten Menschen werden so erzogen, dass sie genau wissen, was ein Gewinner ist: jemand, der erreicht, was er erreichen soll, was auch immer das sein mag. Beim Erfolg geht es nicht nur darum, viel Geld zu verdienen oder Auszeichnungen zu erhalten, wichtig ist auch eine gewisse Position in der Gesellschaft sowie die Anerkennung vonseiten der eigenen Familie, von Freunden und Verwandten. Wer entscheidet, was ein Gewinner ist, und woher wissen wir, was wir tun und erreichen sollen? Jede Gesellschaft definiert das für ihre Mitglieder, und Anerkennung oder Missbilligung sind ihre Instrumente.

Anerkennung bedeutet uns alles, wenn wir jung sind. Wenn Sie sich an Ihre Kindheit erinnern, wissen Sie, dass Anerkennung etwas Großartiges war und Missbilligung die Hölle. Das macht sie zu wirkmächtigen Instrumenten in einem Alter, in dem junge Menschen am meisten lernen müssen. Wie alle Eltern wissen, sehnt sich ein wissbegieriger, motivierter Schüler nach Anerkennung und leidet unter Missbilligung. Das dämpft unsere natürliche Neugier, die uns sonst vielleicht zu eigenen Erkundungen anstiften und uns in Gefahr bringen würde. Doch wenn wir auf eine Welt aus Anerkennung und Missbilligung beschränkt werden, konzentrieren wir uns stärker auf Belohnungen und Strafen als auf unsere eigenen Interessen.

Leider kann das Bedürfnis nach Anerkennung endlos sein, denn anstatt uns ein dauerhaftes positives Gefühl zu vermitteln, verschwindet die Anerkennung in der Quelle des Selbstzweifels, die ursprünglich durch Missbilligung ausgegraben wurde. Das ist die grundlegende Dynamik unserer Erfolgssehnsucht, und es ist ein Teil jeder Kindererziehung.

In den prägenden Jahren ist dieses Instrument vielleicht sinnvoll, aber wenn man älter wird, reicht Anerkennung nicht länger aus. Zu einer bestimmten Zeit hätten wir alles getan, um gute Noten von den Lehrern zu bekommen, aber jetzt ist es uns völlig egal. Vor nicht allzu langer Zeit haben wir für ein anerkennendes Schulterklopfen die halbe Nacht für unseren Chef durchgearbeitet. Aber jetzt gehen wir nach Hause und fühlen uns ausgenutzt. Wir sind mittlerweile Veteranen und haben das Spiel durchschaut. Wenn die Fanfaren erklingen und die Flaggen gehisst werden, kann niemand mehr sicher sein, dass wir uns ohne Weiteres freudestrahlend in den Kampf stürzen.

Sie wollen Ihren Job wahrscheinlich nicht verlieren, aber Sie sind unbestreitbar nicht mehr so stark darauf aus, andere Leute zu beeindrucken. Vielleicht haben Sie erkannt, dass die Karotte, die vor Ihrer Nase baumelte, sich immer wieder außer Reichweite bewegte. Oder Sie knabberten etwas daran und stellten fest, dass es nur eine Karotte war.

Immer dann, wenn es sich hohl anfühlte, als Sie einen Preis gewannen, so als würde etwas Wesentliches fehlen oder als sei ein Versprechen nicht eingehalten worden, hatte das Spiel zu lange gedauert. Der Preis war für Sie bedeutungslos geworden. Das Kind, das ihn wirklich gebraucht hätte, kann ihn nicht mehr entgegennehmen, denn es ist nicht mehr da. Es ist erwachsen geworden.

»Als mein Vater mir schließlich seine Anerkennung zuteilwerden ließ, hatte ich bereits aufgehört, darauf zu warten. Der Kritiker hatte seine Autorität verloren«, erzählte mir Matthew, ein Restaurantmanager.

Ihr abnehmendes Interesse an Anerkennung führt zu einer Verlagerung Ihrer Werte und blockiert Ihren Erfolgsdrang.

Es ist Ihnen vielleicht noch nicht bewusst, aber Ihr Wunsch nach einem guten Leben befindet sich auf Kollisionskurs mit dem Wunsch nach einer guten Erfolgsbilanz.

Sie wünschen sich noch immer Erfolg, vielleicht mehr denn je. Und Sie wollen genug Anerkennung, Geld und Status, um respektiert, ja sogar bewundert zu werden. Aber plötzlich, intensiver als je zuvor, wünschen Sie sich viel mehr als das. Sie sehnen sich nach einem erfüllten Privatleben. Sie möchten die Chance haben, Träume zu verwirklichen, die nichts mit Erfolg zu tun haben. Die natürliche Neugier, die in Ihrer Kindheit gedämpft wurde, stammte aus Ihrem inneren Selbst, das nun seine Präsenz zeigt und sich nicht mehr zurückdrängen lassen will.

Es kommt zu einem ernsthaften Konflikt, bei dem es nur einen Gewinner geben kann.

Sie konfrontieren sich mit der Entscheidung zwischen »der Welt« und »dem Selbst«, der man in der Lebensmitte so oft gegenübersteht: Was ist wichtiger für Ihr eigenes Glück – wie Sie vor dem Stamm dastehen oder wie es Ihnen innerlich geht? Diese beiden Aspekte sind kaum miteinander vereinbar. Sie können sich nicht selbst bewerten. Wenn Sie an etwas arbeiten, das Sie begeistert, konzentrieren Sie sich nicht auf die Anerkennung anderer, sondern auf Ihre Arbeit. Die Frage »Wie bin ich?« passt nur dann, wenn es Ihnen darum geht, jemanden für sich einzunehmen.

Wie können Sie diesen Konflikt lösen? Dafür müssen Sie zunächst das Drama verstehen, das Sie selbst geschrieben haben.

Das versteckte Drama. Die geheime Mission. Jeder Anstrengung, die Sie je unternommen haben, um erfolgreich zu sein, liegt ein verstecktes Drama zugrunde – mit einem Anfang, einem Mittelteil und einem Schluss. Am Anfang versuchten Sie die Aufgabe einzuschätzen, in der Mitte kämpften Sie mit aller Kraft gegen Widerstände an, und in der letzten Szene sollten Sie entweder triumphieren oder sich geschlagen geben. Und diese letzte Szene sollte in der Lebensmitte spielen.

Wenn es dieses Drama und die Werte nicht gäbe, würden Sie sich jetzt nicht enttäuscht oder besiegt fühlen. Das Drama hat Sie auf den Triumph, auf Ruhm und Freude vorbereitet. Es war die Basis Ihrer Motivation, etwas aus sich zu machen, sowie Ihrer Hoffnung auf einen befriedigenden Lohn.

»Ich müsste längst berühmt sein«, erzählte mir eine Schauspielerin. »Ich bekomme viele kleine Rollen und viele großartige Kritiken, aber das reicht in meinem Alter nicht. Ich sage es schrecklich ungern, aber es sieht so aus, als wäre ich gescheitert.«

»Mein Laden läuft ganz gut. Manche Leute würden sagen, er läuft besser als nur gut, aber es ist immer noch ein Ein-Mann-Unternehmen, und der Markt verändert sich. In der Zukunft sehe ich Probleme. Es kann sein, dass ich noch mal von vorne anfangen muss. So etwas dürfte jetzt eigentlich nicht passieren«, sagte der Besitzer eines Geschäfts für Elektrozubehör.

Woher stammt der Terminplan, und wer hat uns die Definition für Erfolg vorgegeben?

Unsere Vorstellungen von Erfolg und Scheitern stammen aus einer Reihe von Quellen. Die Biologie, unsere familiäre Situation, Freunde, sogar das Land, in dem wir aufgewachsen sind, sie alle sitzen bei den Olympischen Erfolgsspielen unseres Geistes in der Jury. Lassen Sie uns all diese Einflussfaktoren nacheinander betrachten.

Biologie und Erfolg. Wir leben zwar nicht mehr in einer Welt, in der die Männer sich um die Frauen schlagen, in der Frauen alle Männer bis auf den Gewinner verschmähen, in der nur die Gesündesten überleben können und nur die Stärksten genug Nahrung bekommen, aber wir sollten nie unterschätzen, welche Rolle die Biologie nach wie vor bei unserer Sehnsucht nach Erfolg spielt. Vorstellungen und Technologie mögen sich schnell verändern, aber die Biologie hinkt stets hinterher. Dieser Einfluss ist immer noch in uns vorhanden: der Wunsch nach Action, nach einem Gefühl von Intensität, von Risiko. Wir sind bereit, zu kämpfen, um etwas zu bekommen, sobald wir herausfinden, was es ist. Die Natur stattet uns mit einer gehörigen Antriebskraft aus und bereitet die Bühne für das Drama, in dem wir spielen werden. Wir benötigen nur noch unseren Text.

Die Familie, in die wir hineingeboren wurden, stellt das Drehbuch zur Verfügung.

Familie und Erfolg. »Meine Mutter musste sehr hart arbeiten, um mir eine gute Schulbildung zu ermöglichen. Ich könnte sie nie enttäuschen. Für sie ist es das Allergrößte, dass ich Jurist bin«, sagte ein sehr unglücklicher Anwalt vor Kurzem zu mir. Was begeisterte ihn wirklich? Andere Kulturen, Rucksackreisen, Unterrichten und Schreiben.

Wie wäre es wohl, wenn er Erfolg in einem Beruf hätte, der ihn begeistert? Wenn er sein eigenes Unternehmen gegründet hätte und mit dem Rucksack um die ganze Welt gereist wäre, um in multinationalen Unternehmen Seminare über interkulturelle Kommunikation anzubieten und Bücher darüber zu schreiben?

»Meine Mutter würde sagen, das sei nichts Solides«, entgegnete er.

Jedes Lebensziel ist eine heikle Balance zwischen uns – unseren Wünschen, Fähigkeiten und sogar unserem Bedürfnis, uns gegen den äußeren Druck zu wehren – und der Familie, in der wir aufgewachsen sind. Wir haben uns unsere Ziele gesteckt, um etwas zu erreichen: Vermutlich möchten wir einen Elternteil für uns einnehmen oder ihn retten. Oder wir wollen jemandem beweisen, dass er sich in uns getäuscht hat.

Manchmal lassen Familien uns genau wissen, was sie von uns erwarten. Je nachdem, welche Werte sie haben, sollen wir gute Schulen besuchen, die richtigen Leute treffen – oder gute Noten nach Hause bringen oder hervorragende Leistungen im Sport erzielen –, damit wir einen guten Ehepartner finden und Karriere machen können, damit wir Geld verdienen und unseren Kindern eine gute Ausbildung finanzieren können, damit sie wiederum das Gleiche tun können. Manchmal ist das Ziel klar vorgegeben, aber die Familie erklärt uns nicht, wie wir es erreichen sollen. Es heißt dann: »Werde reich!«, oder: »Werde Arzt oder Anwalt!« Wie wir das schaffen sollen, bleibt unklar. Manchmal ist das große Ziel definiert, aber die Details bleiben vage. »Meine Familie sagte zu mir: ›Sei jemand!‹ Es kam nicht auf den Bereich an. Ich sollte einfach irgendwo an die Spitze gelangen.«

Und manchmal können wir nicht erkennen, was die eigene Familie will, weil sie widersprüchlich agiert. Erst motiviert sie uns, erfolgreich zu sein, aber wenn wir das geschafft haben, schüchtert es die anderen Familienmitglieder ein, und sie versuchen uns kleinzumachen.

In anderen Familien ist es nicht einmal zeitweise wichtig, ob wir glücklich sind. Sie fordern, dass wir uns zurücknehmen und ihnen geben, was sie selbst sich wünschen. Wenn das geschieht, geben wir widerwillig klein bei, schleppen uns vorwärts und bringen letztlich nur einen halbherzigen Einsatz. Wir sind so verletzt durch den Egoismus der Familie, dass wir bereit sind, uns selbst zu bestrafen, um die anderen zu bestrafen.

Und in manchen Familien begreifen wir, dass der einzige Weg, die anderen zufriedenzustellen, darin besteht, zu scheitern.

In jedem Fall steigen Sie mit Ihrem Leben mitten in Ihre Familiengeschichte ein. Sie versuchen Dinge auszugleichen, die in einer früheren Szene passiert sind, von denen Sie aber möglicherweise nichts wissen. Vielleicht wollte Ihr Vater seinem arroganten Bruder unbedingt etwas beweisen, war aber nicht in der Lage dazu. Sie spüren sein Gefühl des Scheiterns, selbst wenn Sie nicht wissen, woher es stammt, und versuchen für Ihren Vater erfolgreich zu sein. Oder Ihre Mutter hat Ihnen ihre eigenen Träume aufgeladen, weil niemand sie ihr erfüllte. Vielleicht waren Ihre Eltern aber auch sehr erfolgreich, und Sie wussten nie, wie Sie es ihnen gleichtun sollten. Oder Ihre Eltern waren sehr unglücklich, und Sie befürchteten unbewusst, sie zu überflügeln.

Der oben erwähnte Jurist kennt die Realität nur zu gut. Als Anwalt zu arbeiten ist nicht mehr so attraktiv, wie es einmal war. Zum einen gibt es weniger Stellen, zum anderen kündigen angestellte Anwälte scharenweise ihren Job. Die Unzufriedenheit ist extrem hoch, und die Fluktuationsrate unter Juristen gehört zu den höchsten aller Berufsfelder. Die Mutter des Anwalts erinnerte sich jedoch an die Zeit, in der dieser Beruf zu den angesehensten und sichersten gehörte, daher wollte sie, dass ihr Sohn Anwalt wurde. Er wusste, dass sie unrecht hatte, brachte es aber nicht übers Herz, ihre Bedürfnisse zu übergehen. So etwas kommt häufiger vor, als man meinen möchte: Der Blinde führt den Schuldigen.

Ich weigere mich, diese Spielchen zu spielen. Wenn Sie glauben, Sie könnten all diese Gegebenheiten ignorieren, wünsche ich Ihnen viel Glück dabei. Gehen Sie Ihren eigenen Weg, wird man Sie nicht als »Freigeist« bezeichnen, sondern als »Versager« abstempeln. Solange sich Ihre eigene Identität noch entwickelt, ist das mehr, als Sie ertragen können. Sie werden dazu getrieben, den Erwartungen Ihrer Familie zu entsprechen, da deren Anerkennung Ihnen Selbstwertgefühl verleiht. Niemand hat beim Erwachsenwerden die Möglichkeit, sich all dem zu entziehen. Selbst dann nicht, wenn Sie laut verkünden, wie sehr Sie die seltsamen Werte Ihrer Familie ablehnen oder lächerlich finden. Sie haben das Drama der Familien verinnerlicht, bevor Sie in der Lage waren, zu protestieren. Bereits als kleines Kind haben Sie Lebensentscheidungen getroffen, die auf diesem Drama basieren.

Ihre Freunde und der Erfolg. Auch Ihre Freunde spielen aufgrund des Konkurrenzdenkens eine wichtige Rolle für Ihr Streben nach Erfolg. Wann immer Sie in der Stimmung sind, sich selbst niederzumachen, müssen Sie nur an die »erfolgreichsten« Leute aus Ihrer Schulzeit denken. Solche Vergleiche können Sie zu jeder Zeit runterziehen: Wenn Ihr Vater die Beförderung eines Ihrer Freunde erwähnt oder wenn Sie Post von einer ehemaligen Klassenkameradin bekommen, die Sie über die Geburt ihres Babys informiert, stellen Sie automatisch Vergleiche an. Waren Sie erfolgreicher? Oder die anderen?

Deshalb sind Klassentreffen so schrecklich. Theoretisch sind Sie aus Sympathie dort: Sie wollen bekannte Gesichter sehen, schöne Erinnerungen wieder aufleben lassen und erfahren, was im Leben der anderen so los ist.

Aber warum machen Sie sich dann dennoch so viel Stress wegen Ihres Gewichts, Ihres dünner werdenden Haars, Ihrer gelungenen Ehe beziehungsweise Ihres Singledaseins und Ihrer beruflichen Leistungen?

Sie können nicht anders, als sich damit zu vergleichen, wie

Sie zu Ihrer Schulzeit waren. Falls Sie eine Schönheit waren, möchten Sie, dass alle sehen, wie attraktiv Sie immer noch sind. Hatten Sie die romantischste Liebesbeziehung, ist es Ihnen peinlich, wenn Sie nicht mehr mit diesem Partner zusammen sind. Waren Sie eine Einserschülerin, fühlen Sie sich wie eine Versagerin, falls Sie keine glänzende Karriere hingelegt haben. Sie befürchten Kommentare Ihrer ehemaligen Klassenkameraden wie: »Ach komm, du bist doch an der besten Uni gewesen und hast in Topunternehmen gearbeitet. Du könntest doch heute viel besser dastehen!« Wenn die anderen Ihre Unzufriedenheit nachempfinden können und sagen: »Du solltest deinen Job schmeißen und Fotograf werden, wenn du das so gerne möchtest«, wird ihre Scheinheiligkeit letztlich durch ihren eigenen Lebensweg entlarvt. Denn warum kündigen sie dann nicht auch ihre Jobs? Waren Sie dagegen extrem erfolgreich und gehen Sie voller Stolz zu dem Treffen, erkennen Sie schnell, dass die anderen darunter leiden und sich selbst negativ bewerten. Dabei wollten Sie ihnen auf Augenhöhe begegnen und sich freundschaftlich mit ihnen austauschen.

Doch wenn jemand gewinnt, verliert ein anderer. So funktioniert ein Bewertungssystem nun mal.

Ihre Schulkameraden hatten eine große Bedeutung für Ihre Definition von Erfolg, selbst wenn Sie aus der Gemeinschaft ausgestoßen waren und keine Chance hatten, in den inneren Zirkel aufgenommen zu werden. Falls Sie verhöhnt und nie akzeptiert wurden, waren Ihre Schulkameraden Ihre Feinde. Sie verletzten und erniedrigten Sie und lösten in Ihnen die Sehnsucht nach einem Erfolg aus, der Ihre Widersacher zu Boden schmettern würde. Die Dimension Ihrer Erfolgsfantasien zeigt, wie viel Leid Sie in jungen Jahren erlitten haben.

»Eines Tages werde ich so erfolgreich und berühmt sein, dass die anderen über mich lesen und vor Neid platzen werden. Und wenn sie mich dann anrufen, um den alten Kontakt wieder aufleben zu lassen, weil sie etwas von mir wollen, werde ich ihnen sagen, dass ich mich nicht an sie erinnere.«

Die angeblichen Vorteile des Berühmtseins. Ständig begegnen wir in unserem Umfeld den Gesichtern der Reichen und Berühmten – in Film und Fernsehen, auf den Titelseiten von Zeitschriften. Sind diese Ikonen des Erfolgs tatsächlich von einer Aura des Glamours und Selbstbewusstseins umgeben? Sehen sie entspannt und glücklich aus? Natürlich tun sie das. Kein Prominenter runzelt je die Stirn auf der Titelseite einer Zeitschrift. Die Promis sind unsere Ikonen und haben eine große Ausstrahlung.

»Wäre ich Präsident oder ein Filmstar, dann wäre ich glücklich, selbstbewusst, reich, und man würde mich bewundern. Jeder würde mich mit Respekt behandeln, egal wo ich hinginge.« Solange die geheimnisvolle Glamourwelt nicht durch die Realität gestört, das heißt, aus der Distanz betrachtet wird, weckt sie unsere Sehnsüchte, und die Prominenten sind so schön und bewundernswert wie die Riesen, die wir als kleine Kinder vergöttert haben: unsere Eltern. Doch so wie die Nähe und Vertrautheit uns erkennen ließen, welch unvollkommene Wesen unsere Eltern eigentlich waren, so lösen sie auch unsere Illusionen über Prominente rasch auf.

Wenn der Ruhm so etwas Großartiges ist, warum reagieren Filmstars dann häufig so gereizt, wenn sie in der Öffentlichkeit angesprochen werden? *Weil sie sich genau das wünschen, was wir haben: die Freiheit der Anonymität.* Uns begegnet man auf der Straße mit mehr Respekt, als Prominente es sich je erhoffen können. Andere Menschen sind nicht der Meinung, sie hätten das Recht, unsere Privatsphäre zu verletzen. Daher können wir unbehelligt auf einer Straße entlanglaufen, tun, was wir möchten, und unseren eigenen Gedanken nachhängen. Niemand wird plötzlich auf uns zustürmen und uns um ein Autogramm bitten, wenn wir gerade einen ruhigen Moment mit unserem Kind genießen. Wir müssen nicht jeden anlächeln. Wir brauchen als Begleitung keine Angestellten oder Bodyguards.

Promis haben auch nicht so viel Spaß, wie wir denken. Ihr Publikum hat den Genuss, es darf in seine Stars verliebt sein und muss sich keine Sorgen darüber machen, abgelehnt zu werden. Viele herausragende Eigenschaften wie etwa ihre bestechende Präsenz werden den Künstlern von ihren Fans angedichtet, da diese sich nach Helden sehnen.

Die Stars selbst erleben sich meistens nicht so. Ihre künstlerische Arbeit mag ihnen zwar eine tiefe Befriedigung verschaffen (etwas, das auch wir erleben können), aber wenn sie ihre Kunst beziehungsweise ihr Handwerk gerade nicht ausüben und mit anderen Prominenten zusammen sind, müssen sie wie ein Magier sein, der für sein Publikum Zaubertricks aufführt. Sie selbst können nicht daran glauben, dass das Kaninchen tatsächlich aus dem Hut gezaubert wurde. Allein das Publikum kommt in den Genuss dieses Vergnügens, während es im Dunkeln sitzt, an die Magie glaubt und sich wünscht, ebenfalls ein Star zu sein.

»Jahrelang habe ich die Finanzmakler beneidet, die Stars des Unternehmens waren. Selbstbewusst liefen sie in ihren teuren Anzügen durch die Büros. Eines Tages wurde mir allerdings schlagartig etwas bewusst: Ich verglich mein inneres Erleben mit ihrem äußeren Auftreten«, erzählte mir ein Klient.

Larry hatte mit seinem eigenen Unternehmen viel Erfolg, aber seine Freunde waren noch erfolgreicher. Er wurde zu all ihren Partys eingeladen, kam sich dort aber stets etwas fehl am Platz vor. Und er konnte es nicht lassen, sich mit anderen zu vergleichen, vor allem mit seinen Freunden, die so spektakuläre Leistungen erbracht hatten, dass sie dadurch berühmt geworden waren. Ihm gegenüber verhielten sie sich stets etwas herablassend, als fühlten sie sich ihm überlegen.

»Ich habe mich stets gefragt, wie sie so selbstbewusst werden konnten«, schrieb er mir. »Was hatten sie, was ich nicht hatte? Selbst mit noch mehr Geld würde ich nicht wie sie werden, das wusste ich. Und dann sagte meine Frau eines Tages zu mir: ›Warum laden Sie dich ein, wenn sie so weit über dir stehen?‹

›Tja, ich nehme an, sie mögen meine Gesellschaft, weil ich der Einzige bin, der über interessante Dinge spricht. Die anderen erzählen immer wieder das Gleiche, wie viel Geld sie für verschiedenste Dinge ausgeben und wie erfolgreich sie sind‹, antwortete ich.

›Vielleicht brauchen sie jemanden, der sie bewundert‹, sagte sie.

›Aber warum sollten sie das nötig haben?‹, fragte ich mich. Da wurde mir etwas klar: Ich hatte schon oft das Gefühl gehabt, dass sie zu hart dafür arbeiteten, zufrieden auszusehen. Wenn man so viel erreicht hat wie sie, kann man doch eigentlich etwas entspannter arbeiten, oder? An diesem Tag erkannte ich etwas, das ich irgendwie immer schon gewusst hatte: Diese Leute *fühlen* sich nicht so gut, wie sie *wirken*.«

Wann immer Sie sich wünschen, jemand anderer zu sein, ein berühmter Schauspieler, eine Athletin oder eine Prominente, können Sie einen Realitätstest durchführen. Vergleichen Sie Ihr Inneres mit dem *Inneren* des Prominenten. Denn das Äußere ist nur Schein. Jeder kann sich ein solches äußeres Gebäude aufbauen. Die Leute tauchen auf den Titelseiten von Zeitschriften auf, weil sie PR-Experten damit beauftragt haben, sie dorthin zu bringen. Es gehört zu ihrem Job.

Große Erfolge feiern oder wahre Größe entwickeln. Was ist eigentlich mit all den unbekannten Menschen, die intelligent sind, geistreich, liebenswürdig und genial, die man aber nie auf den Titelseiten sieht? Über sie müssten wir unbedingt etwas lesen, aber sie tauchen nicht öffentlich auf, weil sie keine Lust haben, sich zu präsentieren.

Viele sind großartig und häufig in unserer Nähe zu finden, in unserem Wohnviertel, in der Arbeit oder der eigenen Familie. Sie konzentrieren sich auf ihre Arbeit oder setzen sich für etwas Wichtiges ein. *Sie sollten unsere strahlenden Vorbilder sein; ihnen sollten wir unsere Aufmerksamkeit schenken.* Herausragende Lehrer, Gärtner oder Schriftsteller arbeiten ohne Öffentlichkeit. Sie können ihr Talent in ihrem eigenen Tempo entwickeln, bewegen sich frei unter Menschen, ohne dass jemand mit dem Finger auf sie deutet, und sie sind in der Lage, ein Leben mit mehr als nur einer Passion zu führen. Darüber hinaus müssen sie sich nicht darum kümmern, wie erfolgreich sie auf einer Bewertungsskala abschneiden.

Wir sollten etwas über Menschen erfahren wie etwa die Frau, die ihre eigene Schule in Chicago gründete, wo sie benachteiligte Kinder unterrichtet und sie so auf die Universität vorbereitet. Über den Mann, der die Stadt verließ, um eine kleine Farm auf dem Land zu bewirtschaften. Die Schülerin, die für sich alleine Geschichte studiert, weil das Fach sie interessiert, an ihrer Schule aber nicht unterrichtet wird. Oder über die Nonne, die alleine nach Afrika ging, weil niemand es ihr genehmigte, und sich dort unter einen Baum setzte, bis die Kinder ihr etwas zu essen brachten. Nachdem die Dorfbewohner sie kennengelernt hatten, brachte sie ihnen das Lesen und Schreiben bei und baute insgesamt 20 Schulen. Die Zeitschriften sollten die langweiligen Bilder der Prominenten von ihren Titelseiten verbannen. Ihre Gesichter wurden schon viel zu oft gezeigt, und sie können uns nichts darüber lehren, wie man leben sollte. Stattdessen sollten die Gesichter der Menschen gezeigt werden, die ihre eigenen Träume verfolgt haben, die aber nie von Agenten, Managern und PR-Experten angerufen werden. Wir sollten erfahren, wie sie aussehen, was ihnen wichtig ist, wie sie zu ihren Entscheidungen gelangten und wie sie ihre Vorhaben in Angriff nahmen. Nur so werden wir je lernen, was wir als Individuen benötigen. Denn anhand ihrer Beispiele können wir unser eigenes Potenzial entdecken, das uns zu wahrer Größe führen kann.

Doch das vorherrschende Erfolgsprinzip mit seinen Bewertungsskalen und seinem Punktesystem war nie darauf angelegt, uns das zu ermöglichen. Es wurde entwickelt, um etwas von uns zu bekommen.

Was hat das Erfolgsprinzip mit dem Individuum gemacht?

Vielleicht haben Sie aufgrund des Erfolgsprinzips herausragende Leistungen in der Arbeit erbracht, aber möglicherweise hat es auch Ihr restliches Leben durchdrungen und es völlig ausgehöhlt.

Nehmen wir an, Sie sind eine alleinerziehende Frau, die sich in einer Männerwelt nicht ausbremsen lassen will. Sie kämpfen sich bis an die Spitze empor und kümmern sich gleichzeitig um Ihre Familie. Sie leiden oft unter Ihrer Einsamkeit und können nicht so viel Zeit mit Ihren Kindern verbringen, wie Sie es gerne täten. Doch Sie hoffen, dass Ihre Tochter von Ihrer Pionierarbeit profitieren und bessere Karrierechancen haben wird. Stattdessen wünscht sich Ihre Tochter einen Mann, der sie finanziell unterstützt, damit sie mit den Kindern zu Hause bleiben kann.

»Ich habe miterlebt, wie hart meine Mutter gearbeitet hat, wie wenig Zeit sie für Freunde, Liebhaber oder für uns hatte. Das will ich für mich so nicht.«

Oder stellen Sie sich vor, Sie wären ein Vater, der nur das Beste für seine Frau und seine Kinder will: das größte Haus, die besten Schulen, die tollste Kleidung, die schicksten Autos und ein völlig sorgenfreies Leben. Am Ende haben Sie eine Frau, mit der Sie sich nicht über berufliche Themen austauschen können, und Kinder, die ziemlich abgekapselt von anderen Menschen aufgewachsen sind und ihr Leben nicht selbst in die Hand nehmen. Sie lieben sie, aber sie wirken ziemlich oberflächlich, egozentrisch und materialistisch. Und was noch schlimmer ist: Es gelingt ihnen nicht, eigene Ziele zu finden.

Oder aber Sie haben einen großartigen Geschäftssinn. Sie erkennen, wo und wie man am meisten Geld erwirtschaften kann. Sie kämpfen wie ein Wahnsinniger und setzen Ihre Ideen um. Die Rechnung geht auf. Am Ende verdienen Sie mehr Geld, als Sie je ausgeben könnten. Sie legen sich nebst vielen teuren Luxusartikeln eine Vorzeigepartnerin zu, quasi als »Belohnung« für Ihren großen Erfolg, aber auch um andere neidisch zu machen. Außerdem spielen Sie nun in der Liga der mächtigen Jungs und haben ein Eintrittsticket in deren missgönnende Welt. Nie können Sie ihnen den Rücken zukehren, denn Sie kennen die Spielregeln: Verlieren Sie Ihr Geld, verlieren Sie auch diese Leute. Aus Ihnen ist letztlich ein armes reiches Kind geworden, das einsam inmitten seiner teuren Spielzeuge stzt.

Das Leben ist kein Publikumssport: Richtig oder falsch?

Diese Aussage impliziert, dass Sie selbst spielen müssen, um zu gewinnen.

Aber das Leben ist gar kein Sport.

Für jede Sportart gelten bestimmte Grundregeln. Nur als Spieler haben Sie einen bestimmten Wert. Gefordert wird nicht nur *Ihre* Bestleistung, sondern die beste Leistung *überhaupt.* Es gibt immer einen Gegner. Wenn Sie gewinnen, muss ein anderer verlieren. Es zählt nur der Erfolg, und das Publikum bewertet Ihre Leistung. Darum geht es beim Sport, aber keineswegs im Leben.

Wenn Sie mir nicht glauben, sollten Sie an ein paar alltägliche Aktivitäten denken. Stellen Sie sich vor, Sie tun diese Dinge, weil es Ihnen gefällt. Dann stellen Sie sich vor, Sie tun sie, um Punkte damit zu erringen. Achten Sie darauf, welche Erfahrung erfüllender ist.

1. Sport aus gesundheitlichen Gründen treiben oder um die dicksten Muskeln zu bekommen.
2. Sex aus Leidenschaft oder um Punkte damit zu sammeln.
3. Tanzen oder Klavier spielen, um Spaß zu haben oder um sich mit anderen zu messen.
4. Aus Interesse etwas lernen oder um eine gute Note zu bekommen.
5. Mit Freunden sprechen, um sich über neue Ideen auszutauschen oder um eine Diskussion zu gewinnen.
6. Aus Neugier reisen oder um weltläufiger zu wirken als der Nachbar.
7. Ein Haus so zu bauen, wie es Ihnen gefällt, oder es das größte in der ganzen Nachbarschaft ist.

Erkennen Sie den Unterschied?

Sich bei persönlichen Angelegenheiten für das Gewinnen zu entscheiden, ist ein einsames Unterfangen. Das Leben als Sport zu betrachten ist kaltherzig und unmenschlich und führt zu einer Verarmung unserer Erfahrungen. Wenn es um das Überleben geht, hat natürlich niemand eine Wahl. Man arbeitet so hart, wie man muss, und bezahlt jeden Preis, der nötig ist. Aber wenn wir gewinnen, um etwas zu beweisen, egal, wie nobel die Motive auch sein mögen, bezahlen wir in puncto Lebensqualität möglicherweise einen zu hohen Preis.

Aber erfolgreiche Menschen haben viel Geld. Man sollte nicht so tun, als wäre das nicht toll. Ich befürchte, genau das werde ich. Als ich einige Artikel über das Elend der meisten Lottogewinner las, bestätigten sich meine Vermutungen. Fast alle von ihnen ließen sich scheiden oder lagen im Zwist mit verärgerten Freunden und Familienangehörigen. Einer landete wegen Raubes im Gefängnis, da er mehr ausgab, als er gewonnen hatte, und Geld brauchte! Mit zu viel Geld kann es uns schlechter gehen als mit zu wenig.

Als alleinerziehende Mutter war ich früher oft überarbeitet, pleite und machte mir viele Sorgen. Daher war es mir sehr wichtig, »genug« Geld zu haben. Genug bedeutet für mich, dass ich mich nicht zu Tode schuften muss, um über die Runden zu kommen, und nicht in der Morgendämmerung aus dem Schlaf hochschrecke, aus Angst davor, dass ich den Arzt für meine Kinder oder den Vergaser für mein Auto nicht bezahlen kann. *Aber ich lege keinen Wert darauf, mich zu Tode zu schuften, um zu viel Geld zu verdienen, oder aus Angst aufzuwachen, weil ich meine Segeljacht verlieren könnte oder meine Diamanten verpfänden muss.* Wenn ich Menschen frage, die unbedingt das große Geld machen wollen, warum sie sich das wünschen, sagen sie mir Folgendes (lesen Sie danach jeweils auch, was ich ihnen antworte):

1. Geld schenkt uns Sicherheit. Dafür braucht man keinen großen Reichtum. Wenn Sie genug Geld haben, um Ihre Rechnungen zu bezahlen, Arztkosten zu begleichen oder andere Alltagsprobleme zu beheben, haben Sie ein so großes Gefühl der Sicherheit, wie man es als Mensch nur haben kann. Man kann jeden gut bezahlten Job verlieren. Große Investitionen können in den Sand gesetzt werden. Und Menschen, deren Vermögen so groß ist, dass sie nie mehr Gefahr laufen, es zu verlieren, brauchen Bodyguards.

Wie viel Geld man – abgesehen vom Nötigsten – braucht, hängt von der eigenen Einstellung ab. Ich kenne jemanden, der mit fast nichts über die Runden kam, aber trotzdem jedes Jahr die Welt bereisen konnte. Es gibt Leute, die sich mit 25 000 Dollar pro Jahr reich fühlen, und überraschend viele, die 20-Mal so viel verdienen und trotzdem Angst vor Armut haben.

2. Man könnte interessante Dinge tun, wenn man reich wäre. Was denn zum Beispiel? Zu exotischen Orten reisen? In die Äußere Mongolei fahren? Ohne eine Menge Geld geht das nicht.

Seien Sie sich da nicht so sicher. Vielen Durchschnittsverdienern gelingt es, ihre Groschen zu sparen und die ganze Welt zu bereisen. Und manchmal bringt ein kleineres Budget intensivere Erfahrungen mit sich.

»Man kann in Italien in einem Fünf-Sterne-Hotel wohnen, aber dann wird man keinen echten Italienern begegnen. Außerdem werden Kronleuchter und Leinenservietten nach einer Weile langweilig«, erzählte mir ein Freund. »Wenn ich in ein fremdes Land komme und in kleineren Herbergen oder bei Freunden übernachte, nehme ich jedes Mal einen viel intensiveren Eindruck davon mit nach Hause, wo ich gewesen bin.«

3. Mit Geld kann man anderen Menschen helfen. Manche Leute hätten gerne eine Menge Geld, weil sie damit so viel Gutes tun könnten. »Ich würde viel davon verschenken«, sagen sie.

Doch wie viele Millionäre verschenken ihr Geld tatsächlich? In der Regel haben andere Dinge Priorität. Und wie viele haben selbst noch täglich mit den Menschen zu tun, denen sie helfen wollen? Ihr Job besteht meistens darin, das ganze Geld zu verwalten und jemanden für die Leitung einer Stiftung einzustellen.

Wenn Sie der Welt wirklich helfen wollen, können Sie es sofort tun. Werden Sie Mitglied bei einer Umwelt- oder Wohltätigkeitsorganisation, bewerben Sie sich um einen Job in einer Stiftung oder helfen Sie einem Nachbarn, einem Kind oder einem älteren oder kranken Mitbürger, um die sich das Sozialsystem nicht kümmert. Das ist ebenso befriedigend und bewirkt möglicherweise viel mehr.

Die Kernfrage lautet nämlich nicht: »Wie schneide ich ab?«, sondern: »Was brauche ich?«.

Ihre Antwort wird Sie vielleicht überraschen.

Vielleicht möchten Sie Träume verfolgen, die nichts mit Reichtum oder Ruhm zu tun haben. Viele spannende Lebensentwürfe werden nicht vom »Erfolgsradar« erfasst. Ich kenne eine Frau, die in Borneo mit Schimpansen arbeitet, und einen Mann, der in einer Musikalienhandlung tätig ist und seinen Kunden dort beibringt, Bluesgitarre zu spielen. Beide sind begeistert von ihrer täglichen Arbeit und lieben ihr Leben, aber man würde nie etwas über sie in den Zeitungen lesen.

Auf der Hochzeit eines Freundes begegnete ich zufällig meiner Nachbarin, die Sekretärin ist. Sie stand hinter einem Tisch mit kunstvollen französischen Torten, die sie gebacken hatte.

»Ich habe in Paris eine Ausbildung zur Konditorin gemacht«, sagte sie lächelnd. »Aber ich will es nicht zu meinem Beruf machen. Ich arbeite lieber als Sekretärin.«

Ein Freund von mir lebt in einem kleinen Dorf in der Türkei. Dort kauft er heruntergekommene Häuser auf, renoviert sie und gibt sie dem Dorf dann zurück. Eine 46-jährige Anwältin entdeckte vor Kurzem die Briefe ihrer Urgroßmutter – einer Missionarin und Reisenden. Sie hatte die Briefe Ende des 19. Jahrhunderts aus Asien an ihre Familie in Boston geschickt. Die Anwältin engagierte jemanden, der Schreibseminare veranstaltet, und organisierte für eine kleine Gruppe von Gleichgesinnten, die ebenfalls die Geschichten ihrer Familien aufschreiben wollten, einen Treff. Jeden Samstag arbeiten sie nun zusammen. Sie schreiben gemeinsam, lesen gegenseitig ihre Texte und helfen einander bei Rechercheproblemen. Sie spielen sogar mit dem Gedanken, einen kleinen Verlag zu gründen. Werden sie je reich und erfolgreich werden? Wird man in den Zeitschriften über ihre erfolgreiche Geschäftsidee lesen?

»Das glaube ich nicht«, sagte die Anwältin. »Keiner von uns hat Lust auf so etwas. Wir wollen lediglich unsere eigenen Bücher für die paar Leute veröffentlichen, die sie vielleicht lesen möchten.«

Das sind kleine Brötchen. Zu unmaßgeblich für Sie. Wie würde Ihr Vater seinen Freunden Ihren mangelnden Ehrgeiz erklären?

Doch wenn Sie ehrlich sind, spüren Sie eine gewisse Verunsicherung. Fantasien von einer erfüllenden Arbeit könnten Ihre Chancen, es in dieser Welt zu etwas zu bringen, zunichtemachen. Ihr zunehmender Wunsch nach persönlicher Erfüllung könnte Ihre früheren Träume vom großen Erfolg sabotieren. Seien Sie auf der Hut. Sie könnten scheitern, wenn Sie nicht achtgeben.

■ Scheitern

Man hat uns beigebracht, vor einer Sache besonders große Angst zu haben: vor dem »S-Wort«, dem Scheitern. Lassen Sie mich den Begriff zunächst definieren. Das Scheitern kann als Kluft zwischen den eigenen Erwartungen und dem Erreichten betrachtet werden – falls und nur falls Sie Ihren eigenen Wert durch die Meinung anderer bestimmen lassen.

Wenn wir einen Traum verfolgen und dabei auf die Nase fallen, fühlen wir uns allein deshalb noch nicht als Versager. Probieren wir etwas zum ersten Mal, sind wir immer überrascht, wie schwer es ist, Erfolg zu haben. Das mag zwar sehr ernüchternd sein, aber es ist ein Teil des Lernprozesses und bereitet uns auf einen späteren Versuch vor, bei dem wir schon viel schlauer sein werden. Wollen wir allerdings in den Augen anderer erfolgreich sein, verletzt es unser Selbstwertgefühl durchaus. In diesem Fall tragen wir eine schwere Bürde mit uns herum.

»Alles sah am Anfang so vielversprechend aus, und jeder setzte so hohe Erwartungen in mich. Doch als ich zur Universität ging, wurde ich einfach ein anderer Mensch. Ich bin nie über diesen Schock hinweggekommen. Ich glaube, danach habe ich aufgegeben.«

»Ich habe mein ganzes Leben verzweifelt versucht, meinem Vater zu beweisen, dass ich etwas tauge. Ich bleibe länger als jeder andere in der Arbeit und bin sehr erfolgreich. Meine Kollegen bewundern mich, aber ich selbst habe nie das Gefühl, dass es reicht. Ich fühle mich ständig wie ein Versager.«

Das ist wahres Scheitern. Der ersten Person ist es nicht gelungen, das Genie zu werden, das jeder in ihr gesehen hatte, und sie ist nun blockiert. Der zweiten ist es nicht gelungen, Anerkennung von einem kritischen Elternteil zu bekommen. Daher kann sie nicht mit dem Überkompensieren aufhören. Wissen Sie, was beiden helfen würde? Wenn sie ihr Scheitern als das sehen könnten, was es wirklich war: der Schlüssel, der die Gefängnistüren öffnet und ihnen zur Freiheit verhilft.

Die Wahrheit über das Scheitern. Was ist positiv daran?

Das Scheitern befreit uns aus dem Hamsterrad.

Wenn wir das Spiel verlieren, verschwindet das unsichtbare Publikum, und wir entwickeln die nötige ruhige, fokussierte Einstellung, um ein Leben zu gestalten, das uns entspricht.

Sie haben also keine Punkte gesammelt und sind raus aus dem Spiel. Ein Glück, dass Sie das vom Kreuz haben. Jetzt können Sie sich entspannen, weil Sie nichts mehr zu verlieren haben. Sie sind nicht länger ein Kämpfer oder Hockeyspieler, der sich selbst mit aller Macht beweisen will, dass er unmöglich scheitern kann. *Denn Sie wissen nur zu gut, dass Sie scheitern können – weil es passiert ist.* Und Sie haben es überlebt.

Nun können Sie Nein zu Dingen sagen, die Sie nicht tun wollen, und sich nach etwas umsehen, wozu Sie Lust haben.

Um die Stolpersteine und Fallen zu kennen, müssen Sie ein paarmal scheitern. Erst dann können Sie sich entscheiden, wofür Sie Ihre Energie als Nächstes einsetzen wollen. Denn das Scheitern macht Sie überlegt und achtsam. Es ist, als säße ein weiser Guru in Ihrem Kopf. Er gibt Ihnen Ratschläge und warnt Sie, aber er motiviert Sie auch dazu, Ihre Träume zu verwirklichen. Einen Traum zu verfolgen ist wichtig, aber der Erfolg ist nie garantiert, und Ihre Ressourcen sind nicht unbegrenzt. Sie müssen daher klug mit diesem Gleichgewicht umgehen.

Ich habe das aufgrund meiner eigenen Erfahrung mit dem Scheitern erlebt. Wie bereits erwähnt, scheiterte mein Ein-Frau-Unternehmen vor etlichen Jahren. Mein Einkommen war futsch, meine Kinder besorgten sich Jobs, um einen Teil der Ausgaben für ihre Schulen beizusteuern, und kein Prinz auf einem Pferd kam vorbei, um mir zu helfen. Ich saß inmitten der Trümmer und war nicht in der Lage, mir eine Zukunft vorzustellen. Natürlich war ich noch am Leben. Ich hatte mich nicht in Rauch aufgelöst. Aber ich war 43 und dachte, alles sei vorbei.

Dann schrieb ich mein erstes Buch ›Wishcraft‹. Mit 44! Beeindruckt von mir selbst, wartete ich auf den Erfolg. Aber es dauerte fünf Jahre, bis irgendjemand das Buch zur Kenntnis nahm, und es wurde nur aufgrund eines glücklichen Umstands als Taschenbuch veröffentlicht. Danach nahm es langsam Fahrt auf, und es verkauft sich nach wie vor. ›Wishcraft‹ hat mich nicht reich gemacht. Ich habe noch zehn weitere Jahre als Coach gekämpft, dann wurde die Situation allmählich besser. Bis ich mein zweites Buch ›Teamworks‹ veröffentlichte, mit 54!

Wieder war ich sehr enthusiastisch. Aber was wie eine neue Chance auf Erfolg aussah, floppte. Das Buch wurde verramscht. Ich scheiterte nicht nur, ich machte regelrecht Karriere im Scheitern.

Dann wurde mein drittes Buch ›Ich könnte alles tun, wenn ich nur wüsste, was ich will‹ veröffentlicht, damals war ich 59. Es stürmte im ganzen Land die Bestsellerlisten und verkauft sich viele Jahre später immer noch gut. Das war eine sehr befriedigende Erfahrung, aber denken Sie nicht, dies sei das Ende der Geschichte. Mein viertes Buch ›Lebe das Leben, von dem du träumst‹ gewann den allerersten »Books for a Better Life Award« im Bereich Selbsthilfe, doch es verkauft sich bei Weitem nicht so gut wie das vorherige. Ich hoffe, das Buch, das Sie gerade in den Händen halten, wird sich gut machen, aber ich wage keine Prognosen mehr. Das hat das Scheitern mich gelehrt. Ich arbeite einfach weiter vor mich hin, weil mir das Schreiben Spaß macht und ich sehr froh darüber bin, wenn mein Verlag weitere Bücher von mir haben möchte.

Man muss sehr charakterstark sein, um all die Niederlagen zu verkraften. *Ich benötigte keinerlei Stärke.* Denn ich machte mir nie bewusst, was ich tat. Nach dem Scheitern meines ersten Unternehmens hatte ich keine beruflichen Ambitionen mehr. Abgesehen davon, dass ich überleben und meine Kinder versorgen wollte. Soweit es mich betraf, hatte ich den Kampf um den Erfolg verloren. Ich entwickelte daher einen großen Respekt vor der Unvorhersehbarkeit des Schicksals. Danach tat ich meine Schuldigkeit, und alles andere kümmerte mich nicht mehr. Das ist eine sehr entspannende Art zu leben. Es schenkt mir nach wie vor jeden Tag unendlich viel Energie. Natürlich will kein Trainer, Chef oder General, dass wir so denken. Man kann es ihnen nicht verübeln. Schließlich ist es nicht ihre Aufgabe, uns glücklich zu machen.

Aber es ist *unsere* Aufgabe. Nach dem Überleben ist es das Einzige, was zählt.

Alles ist möglich, wenn man nur daran glaubt, nicht wahr?
»Glaube daran, dann wirst du es auch erreichen!« Ich kann Ihnen nicht sagen, wie oft ich diesen und ähnliche schlaue Sätze schon gehört habe: »Wir erschaffen unsere eigene Realität« oder »Die einzigen Grenzen sind die Grenzen unserer Vorstellungskraft«. Das sind eingängige Aussagen, aber wenn wir darauf hereinfallen, ist unser Fokus wieder begrenzt und narzisstisch, und nichts anderes interessiert uns mehr, weder das Schicksal noch das Wetter oder die Börse und schon gar nicht unsere eigenen emotionalen Bedürfnisse. Wenn wir uns selbst solche Dinge vorgaukeln, verlieren wir den Respekt vor der Realität und werden trunken von der Illusion unseres Potenzials.

Wir sollten unsere Ängste nicht lautstark betäuben, um ans Ziel zu kommen. Wir tun besser daran, die Realität zur Kenntnis zu nehmen. Anstatt unsere Unsicherheit zu verbergen und zu verkünden, wie toll wir sind, sollten wir uns entspannen und darauf hören, was wir gelernt haben: Die Realität ist größer als wir. Das ist eine Tatsache. Kein Grund, beleidigt zu sein. Erst jetzt können wir offen, achtsam und neugierig werden. Erst jetzt können wir beginnen zu lernen.

Jeder Bergsteiger weiß es: Die Chancen auf den Erfolg steigen, wenn man den Hindernissen respektvoll begegnet.

Endlich frei. Sieht ganz so aus, als hätte ich den Erfolg ziemlich demoliert, nicht wahr? Denken Sie noch einmal darüber nach. Wenn Sie aufhören können, das zu wollen, was Ihnen von anderen vorgegeben wurde, und nach Ihren eigenen Zielen suchen, wenn Sie keine Angst mehr vor dem Scheitern haben und es als eine Schule des höheren Lernens betrachten, werden Sie etwas Verblüffendes feststellen: *Genau jetzt, genau hier, in Ihrer Lebensmitte, sind Sie bereit, etwas Außergewöhnliches zu tun, das darauf basiert, wer Sie sind.*

Das ist die Art von Erfolg, die für Sie bisher noch nicht erreichbar war. Darüber hinaus ist es der einzige nachhaltige Erfolg, den Sie je haben können. Er ist nachhaltig, weil das Ganze Ihnen Spaß macht. Und Sie werden Erfolg haben, weil Sie Ihre einzigartige Vorstellungskraft nutzen werden, um etwas zu schaffen, was sonst niemand auf diese Weise verwirklichen könnte. Diese Ihnen eigene visionäre Kraft wird nie verschwinden. Je mehr Sie sie nutzen, desto stärker und klarer wird sie.

Allerdings müssen Sie sich wieder mit einer ganzen Reihe von Emotionen und Vorlieben vertraut machen, die Sie jahrelang nicht wahrgenommen haben. Sie sind Ihr einziger Kompass, da Sie sich auf neuem Terrain befinden. Wenn Sie den größten Teil Ihres Lebens Ziele verfolgt haben, die den traditionellen Definitionen von Erfolg entsprechen, hatten Sie nie die Chance, viele Ihrer eigenen Begabungen auszuprobieren. Sie haben all Ihre Fähigkeiten eingesetzt, um das Erfolgsspiel zu verstehen. Daher erinnern Sie sich kaum noch daran, wie Sie herausfinden können, wer Sie eigentlich sind und was Sie tun sollten.

Erkennen Sie, was Sie wirklich ausmacht. Was ist das Besondere an Ihnen? Es geht bei dieser Frage nicht darum, was die *Welt* besonders an Ihnen findet oder was nützlich ist oder Ihnen den Erfolg einbringt, über den Ihre Familie anderen stolz erzählen würde, sondern darum, was Sie von allen anderen unterscheidet. Wenn Sie jemandem begegnen würden, der genauso ist wie Sie, was würden Sie an ihm am meisten schätzen? Stellen Sie sich vor, Sie sehen sich auf der anderen Seite eines Raums, und versuchen Sie dann, diese Fragen zu beantworten. Das ist nicht leicht, aber ab jetzt ist es sehr wichtig, sich diese Dinge bewusst zu machen. Nicht etwa, damit Sie sich selbst mögen oder sich loben können. Es geht bei dieser Übung nicht um das Selbstwertgefühl. Sie müssen schlichtweg wissen, wer Sie sind und welche Fähigkeiten und Eigenschaften Sie nutzen können. Sie müssen Ihr Selbst neu finden, da es so lange vom Kurs abgekommen war, dass Sie nicht mehr sicher sind, wie es eigentlich ist. So, als hätten Sie Ihre alten Maßstäbe verloren und müssten jetzt neue finden. Die Mühe lohnt sich allemal, wenngleich es kein prestigeträchtiges Unterfangen ist. Sie sollten lediglich darauf achten, wozu Sie neigen, was Ihren Händen Spaß macht, worüber Ihr Geist gerne nachdenkt. Nur dann können Sie aus dem immer gleichen Erfolgsdenken ausbrechen.

Sie werden sich zwar an Versprechen halten müssen – gegenüber Ihrer Familie, Ihrem Chef oder gegenüber anderen Menschen in Ihrem Umfeld –, aber Sie werden diese als freier Mensch erfüllen, nicht als ein Sklave, der nach Anerkennung sucht. Was jetzt zählt, ist Ihre innere Zufriedenheit, nicht der Status oder ein Lob. Sie selbst *entscheiden* sich nun dafür, etwas gut zu machen und Zusagen einzuhalten. Sie können es sich jetzt leisten, großzügig zu sein, denn Sie müssen dafür kein persönliches Opfer mehr erbringen, da nichts von dem, was Sie brauchen, Ihnen dadurch genommen wird.

Wie schneiden Sie also ab? Wer weiß? Es ist erst Halbzeit. Alles kann sich in der zweiten Hälfte verändern. Doch im Gegensatz zu einem Basketball- oder Fußballspiel haben Sie in der Lebensmitte die Chance, die Regeln zu ändern. Und wenn man Ihnen das nicht genehmigen will, können Sie das Spielfeld verlassen und sich etwas anderes suchen, was Ihnen besser gefällt.

Experimentieren Sie ein bisschen herum. Machen Sie sich einen kleinen Spaß daraus, Ihren ärgsten Kritikern den Wind aus den Segeln zu nehmen. Sagen Sie ihnen – egal, ob es stimmt oder nicht –, dass Sie es verbockt haben, genauso wie sie es von Ihnen erwartet hatten, und lächeln Sie fröhlich, wenn diese meinen: »Das habe ich dir ja gleich gesagt.« Wenn Sie nicht länger versuchen, dem Hohn der anderen aus dem Weg zu gehen, nehmen Sie ihnen all ihre Macht.

»Du hast es wirklich vermasselt«, sagt Ihr Vater mit ernster Miene.

»Ja, ist das nicht schrecklich, Vater?«, antworten Sie mit einem unbefangenen Lächeln. »Könnte ich noch etwas Kartoffelbrei haben?«

Nur zu. Enttäuschen Sie jemanden, der hohe Erwartungen in Sie gesetzt hatte, gönnen Sie Ihren Gegnern ihren Triumph, gehen Sie fröhlich und dick zum Klassentreffen. Und wenn irgendjemand fragt: »Hast du es zu etwas gebracht?«, antworten Sie mit Mel Brooks: »Zu etwas gebracht? Wozu denn? Wen kümmert das schon?«

Vielleicht ist es Ihnen noch unangenehm, so zu reagieren. Die Karotte mag ihren Reiz zwar verloren haben, aber der Stock tut immer noch weh. Als Versager bezeichnet zu werden, wird Sie nach wie vor tief verletzen. Denn ein paar übrig gebliebene Begriffe von früher haben immer noch eine Bedeutung für Sie. Aber warten Sie nur ab. Eines Tages erkennen Sie, dass diese Etiketten Ihnen nichts mehr ausmachen. *Wenn Sie die Karotte nicht mehr haben wollen und der Stock Ihnen nicht mehr wehtut, verwandeln Sie sich in einen Esel mit einer Meinung.*

Und dann hat das Bewertungssystem endgültig ausgedient.

Übung 13
Bewerten Sie sich

1. Was bedeutete Erfolg in Ihrer Nachbarschaft? War Ihre Familie diesen Maßstäben zufolge erfolgreich? War es ihr Ziel? Welche Rolle spielten Sie in den Vorstellungen, die Ihre Familie über Erfolg hatte?
2. Vergleichen Sie sich in einer Gruppe mit den anderen? Anhand welcher Kriterien ermitteln Sie den Erfolgreichsten von allen?
3. Denken Sie manchmal darüber nach, wie gut Sie im Vergleich mit Menschen Ihrer Altersgruppe abschneiden?
4. Haben Sie das Gefühl, es sei zu spät, um ein Gewinner zu sein? Gehören nur diejenigen zu den Gewinnern, die schon in jungen Jahren erfolgreich waren?
5. Welche materiellen Dinge haben Sie sich im Alter zwischen 20 und 30 gewünscht? Wie sah es zwischen 30 und 40

aus, und wie zwischen 40 und 50? Was bedeuten diese Dinge Ihnen heute?

6. Welche beruflichen Ziele hatten Sie zwischen 20 und 30? Und zwischen 30 und 40? Haben Sie sie erreicht? Hat es Sie glücklich gemacht?

7. Welche Lebensziele (Heirat, Kinder) hatten Sie? Haben Sie sie erreicht? Inwiefern unterscheidet sich das Erreichte von Ihren Erwartungen?

8. Wo möchten Sie im »Ruhestand« leben?

9. Von welchem Vorhaben hält Sie ein Mangel an Geld ab? Wie könnten Sie es ohne Geld umsetzen?

10. Zählen Sie die Menschen auf, die Sie jeweils in einem bestimmten Alter bewundert haben. Beginnen Sie mit Ihrer Kindheit. Was waren Ihre Kriterien (Freundlichkeit, Humor, Geld, von anderen bewundert etc.)?

11. Wenn Sie zwischen einem erfolgreichen Mann (einer guten Partie) und einem Mann, den Sie lieben, wählen könnten, beziehungsweise zwischen einer Vorzeigefrau und einer Partnerin, mit der Sie gerne Zeit verbringen: Würde Ihnen die Entscheidung schwerfallen?

12. Wie wäre es, wenn Sie sich Ihres Erfolgs überhaupt nicht bewusst wären? Wenn er keinerlei Bedeutung für Sie hätte. Was wäre anders? Womit würden Sie aufhören?

Kapitel 8
Flucht in die Freiheit

»Ich wollte mir meine Barbarenehrfurcht bewahren, wollte
mir das Recht verdienen, die Stadt zu betreten. Ich würde
in die unermessliche Weite davonlaufen. Zum Teufel mit
Bussen und Zügen: Es würde eine Pilgerwanderung werden.
Ich würde einen Stab schwingen und einen Rucksack
tragen und die Straße unter den Füßen spüren. Es war ein
elektrisierendes Bild … Unter hohen weiten Himmeln
trottete ein Mann mit wildem Haar, die bauschigen Taschen
vollgestopft mit Brotstücken und eine Kürbisflasche über den
Rücken geworfen. Er war erwachsen, aber das machte nichts.
Er war ein Vagabund.«

Jason Goodwin, ›Von Danzig bis nach Istanbul‹

»Ich glaube, ich will von zu Hause weglaufen, weil die Person, die dort wohnt, 40 Jahre alt wird.«   *Ein Klient*

Wenn Midlifer darüber sprechen, welche Lebensträume sie verwirklichen möchten, bevor sie zu alt dafür sind, ist nie die Rede von Träumen, wie ein Buch zu veröffentlichen oder an der Metropolitan Opera zu singen. Es handelt sich stets um Aussteigerträume: Die Menschen wollen Abenteuer erleben, sich neu verlieben oder ans Meer flüchten.

Warum sollte jemand in der Lebensmitte sich plötzlich ernsthaft ans Meer oder sonst wohin absetzen wollen? Warum träumen Menschen um die 40 überhaupt davon, auszusteigen? Und warum verbergen sich hinter ihren Träumen eine so große Sehnsucht und Verzweiflung?

Der Grund dafür ist eine weitere Illusion aus unserem ersten Leben: In der Jugend ist man frei, im Alter gefangen.

Aus Ihrer Sicht wirkt dies natürlich nicht wie eine Illusion. Wenn Sie 40 oder älter sind, haben Sie sich wahrscheinlich seit Jahren nicht mehr frei gefühlt. Als Single plagen Sie sich endlos damit herum, Ihre Karriere aufzubauen, einen geeigneten Ort zum Leben sowie den richtigen Partner zu finden, und all das, bevor es zu spät ist. Wenn Sie sich um eine Familie kümmern müssen, sind Sie durch den Job und Ihr Zuhause eingespannt und tragen eine große Verantwortung. All Ihre Gedanken sind darauf ausgerichtet, wie Sie Ihren Verpflichtungen nachkommen. Nicht dass Ihnen diese Aspekte Ihres Lebens nicht gefallen würden. Ein Teil von Ihnen wollte sich stets niederlassen und ein eigenes Leben aufbauen. Aber Sie wollten nie Ihr einstiges freies Gefühl dagegen eintauschen, sich endlos um andere zu kümmern und für das banale Überleben zu sorgen, ganz zu schweigen von dem aufregenden Leben, das Sie für eine langweilige Alltagsroutine aufgeben mussten.

Sie hatten sich selbst versprochen, das nie zuzulassen. Sie wollten sich nicht von Ihrem materiellen Besitz regieren lassen und sich nie in eine Maschine verwandeln. Sie waren fest entschlossen, stets das Ruder in der Hand zu behalten und über Ihr eigenes Leben zu bestimmen. Und wenn Sie es geschickt anstellten und viel Geld verdienten, würden Sie vielleicht sogar in der Lage sein, vor dem 40. Geburtstag mit der Arbeit aufzuhören und Ihre Seele wieder zu befreien.

Aber so ist es nicht gekommen. Ihr Besitz, Ihre Verpflichtungen und Ihre Gewohnheiten regieren Sie, und Ihre Verantwortung nimmt zu. Das 39. Lebensjahr kam und ging, aber Sie sind noch nicht dort angelangt, wo Sie sein wollten, und das Arbeitsende ist noch lange nicht in Sicht.

Falls nicht bald etwas Drastisches passiert, könnten Sie für immer hängenbleiben.

Fast jeden Tag denken Sie daran, aus dem Hamsterrad herauszuspringen und an einem anderen Ort ein neues Leben zu beginnen. Jeder in Ihrem Umfeld, besonders Ihre Familie, spürt Ihre innere Unruhe. Doch Sie wollen sie nicht verlassen. Im Gegenteil, wahrscheinlich versuchen Sie die anderen zu überzeugen, mit Ihnen fortzugehen. *Sie würden gerne mit ihnen an einem Ort fernab der Zivilisation leben, wo alles wieder Freude macht.* Die Kinder sind von der Idee möglicherweise begeistert, aber der andere Erwachsene im Haus schlägt Ihnen vor, stattdessen lieber Urlaub zu machen. Wenn Zeit dafür ist, natürlich.

Aber kein Urlaub könnte Ihren inneren Drang befriedigen. Das wissen Sie genau. Sie brauchen etwas viel Radikaleres, eine dauerhafte Veränderung, Sie müssen alte Fesseln durchtrennen, sich selbst wachrütteln, weit fortgehen und einen Neuanfang wagen. Alles andere wäre ein Kompromiss und könnte Sie nie befreien, denn Sie sind wie Gulliver, mit tausend Fäden gefesselt, unfähig, sich zu bewegen.

Manchmal fragen Sie sich, wonach genau Sie sich sehnen, und spüren eine bohrende Angst, dass dort draußen vielleicht gar nichts ist und Sie sich alles nur erträumt haben. Vielleicht haben die anderen recht, und Sie machen gerade eine heftige Midlife-Crisis durch. Und wenn sie vorüber ist, werden Sie sich mit Ihrem Leben abfinden, wie es sich für einen erwachsenen Menschen gehört.

Aber dann gibt es wieder Zeiten, in denen Sie in Ihrem tiefsten Inneren wissen, wie richtig es ist, dagegen anzukämpfen, was aus Ihrem Leben geworden ist. Und obwohl Sie es nicht genau benennen können, spüren Sie, dass Sie etwas Fantastisches verloren haben und es unbedingt wiederbekommen müssen, bevor es zu spät ist. Die einst vage Unzufriedenheit schwillt zu einer lauten Klage an. Sie müssen einfach einen Weg finden, um in die Freiheit auszubrechen.

Bevor Sie sich aber von Ihrem Leben verabschieden und sich auf den Weg machen, sollten Sie sich mit ein paar Aspekten befassen, über die Sie vielleicht noch nicht nachgedacht haben. Denn obwohl Ihr Gefühl, gefangen zu sein, sehr real ist, hat es einen anderen Ursprung, als Sie vermuten. Zu Recht wünschen Sie sich ein spannendes, inspirierendes Leben, aber Ihr jetziges gegen ein Wohnmobil oder ein Segelboot einzutauschen ist nicht die Lösung. Sie benötigen ein dauerhaftes Modell. Wenn Sie jetzt impulsiv reagieren, könnte es Ihre größte Fehlentscheidung sein. Lassen Sie uns eins von vornherein klarstellen: Bei Ihrem Wunsch, auszubrechen, handelt es sich nicht nur um den Impuls eines unreifen, verantwortungslosen Kin-

des, das keine Lust darauf hat, die Bürde eines Erwachsenen zu tragen. Ihr Gefühl, der Prozess des Erwachsenwerdens habe Ihnen etwas enorm Wertvolles gestohlen, ist absolut zutreffend. Aber bevor Sie aktiv werden, sollten Sie herausfinden, was genau Sie suchen. Sobald Sie dieses flüchtige Gefühl klar erkennen, können Sie Ihre Sehnsucht in wirkliche Freiheit verwandeln, in eine erwachsene Form der Freiheit, die Ihnen ein Leben lang bleibt.

* * *

Die Verlockungen ferner Orte und eines anderen Lebens.
Wer hätte noch nie den Wunsch verspürt, wegzulaufen, etwas Inspirierendes, Großes und völlig Neues mit seinem Leben anzufangen? Manche bezeichnen solche Gedanken als Fluchtimpuls. Wir haben ihn, wenn wir davon träumen, alles hinzuwerfen, ein Segelboot zu kaufen und auf hoher See gegen die Elemente anzukämpfen. Oder wenn wir zu Fuß (beziehungsweise mit dem Motorrad) losziehen und um die Welt reisen wollen. Oder wenn wir die Vision haben, ein einfaches Leben zu führen, nur von unserer Hände Arbeit zu leben, in einer Berghütte, die wir selbst für sehr wenig Geld gebaut haben, frei von den Zwängen der materialistischen, seelentötenden Tretmühle im Flachland. Dieser Fluchtimpuls bringt uns dazu, mit unserer ganzen Familie nach Neuseeland auszuwandern, weil es dort wunderschön und sicher ist, oder auf ein verwildertes Grundstück zu ziehen, das wir für einen Apfel und ein Ei in Mittelamerika erstanden haben, weil uns dort zahlreiche Abenteuer erwarten und die Arbeit eines Menschen dort noch etwas zählt. Der Fluchtimpuls kann aber auch dazu führen, dass wir alle Brücken hinter uns abbrechen, um uns mit Macht in eine neue Richtung zu bewegen, wenn wir zum Beispiel die Babysitterin oder den Fitnesstrainer heiraten und fortan ein paar Kilometer entfernt wohnen. Wie er im Detail auch aussehen mag, der Fluchtimpuls führt stets zu einer Ortsveränderung und einer Pilgerschaft in ein neues Leben.

Es gibt viele Varianten, aber ein paar Dinge haben sie gemeinsam. Einige Anzeichen lassen sich gut erkennen. Es handelt sich immer um ein radikales Vorhaben, das sich nicht allmählich entwickelt. Es findet nie eine Debatte mit einem Für und Wider statt, bei der Kosten und Nutzen gegeneinander abgewogen werden. Und es gibt auch keinen Plan für danach, da dies das ganze Unternehmen gefährden könnte. Es wäre ein zu negatives Signal, als würden Sie erwarten, zu scheitern. Egal, ob Sie sich in ein Kloster in Tibet oder in eine Hütte in Patagonien begeben oder ob Sie einfach »draufloziehen«, Sie müssen mit fliegenden Fahnen losstürmen. Lagern Sie lediglich Ihre Winterkleidung ein und investieren Sie klug das Ersparte, unterliegen Sie nur wieder den gleichen Zwängen, denen Sie zu entkommen versuchen.

Doch in Wahrheit befürchten Sie, dass vorsichtige Überlegungen Ihnen den Mut rauben könnten. Wie Lukan bereits sagte: »Große Furcht wird durch Wagemut vertuscht.« Und Sie haben mehr als nur ein paar Ängste zu verbergen. Was werden Sie zum Beispiel tun, wenn das Abenteuer vorbei ist? Wollen Sie auf einem Dauercampingplatz wohnen? Könnten Sie den Camper gebraucht verkaufen und Ihr Haus dafür zurückbekommen? Und wovon wollen Sie leben?

»Wenn ich ehrlich bin, muss ich zugeben, dass ich schreckliche Albträume habe: Das Haus ist verkauft, meine Frau und ich haben unsere Jobs gekündigt, wir packen die Kinder ins Wohnmobil und fahren los. Wir knapsen extrem sparsam herum, damit wir so lange wie möglich unterwegs sein können. Wir kaufen den Kindern nie ein Eis und gehen nicht ins Kino. Nach ein oder zwei Jahren ist alles vorbei. In einem desolaten Kaff geht uns das Benzin aus und wir fangen alle an, bei McDonald's zu jobben.«

Vielleicht sollten Sie einfach Ihr Haus vermieten und sich zwei Monate lang eine Auszeit nehmen.

Aber eine solche Vorsicht lehnen Sie vehement ab. Diese Art zu denken hat Sie ja in Ihre jetzige missliche Lage gebracht.

Solche Fragen stellen langweilige, ängstliche alte Leute, und Sie wollen nichts davon hören.

»Wenn du zögerst, hast du schon verloren«, sagen Sie sich. Sie wollen alle Gedanken beiseiteschieben, da nur das Handeln Sie befreien wird. Sie stellen eine Liste mit Ausrüstungsgegenständen zusammen, kaufen Schlafsäcke ein, bieten Ihr Haus zum Verkauf an und besorgen sich Bücher und Landkarten, damit Sie sich abends über Seestraßen und Gebirgszüge schlaumachen können. Sie markieren ein Datum im Kalender, den Tag, an dem Sie die Tür hinter sich abschließen und aus Ihrem jetzigen Leben aussteigen werden, ohne sich auch nur einmal umzudrehen. Was für ein spannender Neubeginn das sein wird! Schon die Vorbereitung darauf ist besser als jedes Antidepressivum.

»Moment mal«, protestieren Sie vielleicht, »es ist nicht nur wie eine Tablette. Es *ist* möglich, auf einen Berg zu ziehen und ein tolles Leben zu haben, auch nachdem der Reiz des Neuen vorbei ist«, und ich würde Ihnen zustimmen. Ebenso wie es möglich ist, im Alltag eine fantastische Ehe zu führen, nachdem der Zauber der Verliebtheit verflogen ist.

Das Problem ist nur: Wenn dieser Fluchtimpuls Sie packt, wollen Sie nicht hören, dass sich das Neue in irgendeine Alltagsroutine verwandeln wird. Alles soll für immer neu und spannend bleiben. Die Hoffnung, dass nie mehr etwas »alltäglich« wird, ist so verführerisch wie das Ziel selbst. Eine radikale Impulsivität gehört unbedingt dazu. Daher genügen zwei Wochen auf Hawaii auch nicht.

Jedenfalls sind Sie nicht sicher, ob Sie je wieder zurückkommen wollen.

»Ich würde die Meere besegeln und mich nie lange an einem Ort niederlassen. Ich würde immer nur für ein paar Monate oder Jahre in einem Paradies bleiben und dann zum nächsten weiterziehen«, erzählte mir ein Freund mit verklärtem Blick.

»Würdest du je zurückkommen?«, fragte ich ihn.

»Eines Tages vielleicht«, antwortete er vage.

»Eines Tages vielleicht.« Das ist eine perfekte Fluchtaussage, denn sie vermeidet eine Festlegung auf ein bestimmtes Datum. Sie eröffnet eine unbegrenzte Zukunft, ebenso wie ein Märchen mit den Worten »Es war einmal« nebulös die Vergangenheit beschreibt. Die Aussage meines Freundes »Eines Tages vielleicht« bedeutet eigentlich: »Ich weigere mich, ein Versprechen abzugeben, das meine Wünsche nicht berücksichtigt, und ich werde mich nicht länger von Terminen regieren lassen, die mir nicht entsprechen.«

Sie denken vielleicht, Sie seien nicht so unbesonnen. Möglicherweise haben Sie eine Variante zum »Vielleicht-auf-Nimmerwiedersehen«-Fluchtimpuls entwickelt. Sie haben vorausgedacht und wissen, dass Sie eines Tages zurückkommen müssen. Daher haben Sie einen Überlebensplan für die Zeit nach dem Ende des Traums entwickelt. Das Leben wird nach Ihrer Rückkehr nicht besser sein als jetzt. Sie sind realistisch genug, um das zu wissen. Aber Sie wollen Ihren großen Traum bis zum Limit ausschöpfen und ihn genießen, solange Sie noch jung genug sind. Danach, so sagen Sie sich, werden Sie bereit sein, nach Hause zurückzukehren und Ihren langweiligen, uninspirierenden Alltag fortzusetzen.

Dieses Konzept wirkt viel verantwortungsbewusster: Lossegeln, solange Sie fit genug, abenteuerlustig, immer noch etwas sexy und mutig sind. Großartige Abenteuer erleben und dann zurückkommen, um dem eigenen unausweichlichen Verfall und einem trübseligen, abenteuerlosen Altersdasein entgegenzusehen, bei dem der einzige Trost eine Schublade voller Fotos ist, während Sie im Schaukelstuhl sitzend von den guten alten Zeiten von einst träumen.

Dabei ist dieser Plan keineswegs realistisch. Trotz der verantwortungsbewusst wirkenden Einzelheiten ist er genauso illusorisch wie die erste Variante des Fluchtimpulses. Bei genauerem Hinsehen werden Sie darin die Taktik eines unglücklichen Kindes erkennen, das eine Vereinbarung aushandeln will, die es nie wird einhalten können: »Lass mich nur dieses eine Mal in den Zirkus gehen, dann verspreche ich, dass ich dich nie mehr um irgendetwas bitten werde.«

Wie sieht es in Wirklichkeit aus?

Sie werden sich bei Ihrer Rückkehr keineswegs damit abfinden, dass es Ihnen schlecht geht, und Sie werden auch nicht darauf warten, alt und klapprig zu werden. Sie werden sich einfach in den Schaukelstuhl setzen, genauso fit, abenteuerlustig, sexy und mutig, wie Sie es jetzt sind, und sich überlegen, was Sie mit den nächsten 40 Jahren Ihres Lebens anfangen wollen.

Doch das, wonach Sie sich sehnen, gibt es dort draußen in der Welt unter Umständen gar nicht. Möglicherweise suchen Sie am falschen Ort.

Wenn ich Menschen begegne, die tatsächlich um die Welt gesegelt sind, entdecke ich bei ihnen nie die Zufriedenheit oder den verklärten Blick, den ich erwarten würde. Haben sie sich auf ihrer Reise frei gefühlt? Oft antworten sie, ja, sie glauben schon. Haben sie wunderbare Momente erlebt? Ja gewiss. Würden sie das Ganze noch einmal tun wollen? In der Regel lautet die Antwort, dass sie ein Boot zu verkaufen haben.

Aber ihre Flucht in die Freiheit sollte ihr Leben doch für immer perfekt machen. Warum hat das nicht geklappt?

Das Problem dabei ist Folgendes: Keiner von uns weiß genau, was er unter Freiheit versteht.

Was bedeutet Freiheit für Sie?   Freiheit war Ihnen stets wichtig, aber im Laufe Ihres Lebens machten unterschiedliche Dinge sie aus. Als Schulkind fühlten Sie sich am Ende des Schuljahres frei. Etwas später bedeutete Freiheit, nicht mehr auf Ihre Eltern hören zu müssen, länger ausbleiben und tun zu können, was Sie wollten. Waren Sie in einer festen Beziehung, wirkten Singles frei, denn sie konnten nach Lust und Laune Sex mit anderen haben. Später hieß Freiheit, sich nicht von einem Chef herumkommandieren lassen zu müssen, wie die glücklichen Leute, die ihr eigenes Unternehmen hatten oder gar nicht arbeiten mussten. Und nun, in der Lebensmitte, bedeutet Freiheit, den erdrückenden Strukturen und der langweiligen Routine zu entkommen, die Sie um sich herum aufgebaut haben.

»Ich versuche nur noch, irgendwie den Kopf über Wasser zu halten. Ich fühle mich wie ein Galeerensklave. Ich rudere und rudere, und es ist kein Ende in Sicht. Jeden Tag derselbe Ablauf: Aufstehen, zur Arbeit gehen, nach Hause kommen. Ich komme mir vor wie eine Maschine.«

»Ich dachte, ich will das alles – ein großes Haus, zwei Autos, Privatschulen für die Kinder. Aber jetzt erdrückt mich das. Und ich weiß nicht, wie ich da wieder rauskommen soll. Ich habe es eine lange Zeit ertragen, aber, Himmel noch mal, ich werde bald 40!«

Geht es also darum? Bedeutet Freiheit für Sie, sich einfach der Verantwortung zu entledigen?

Ja, genauso sehen Sie es, aber nicht, weil Sie faul wären. In jeder Einzelnen Ihrer Fluchtfantasien wären Sie bereit, wie ein Stier zu arbeiten. Sie würden eigenhändig eine Hütte bauen oder nächtelang am Steuer eines Segelboots stehen oder zu Fuß um die ganze Welt laufen. Sie scheuen keine harte Arbeit oder Mühe. Aber die Verantwortung auf Ihren Schultern hat Ihrer Fähigkeit, Spaß am Leben zu haben, sehr geschadet. Sie lenkt all Ihre Gedanken auf den täglichen Kampf im Alltag. Die ermüdende Routine hat Ihnen etwas Wertvolles geraubt, das Ihr Leben lebenswert gemacht hat.

Aber wurde Ihnen tatsächlich die Freiheit genommen, auszusteigen? Ich bin mir nicht so sicher.

Dennoch ist Ihnen etwas von großem Wert abhandengekommen, und Sie sollten wissen, was es ist. Vergessen wir für einen Moment, *wovor* Sie flüchten wollen, und konzentrieren wir uns darauf, *wohin* Sie flüchten möchten. Sehen wir uns einmal an, welche Ziele Menschen sich setzen, wenn sie von der Flucht in die Freiheit träumen. Wir werden auf einige sehr interessante Hinweise stoßen.

Ziele, die nicht wirklich existieren. Ziele, die wir aus einem Fluchtimpuls heraus auswählen, haben etwas sehr Interessantes an sich. Es handelt sich nur selten um Orte, die wir gut kennen. Falls Sie schon ein paarmal auf Honolulu waren, werden Sie nie sagen: »Ich schmeiße alles hin und wandere nach Honolulu aus.« Für jemanden, der noch nie dort war, mag es exotisch klingen, aber Sie wissen es bereits besser.

Wahrscheinlich werden Sie eher sagen: »Lass uns in den Bergen leben« oder »Ich will einfach nur ins Auto steigen und auf der Autobahn davonbrausen«, »Lass uns aufbrechen und um die ganze Welt reisen«, »Ich will in die Südsee«.

Was haben diese Ziele gemeinsam? Nun, sie sind nicht konkret. Sie haben keinen Flughafen. Sie liegen weit entfernt, sind nur vage definiert und unbekannt. Sie glauben mir nicht? Holen Sie sich einen Atlas und deuten Sie auf »die Berge« oder »die Autobahn«. Oder rufen Sie in Ihrem Reisebüro an und versuchen Sie dort ein Ticket in die »Südsee« zu buchen. Der Reiz dieser Ziele besteht tatsächlich in ihrer Vagheit. Sie sind geheimnisvoll, exotisch und weit entfernt, sogar unerreichbar, und das sagt viel aus. Wir sind einer sehr wichtigen Erkenntnis auf der Spur.

Wir wollen sie weiterverfolgen und einen kleinen Exkurs in die spezielle Welt der Reiseliteratur machen. Reiseschriftsteller sind absolute Spezialisten darin, unsere tiefsten Fluchtfantasien zu wecken. Sie wissen alles über Ziele, die nicht existieren.

Die Reise ins ferne Tatarenreich. Sehen Sie sich in irgendeiner Buchhandlung oder Bücherei um, und Sie werden feststellen, wie beliebt Reiseliteratur ist. Die Zahl der Bücher über Reisen zu entfernten Orten ist überwältigend, und ständig kommen neue Titel auf den Markt. Reiseschriftsteller wissen, wie sie uns in ferne Welten und häufig auch in ferne Zeiten entführen können. Man könnte zwar meinen, das sei auch bei Romanen so, aber es gibt einen entscheidenden Unterschied. Wir halten die Reiseliteratur für wahr. Sie lässt uns glauben, wir könnten uns heute noch ein Flugticket für den Ort kaufen, über den wir lesen. Und wie sehr sehnen wir uns danach, genau das zu tun!

Weit entferne, fremde Orte verheißen einen Neuanfang. Sie sind durchdrungen von all der Romantik, dem Abenteuer, von Geheimnissen und Glamour, die die Ferne nun einmal an sich hat und die Orte in unserer Nähe vermissen lassen. Sie ziehen uns magnetisch an. Denken Sie nur einmal an Namen wie Samarkand, Kathmandu, die Wüste Gobi, Tibet. Oder Polynesien, Tahiti, Fidschi. In diesen Namen schwingt etwas mit, das im Lebensmittelladen von nebenan nicht zu spüren ist.

Aber im Gegensatz zu Reiseführern, die uns zu Museen, Hotels, Restaurants und Bahnhöfen leiten, beschreibt wahre Reiseliteratur Orte, die man eigentlich nie erreichen kann.

Obwohl es sich nicht um Fiktion handelt und wir davon ausgehen, dass die geschilderten Ereignisse sich tatsächlich zugetragen haben, sind sowohl die dichte Atmosphäre, die Reiseschriftsteller beschreiben, als auch die exotischen Ortsnamen Fantasien, die in dieser Form nicht existieren können. Denn Orte sind nicht wie ihr Name. Die Namen wecken unsere Fantasie, und wir lassen unsere eigene Welt entstehen. Selbst wenn wir tatsächlich auf einen romantisch oder geheimnisvoll klingenden Ort auf der Karte deuten können, wird er nicht da sein, wenn wir dort ankommen. Fragen Sie irgendjemanden, der diese Reise bereits unternommen hat.

»Was fällt dir spontan ein, wenn du an Tahiti denkst, Rich?«, fragte ich einen guten Freund, der bereits dort war.

»Ich denke an Bananen zu vier Dollar das Pfund«, antwortete er trocken.

Aber anders als mein ehrlicher Freund sind Autoren von Reiseliteratur schreckliche Lügner. Selbst wenn sie versuchen, es zu vermeiden, können sie nicht umhin, das Normale besonders schillernd darzustellen. Sie präsentieren uns so wunderbare ferne Szenerien, dass unser Herz vor Sehnsucht schmerzt. Sie berichten sogar auf eine Weise von Mücken oder Beinahe-Katastrophen, dass sie reizvoll klingen. Und wir lassen uns jedes

Mal in ihren Bann ziehen, weil wir viel lieber ihre Geschichten hören als die Wahrheit über den Preis von Bananen. Das Gefühl, das sie in uns wachrufen, erinnert uns an das namenlose Etwas, das wir verloren haben.

Natürlich gibt es wunderbare Orte, die den Weg in unser Herz finden und uns nie mehr loslassen. Haben wir einen solchen Ort entdeckt, kann es sein, dass wir jedes Jahr dorthin fahren möchten und er nie mehr seinen Reiz für uns verliert. Aber bei Fluchtfantasien geht es um etwas viel Vageres, etwas, das nur in einer Atmosphäre des Fernen und Unbekannten entsteht. Das ist das Terrain der besten Reiseschriftsteller. Sie verherrlichen die Realität, sie wissen das und manchmal entschuldigen sie sich sogar dafür.

Nehmen wir zum Beispiel Peter Fleming, der in der Einleitung zu seinem 1936 erschienenen Buch ›Tataren-Nachrichten‹ schreibt: »Ich habe mich nach Kräften bemüht … die Reise unverfälscht zu beschreiben, die Stimmungen von damals getreulich zu schildern und ein wahres Bild von einem eintönigen, unheroischen und dennoch merkwürdigen Dasein zu entwerfen. Auf dem Papier wirkt unsere Reise spektakulär, aber ich habe versucht, sie in ihren wahren Dimensionen darzustellen.«

Das ist ein sehr überzeugendes Eingeständnis, aber trotzdem sollten wir dem Autor nicht ohne Weiteres glauben. Schließlich stoßen wir auf eine merkwürdige Tatsache, wenn wir uns den Titel der englischen Originalausgabe ansehen. Er lautet ›News from Tartary‹ (Nachrichten aus Tatarien). Doch wo liegt dieses Tatarien?

In Wirklichkeit befindet es sich nirgendwo. Es hat nie einen Ort namens Tatarien gegeben. Der Begriff wurde im Westen geprägt und bedeutet so viel wie »irgendwo dort, wo all die Tataren sind«. Er beschrieb entfernte, unbekannte Gegenden, die so gut wie niemand aus dem Westen je gesehen hatte. Fleming fügt noch eine kurze Anmerkung hinzu, in der er einräumt, Tatarien sei kein präziser geografischer Begriff und werde üblicherweise als Sinkiang bezeichnet.

Warum hat er sein Buch dann nicht ›Nachrichten aus Sinkiang‹ genannt? Weil Sinkiang ein realer Ort ist und Tatarien eine unerreichbare romantische Vorstellung.

Reisende schreiben Bücher, weil sie diese verkaufen wollen – logisch. Aber sie sind keine zynischen Opportunisten. Sie wissen, wie sie einen besonderen Nerv bei uns treffen können, da sie ihn selbst in sich tragen; deshalb konnten sie überhaupt zu Reisenden werden. Doch um welchen Nerv handelt es sich dabei?

Wir haben nie die besondere Freiheit der Kindheit vergessen und vermissen sie zutiefst.

Wir fänden es großartig, wenn unser Körper wild und unser Herz unbekümmert sein dürfte und wir uns keiner Konsequenzen bewusst wären. Als Erwachsene sollen wir eine unbefriedigende Arbeit, Hypotheken und unzumutbare Chefs tolerieren. Aber manchmal fühlen wir uns wie ein Kind, das sich einfach nicht betragen will, das wild sein möchte und sich der Kontrolle der Erwachsenen entziehen will.

Das Problem ist nur, dass wir selbst die Erwachsenen sind. Und wir verfügen bereits über diese Freiheit. In Wirklichkeit hat niemand irgendeine Kontrolle über uns. Sie glauben mir nicht? Sie könnten sich Ihrer gesamten Kleidung entledigen und in diesem Moment wie ein kleines Kind nackt auf die Straße gehen, wenn Sie das wollten. Aber wahrscheinlich möchten Sie es gar nicht. Denn anders als ein Kind kennt der Erwachsene in Ihnen die Konsequenzen und möchte sie vermeiden. Wir möchten Konsequenzen ausblenden, aber leider gelingt uns das nicht mehr.

Sie sind mittlerweile erwachsen geworden, so ist das nun mal. Verabschieden Sie sich vom Kindsein und seien Sie vernünftig. Hat man Ihnen das gesagt, oder sagen Sie es sich selbst? *Tatsächlich könnte nichts unvernünftiger sein.* Natürlich können Sie damit leben, nicht nackt auf die Straße zu gehen. Aber gemeinsam mit Ihrer Kindheit haben Sie noch etwas

Weiteres verloren, und mit diesem Verlust können Sie *nicht* leben.

Er hat nichts mit Narzissmus zu tun oder damit, dass Sie der Favorit sein möchten. Es geht um eine gänzlich andere Seite des Kindes, das Sie einst waren; um eine Seite, der Sie vertrauen können. Will Ihre narzisstische Seite Sie davon abhalten, erwachsen zu werden, führt das abenteuerlustige, lebendige, neugierige Kind in Ihnen Sie nämlich auf direktem Weg ins gelobte Land.

Wie die große Kriminalschriftstellerin Dorothy Sayers einmal gesagt hat: »›Wenn ihr nicht werdet wie die Kinder‹, wenn ihr an eurem fünfzigsten Geburtstag nicht mit derselben aufgeregten Erwartung und Neugier auf das Leben aufwacht wie als Fünfjährige, ›so werdet ihr nicht ins Himmelreich kommen‹.«

Es ging Ihnen also nicht einfach darum, Freiheit wiederzuerlangen, zumindest nicht die Form der Freiheit, die es Ihnen erlaubt, mit Rucksack, Zahnbürste und einem Schokoriegel durch die Welt zu wandern.

Sie möchten sich wieder wie als Kind verzaubern lassen.
Das ist den Reiseautoren bewusst. Deshalb flunkern sie uns etwas vor. Und wir mögen das, denn mehr als alles andere erwecken sie unsere verlorene Fähigkeit zu staunen. Geheimnisvolle Namen wie Kathai und Tatarien klingen wie unsere eigenen Formulierungen, wie zum Beispiel *Ich will auf dem Meer herumsegeln* oder *Ich möchte aufs Geratewohl losziehen*. Sie lassen das süße Gefühl wiederaufkeimen, das wir als Kinder erlebten, als alles noch neu und verheißungsvoll war.

Doch wohin ist dieses Gefühl verschwunden? Bereits in frühester Kindheit, als wir zum ersten Mal diese faszinierende neue Welt betrachteten, erlebten wir ein überwältigendes Gefühl des Staunens. Wir müssen nur in die Augen eines kleinen Kindes blicken, um es zu erkennen. Kinder denken an nichts anderes; sie sind vollkommen präsent. Wenn es nichts anderes gibt, was sie fasziniert betrachten können, sehen sie uns unverwandt an, häufig ohne die geringste Scheu. Sie sind vollkommen wach. Ihre Gefühle und ihr Körper sind höchst lebendig. Alles ist neu für sie, in jeder Minute. Und so haben auch wir die Welt einmal erlebt.

Doch mit dem Älterwerden wurde das Panorama des Staunens und wunderbaren Erlebens begrenzter. Wer keine fantastischen Lehrer hatte, dessen natürliche Neugier wurde in der Regel durch Prüfungsdruck und Lernstress zunichtegemacht. Konkurrenzkampf und Erfolgsdruck verlagerten die Aufmerksamkeit fort von allem, was nicht nützlich erschien. Und als wir etwas älter wurden und ein geregeltes Leben hatten, wurde die uns verbliebene Fähigkeit, wie ein Kind zu staunen, von unseren Verpflichtungen und der Alltagsroutine überlagert.

Und daher sind viele Menschen davon überzeugt, in der Jugend sei man frei und im Alter gefangen.

Wie frei die Jugend wirkt. Besonders in dieser Phase Ihres Lebens kommen Ihnen junge Leute so unbeschwert vor. Doch wenn Sie sich tatsächlich an Ihre eigene Jugend erinnern würden, wüssten Sie genau, dass Sie sich eigentlich überhaupt nicht frei gefühlt haben – aber rückblickend nehmen Sie es eben an.

Wie gefangen man sich ab einem bestimmten Alter doch fühlt. Wenn Sie jedoch einen Moment darüber nachdenken, wird die Vernunft Ihnen sagen, dass die belastenden Verpflichtungen und Aufgaben von heute sich wahrscheinlich mit zunehmendem Alter reduzieren werden und Sie dann viel mehr Freiheit haben.

Wie auch immer, an der Illusion ist genug Wahres dran, und so gelingt es ihr, unsere Aufmerksamkeit zu gewinnen.

Denn obwohl die jungen Leute durch ihre drängenden Triebe und Ängste blockiert sind, ist ihr Leben häufig ziemlich spannend. Es ist ständig voller Möglichkeiten und geprägt von der hoffnungsvollen Ahnung, dass etwas Neues vor ihnen liegt. Und obwohl viele ältere Menschen von einem unerwartet sinnlichen Bewusstsein berichten, haben sie häufig einen Alltags-trott und Angewohnheiten entwickelt, die auf einen Außen-stehenden rigide und pingelig wirken.

Falls Sie sich danach sehnen, auszubrechen, sind Sie wahr-scheinlich mit dem Schlimmsten aus beiden Welten konfron-tiert. Sie leiden unter den Ängsten der Jugend, ohne das wun-derbare Gefühl all der Möglichkeiten, und Sie haben eine Altersroutine entwickelt, aber ohne ein köstliches sinnliches Bewusstsein. Kein Wunder, dass Sie aufs Meer flüchten oder ei-nen neuen Sexualpartner ausprobieren möchten. Sie befürch-ten, Ihre Fähigkeit des wunderbaren Erlebens bald für immer zu verlieren. Die Sehnsucht, diese Fähigkeit zurückzuerlangen, stammt von der Seite in Ihnen, die geboren wurde, um zu ler-nen, zu sehen, zu erkunden, zu fragen und sich an der Welt zu erfreuen.

Sie können den Sinn für das wunderbare Erleben zurückerlan-gen. Die Zeit ist reif dafür. Das Gefühl des wunderbaren Er-lebens ist in Wirklichkeit nicht verschwunden. Es wurde in den Jahren, in denen Sie sich abstrampelten und mit anderen kon-kurrierten, nur ziemlich unsanft in den Hintergrund gedrängt. Aber es ist immer noch da. Unbeschädigt und ohne Anzeichen von Rost wartet es geduldig darauf, dass Sie ihm etwas Platz schaffen.

Ihre gesteigerten Fluchtimpulse zeigen Ihnen, dass Sie genau dafür bereit sind.

Jedes Mal, wenn Sie den banalen Zwängen Ihres Erwachse-nenlebens entfliehen wollen, jedes Mal, wenn Sie von fernen Orten träumen, meldet sich eigentlich Ihr verdrängtes Gefühl des wunderbaren Erlebens bei Ihnen. Sie glauben, an einem fernen exotischen Ort werden Ihre Sinne erwachen und auch wach bleiben. Sie werden den Duft der Luft wahrnehmen, die Farben sehen und das Abenteuer spüren, lebendig zu sein. Wo-bei der einzige Ort, der nach einer Weile nicht langweilig und gewöhnlich sein wird, so exotisch und geheimnisvoll sein muss, dass Sie kaum auf einen Flughafen oder eine bestimmte Stadt deuten können, davon sind Sie überzeugt.

Leider gibt es keinen Ort, der ewig neu für Sie sein wird, es sei denn, Sie haben Ihre Fähigkeit des Staunens *bereits* wieder *zurückgewonnen*.

Aber machen Sie sich darüber keine Sorgen.

Von zu Hause wegzulaufen schien Ihnen vielleicht der einzige Weg zu sein, sich vor dem tristen Alltag zu retten, dabei können Sie tatsächlich lernen, die Welt wieder mit kindlichem Staunen wahrzunehmen, ohne irgendeine Brücke hinter sich abzubrechen.

Das gelingt Ihnen, indem Sie die unerforschten Gebiete vor Ihrer eigenen Haustür erkunden.

Als Kind waren Sie so fasziniert von der Welt, weil jeder Ort neu für Sie war. Jetzt müssen Sie die Welt neu für sich entdecken. Aber dafür müssen Sie nicht fortgehen. Sie sollten lediglich innehalten und sich umsehen. Anstatt zu flüchten, können Sie Ihre Sinne schärfen. Sie benötigen eine Erwachsenendosis spannender Gedanken sowie intellektueller und kreativer Stimulation. Eine dauerhafte Veränderung Ihrer inneren Szenerie.

Mit anderen Worten, Sie benötigen ein paar neue Augen.

Beginnen Sie damit, unerledigte Dinge abzuschließen.
Sie sollten sich für Gefühlswelten und Wahrnehmungen öffnen, mit denen Sie vor langer Zeit abgeschlossen haben, Dinge in Betracht ziehen, die Sie nie zu tun gewagt haben, Facetten Ihrer Persönlichkeit nutzen, die Sie bisher nie ins Spiel gebracht haben. Ihre Welt ist voller unentdeckter Länder, aber Sie mussten ihnen den Rücken kehren, um erwachsen zu werden.

Nun sollten Sie die Seite in Ihnen beherzt unterstützen, die zu Recht gekränkt ist – angesichts des enormen Preises, den Sie bezahlen mussten, um ein gutes Mitglied der Gesellschaft zu werden. Ihre Unruhe zeigt Ihnen, dass die Zeit gekommen ist, Ihre Persönlichkeit und Ihre Einzigartigkeit zurückzufordern sowie die Freude darüber, am Leben zu sein. Darüber hinaus ist es an der Zeit, wieder ein Entdecker zu werden, neue Wege zu inspirierendem Wissen zu beschreiten und Ihren Geist mit neuen Vorstellungen, Ideen und Landschaften zu erweitern.

Sie hatten die ganze Zeit recht. Nur haben ein paar Details nicht gestimmt. Nichts könnte klüger sein, als Ihre »Barbarenehrfurcht« zurückzufordern. Allerdings haben Sie versucht, das falsche Problem zu lösen. Mit Ihrem Vorhaben, von zu Hause fortzugehen, wollten Sie verhindern, ins »mittlere Alter« zu kommen, denn dieses – so dachten Sie – würde Ihnen das wunderbare Staunen rauben. *Dabei haben Ihre jüngeren Jahre es Ihnen bereits gestohlen, und Ihr zweites Leben ermöglicht es Ihnen nun, es wiederzuerlangen.* Und der einzige Weg, ein neues paar Augen zu bekommen, besteht darin, Ihr erstes Leben hinter sich zu lassen und beherzt auf Ihr zweites zuzugehen.

Denn die wahre Falle ist nicht der Beginn des mittleren Lebensalters; es sind die Illusionen Ihrer Jugend.

Diese Illusionen haben Sie dazu getrieben, sich ausschließlich darauf zu konzentrieren, was die Gesellschaft als gutes Leben bezeichnet, sodass Sie Ihren Sinn für die Schönheit und das wunderbare Staunen abgeschaltet haben. (In den folgenden Kapiteln werde ich Ihnen einige wirksame Techniken zeigen, diesen Sinn wieder zu aktivieren.) Doch nur wenn Sie als Individuum der Welt da draußen begegnen und bereit sind, für sich selbst zu bestimmen, was ein gutes Leben ist, werden Sie wissen, was Freiheit bedeutet.

Was ist also wahre Freiheit? Wahre Freiheit ist das Recht, zu sein, wer Sie wirklich sind. Es ist die Freiheit, Ihre Träume zu verwirklichen und Ihr ursprüngliches Selbst wiederzuentdecken, das unter den verlockenden Botschaften von Erfolg und einer Familie begraben wurde.

Eine Freiheit, die zählt, ist die Freiheit, Ihr Leben mit offenem Herzen, einem wachen Geist und empfänglich für Gefühle zu leben. Die Freiheit, es zu wagen, Neues zu lernen. Die Freiheit, Ihr kindliches Staunen und Erleben zu fördern und wertzuschätzen. *Diese Form der Freiheit – und nur diese – wird Sie wieder jung machen.*

Wenn Sie diese Form von Freiheit erlangen, werden Sie eines Tages feststellen, dass Sie sich mitten in einem fantastischen Abenteuer befinden und dafür nirgendwo hingehen mussten. Möglicherweise müssen Sie Ihr Leben vereinfachen und Ihre Ausgaben reduzieren, damit Sie mehr freie Zeit mit Ihren Lieben haben. Oder Sie richten sich eine Werkstatt ein und werden ein Erfinder. Oder Sie reisen zu neuen Orten, wo immer diese sich auch befinden mögen – ob am anderen Ende der Welt, in Ihrem Kopf oder in Ihren Beziehungen. Wahre Freiheit wirkt auf andere nicht unbedingt gewagt, aber für Sie ist sie ein lebensveränderndes Abenteuer. Und da Sie ein einzigartiges Individuum sind, kann niemand außer Ihnen selbst sagen, wie dieses aussieht.

Für manch einen kann es bedeuten, seine eigenen Gefühle zu spüren.

»Ich habe mich nie mit Gefühlen abgegeben. Ich liebe meine Frau und bin häufig ungeduldig gegenüber meinen Angestellten, aber das ist auch schon alles. Jetzt entdecke ich eine ganze Reihe von Gefühlen in mir, die immer mehr zutage treten. Ich habe erkannt, dass ich mich als Kind unglaublich einsam gefühlt habe und zu stark kritisiert wurde. Daher reagiere ich manchmal so schnell gereizt. Jetzt spüre ich, wie der Zorn schmilzt. Es ist, als würde ich mein Leben zurückbekommen. Und ich lache mehr. Meine Frau konnte mich immer schon zum Schmunzeln bringen, weil sie wirklich lustig ist, aber jetzt kann ich mich vor Lachen kaum noch halten.«

Für andere kann es bedeuten, dass sie lernen, Menschen zuzuhören, die sie lieben.

»Meine Frau und meine Töchter sagten mir immer wieder: ›Du hörst nie zu!‹ Mir war nie klar, was sie eigentlich meinten. Ob Sie es glauben oder nicht, eines Tages stieß ich zufällig auf ein Buch über das Zuhören. Ich öffnete es und las den Satz: ›Ob wir uns angenommen oder isoliert fühlen, hängt davon ab, ob jemand uns zuhört‹. Das hatte meine Familie mir immer wieder vermitteln wollen, und ich hatte nicht begriffen, wovon um alles in der Welt sie sprachen. Es machte mich völlig fertig, dass ich den Menschen, die ich am meisten liebte, das angetan hatte. Ich ging noch mal zur Uni und befasste mich dort mit Frauenforschung. Ich habe wahrlich eine neue Welt entdeckt, die schon die ganze Zeit direkt vor meiner Nase gelegen hatte.«

Und für wieder andere Menschen könnte das Abenteuer darin bestehen, zum ersten Mal Sport zu treiben.

»Ich jogge jeden Morgen auf einem Rundweg, und bei der dritten Runde denke ich: ›Bin das wirklich ich? Woher habe ich diese Kraft? War sie schon die ganze Zeit da?‹ Heute achte ich sehr genau auf die Bewegungen von Tänzern – wie sie beispielsweise auf einer Straße entlanggehen. Früher dachte ich: ›Das könnte ich nie‹, aber jetzt werde ich es versuchen. Ich möchte zu anderen Menschen sagen ›Seid gut zu eurem Körper‹, denn jeder von uns bewegt sich in einem beeindruckenden, wunderbaren Instrument, doch wir vergessen es, weil wir hier und dort nicht der Norm entsprechen. Mittlerweile bin ich mir meines Körpers bewusst, meiner Nerven und Muskeln und Gehirnzellen und Gelenke und Augäpfel und Stimmbänder und Rückenmuskeln und meines Brustkorbs, und ich möchte einfach nur sagen: ›Danke, danke, danke.‹«

Oder das Abenteuer besteht darin, eine Gruppe von kreativen Freunden zu finden.

»Es ist großartig, diese Freunde zu haben. Sie sind stets bereit, im letzten Moment aufzutauchen und mir bei einem Projekt zu helfen. Ganz anders als die ›normalen‹ Leute aus meinem früheren Bekanntenkreis. Und es ist toll, dass sie so kreativ sind. So kann auch ich einspringen und ihnen aushelfen. Dann lese ich zum Beispiel die Rolle eines Mörders aus dem Drehbuch eines Freundes, oder ich fahre eine Ladung Samt zur Moden-schau einer Freundin, oder ich schleppe für einen Filmemacher Kameras an einen heruntergekommenen Drehort (und besorge Kaffee und übernehme eine Statistenrolle), oder ich jubele ei-ner Freundin, die Sängerin ist, aus dem Publikum zu, während sie sich verbeugt und ihren wohlverdienten Applaus bekommt. Es ist, als wäre ich in einer himmlischen Gemeinschaft gelan-det. Und das mit 48!«

Das Abenteuer kann auch darin bestehen, alle fünf Sinne zu er-wecken und noch ein paar Dutzend weitere.

Es gibt unentdeckte Universen direkt vor Ihrer Haustür.

»Wenn ich an einem Sommerabend lange gearbeitet habe, gehe ich gerne nach draußen und lege mich ins Gras. Unser Garten ist ungefähr sieben mal sieben Meter groß. Es ist so, als würde man sich in einer offenen Schachtel oder auf einem Tab-lett exponieren. Knapp unterhalb der Humusschicht befindet sich der Londoner Ton, der sich deutlich am Ende der Straße in Form des Primrose Hill auftürmt. Der Humus bildete sich zu-nächst aus Wald und später aus Weideland. Einst muss er ziem-lich fruchtbar gewesen sein, aber fast ein Jahrhundert lang war er nun ein Garten, und das hat ihn ausgelaugt ... der Torf, auf dem ich liege, ist mager und verbraucht, gesetzt und nicht elas-tisch. Ich möchte es nicht anders haben, denn dieser harte Bo-den drückt gegen meine Knochen und lässt mich meinen Kör-per auf eine angenehme Weise wahrnehmen. Im Bett kann ich schlafen, hier kann ich wach bleiben ...« (aus: Jacquetta Haw-kes, ›A Land‹).

»Anstatt das Abendessen zu kochen oder fernzusehen, setz-te ich mich an den See. Ich zwang mich, 20 Minuten absolut still zu sitzen, einfach um zu testen, ob ich es schaffen würde. Es war schwer. Ich wollte alle zwei Minuten aufspringen, aber ich tat es nicht. Dann vernahm ich allmählich verschiedene Geräusche! Ich hörte, wie eine Ente auf dem Wasser landete, ein Hund schnupperte am Ufer herum. Und ich sah Dinge! Die Dunkelheit brach gerade herein, und winzige Insekten begannen über der Wasseroberfläche umherzuschwirren. Und dann geschah alles gleichzeitig! Vögel stürzten herab und schnappten nach den Insekten, Fische begannen zu springen und landeten platschend wieder im Wasser, der Wind frischte auf, und die Luft wurde diesig. Kleine Wassertröpfchen hingen darin, die ich wunderbar auf meinem Gesicht spürte.«

Kommt Ihnen das bekannt vor? Hellwach, mit geschärften Sinnen lernen und entdecken, wie neu diese Welt in jedem wachen Moment ist. Voll der Ehrfurcht eines Barbaren.

Deshalb Ihre innere Unruhe. Danach haben Sie sich gesehnt.

In den nächsten Kapiteln werden wir ermitteln, wie Ihre Last überhaupt so schwer werden konnte. Und wir werden eine Menge Zeit für Sie finden, damit Sie Ihre Fähigkeit, zu staunen, wiedererwecken können. Nichts könnte wichtiger sein. In der Zwischenzeit möchte ich Ihnen gerne ein paar Dinge vorschlagen, die Sie bereits jetzt tun können, um sich in Ihrem Alltag wieder für das wunderbare Erleben zu öffnen. Wenn sich Ihre erwachsene Seite dagegen wehrt, sollten Sie sich daran erinnern, dass Sie die Fähigkeit dazu eben aufgrund des Erwachsenseins verloren haben. Vertrauen Sie nun stattdessen dem vom wunderbaren Erleben erfüllten Kind.

Übung 14
Das wunderbare Erleben zurückerobern

1. Stecken Sie heute einen Zweig eines frischen oder getrockneten Gewürzes wie zum Beispiel Basilikum oder Rosmarin in Ihre Hosen- oder Jackentasche. Greifen Sie jedes Mal, wenn Sie ein geschäftliches Telefonat beendet haben oder auf die Uhr sehen oder zum Zug gerannt sind, in Ihre Tasche und zerreiben Sie das Gewürz etwas zwischen Ihren Fingerspitzen. Schnuppern Sie dann den Duft an Ihren Fingerspitzen und achten Sie darauf, wie Sie unmittelbar in eine wunderbare Welt eintauchen.

2. Nehmen Sie sich jetzt einen Moment Zeit und berühren Sie etwas in Ihrer Nähe mit der Handfläche, zum Beispiel das polierte Holz Ihres Tisches oder den Stoff Ihres Ärmels. Richten Sie Ihre gesamte Aufmerksamkeit auf diese Wahrnehmung. Versuchen Sie, möglichst viele verschiedene Oberflächen zu berühren, ohne vom Stuhl aufzustehen. Stellen Sie sich vor, wie es sich angefühlt haben muss, als Sie erst ein Jahr alt waren.

3. Erkunden Sie, wie viele Sinne auf die Atmosphäre draußen reagieren. Setzen Sie sich zunächst irgendwo draußen oder in der Nähe eines geöffneten Fensters hin und schließen Sie die Augen. Nehmen Sie die Wärme eines ruhigen Sommertages wahr oder die schneidende Kälte im Winter oder die Lebendigkeit des Windes an einem wolkigen Tag. Achten Sie darauf, wie viel Sie von diesem Tag mitbekommen, ohne die Augen zu öffnen. Lauschen Sie den raschelnden Blättern oder dem Plätschern des Wassers, spüren Sie Hitze, Kälte oder auch Feuchtigkeit mit Ihrem Arm, fühlen Sie den Wind in Ihren Haaren und erschnuppern Sie den Geruch brennender Blätter oder duftender Blüten. Achten Sie auch auf Dinge, die Sie darüber hinaus wahrnehmen, wie Lebendigkeit, Ruhe oder Beherztheit oder eine vage Erinnerung an Tage wie diesen oder die Ahnung von Regen, Schnee oder dem Einbruch der Dunkelheit, deren Ursprung viel schwerer zu bestimmen ist.

Sobald Sie alles verinnerlicht haben, öffnen Sie Ihre Augen wieder und sehen Sie sich um. Achten Sie besonders darauf, welche Dinge Ihnen vermitteln, was für eine Art Tag es ist. Blenden Sie alle Ablenkungen aus. Nehmen Sie ziehende Wolken wahr, deutliche Schatten oder die Abwesenheit von Schatten, das Licht der Morgen- oder Abenddämmerung, die Süße des Frühlings, die Fülle des Herbstes, die Reinheit des Winters.

All das gehört Ihnen. Genau das hatten Sie verloren und Sie möchten es wiederhaben. Und nun haben Sie es in der Hand.

Jetzt können Sie die Welt bereisen, wenn Sie möchten. Oder Sie bleiben zu Hause. Sobald Sie die Fähigkeit des wunderbaren staunenden Erlebens zurückgewonnen haben, werden Sie sie nie mehr verlieren. Ihr ganzes Leben kann nun voller Abenteuer sein. Sie können zum Dach der Welt reisen, das Great Barrier Reef oder die Antarktis sehen, wenn Sie es wirklich möchten. Oder Sie bereisen die unentdeckten Höhlen Ihrer eigenen Seele. Aber Sie werden nie mehr von zu Hause fortgehen müssen.

Wie der amerikanische Autor Eric Hansen in ›The Traveler: An American Odyssey in the Himalayas‹ schreibt:»Das wertvollste Geschenk, das man von einer Reise mitbringen kann, ist die Fähigkeit, das Außergewöhnliche im Alltag zu erkennen …« Aber wenn Sie das Außergewöhnliche im Alltag erkennen, sind Sie immer auf einer Reise, egal, wo Sie sich gerade befinden.

Öffnen Sie daher Ihre Augen und sehen Sie sich um. Sie sind dafür geschaffen, wunderbare Dinge zu erleben und zu staunen. Ihre Fluchtträume waren kein Fehler. Sie waren Ihre Initiation, ein Weltreisender zu werden, ein großer Entdecker. Und als Sie 40 wurden, war es nicht nur ein weiterer Geburtstag. Es war der erste Schritt, wieder das von Staunen erfüllte Kind zu werden, das Sie in Wirklichkeit sind.

Mögen noch viele weitere folgen.

Übung 15
Der Fluchtimpuls-Test

1. Welche Bedeutung hatte Freiheit für Sie, als Sie jünger waren? Was bedeutet sie heute für Sie? Sehnen Sie sich je danach?
2. Haben Sie je davon geträumt, ans Meer zu flüchten oder aufs Geratewohl mit dem Auto loszufahren? Was erhofften Sie sich davon?

3. Was würden Sie mitnehmen und was zurücklassen wollen?
4. Was würde sich Ihrer Vorstellung nach bei Ihnen persönlich verändern, wenn Sie an einen anderen Ort gingen?
5. Wann haben Sie Ihre Umwelt zum letzten Mal mit so wachen Sinnen wahrgenommen wie ein kleines Kind?
6. Wie könnte aus Ihrem Leben ein Abenteuer werden?

»Ich bringe einen solchen Einsatz, weil es eine Herausforderung für mich ist. Jedes Mal, wenn ich einen riesigen Berg Arbeit erledigt habe, denke ich: ›Kann ich noch mehr schaffen? Kann ich das Tempo erhöhen? Wie gut bin ich?‹«

Richard, Unternehmensberater, 42

»Manchmal fühle ich mich so überfordert von der unbewältigbaren Last, dass ich zusammenbrechen könnte. Aber zu anderen Zeiten, wenn ich wieder etwas Unglaubliches bewältigt habe, flüstere ich: ›Ja!‹, und fühle mich wie eine Superfrau!«

Isabel, Werbefachfrau, alleinerziehende Mutter

»Beschäftigt, beschäftigt, beschäftigt verbringen wir die Tage unseres Lebens – die allzu schnell vorbei sind. Vorbei, bevor wir uns um unsere Träume von kreativer Entfaltung und Selbstverwirklichung sowie von einem fürsorglichen Miteinander kümmern können.«

Carol Orsborn, ›Enough Is Enough‹

»Wer den Tiger reitet, hat Angst davor, abzusteigen.«

Chinesisches Sprichwort

Versuchen Sie hektisch, einen Brandherd nach dem anderen zu löschen, und übernehmen Sie neue Verpflichtungen, obwohl Sie Ihre anderen Aufgaben kaum schaffen? Vielleicht gibt es viele logische Gründe dafür, sich so viel aufzuhalsen, aber es ist noch eine andere Kraft am Werk. Und sie hat nichts mit Vernunft zu tun. Ich bezeichne sie als Machtillusion. Wie Sie gleich sehen werden, taucht sie an Orten auf, wo wir sie nie erwarten würden.

Vielleicht ist es Ihnen nicht aufgefallen, aber bei allem, worüber wir in diesem Buch bisher gesprochen haben, ging es um die Machtillusion. Jedes Kapitel handelt von dem Schock, den die Lebensmitte uns verpasst, sowie davon, wie sehr sie die Überzeugung gefährdet, die wir alle insgeheim in uns tragen: dass wir besonders sind und keine Einschränkungen hinnehmen sollten. Wir glauben, wahrhaft besondere Menschen könnten alles erreichen, was sie sich vornehmen. Gelingt es ihnen nicht, sind sie eben nicht besonders.

Die Aktionen, die wir starten – etwa wenn wir Vitamine zu uns nehmen, um nie zu sterben, uns die Haare färben, damit wir nicht alt werden, wenn wir testen, ob wir noch begehrenswert sind, oder darum kämpfen, unseren hohen Status zu behalten –, diese Aktionen sind allesamt Machtkämpfe mit der Realität. Jeder von uns versucht die Realität von dem Tag an zu kontrollieren, an dem er geboren wurde. Und das ist in allen Kulturen der Erde so. Aus diesem Grund gibt es Schulen, Orakel, Menschen mit übersinnlichen Fähigkeiten, Küchen- und Waldgötter, Autorennen sowie Wettbewerbe im Armdrücken und Geschwindigkeitsrennen. Wie stark sind wir? Wie viel Kraft haben wir? Was können wir tun, um mehr Macht zu bekommen? Können wir sogar das Unmögliche möglich machen, wenn wir klug genug sind, wenn wir mit enormem Einsatz gegen Widerstände angehen, an uns selbst glauben? Man sollte meinen, diese Illusionen wären Jahr um Jahr, während wir erwachsen wurden, immer mehr geschwunden, und dass wir es mittlerweile besser wissen müssten. Doch in Wirklichkeit sind die meisten intakt, gespeichert und vor dem Eindringen der Realität versteckt wie Schätze, die wir jederzeit herausholen und nutzen können, wann immer wir sie brauchen.

Wir ertragen es schlicht und ergreifend nicht, vernünftig zu sein, wenn es darum geht, wie viel wir schaffen können.

Natürlich ist es gut, stark zu sein und in der Lage, mit schwierigen Situationen fertigzuwerden, uns um uns selbst und unsere Familie zu kümmern und das Beste aus dem Leben zu machen. Dagegen ist nichts einzuwenden. Aber wir sagen nie: »Genug. Mehr kann ich nicht bewältigen.« Stattdessen schultern wir mit aller Kraft unmögliche Belastungen und wischen aufkommende Zweifel über unser Leistungsvermögen fort, als wären es Feinde. Mit folgendem Ergebnis: Es ist zu unserer Lebensform geworden, uns der nächsten Krise zu stellen.

Aber wir Menschen sind nicht dafür gemacht, ständig in einem extremen Ausnahmezustand zu leben. Es ist, als würden wir einen Krankenwagen täglich für den Transport von Steinen einsetzen, und es führt zum gleichen Ergebnis: Eines Tages bricht das Fahrzeug unter der Last zusammen. Vielleicht ist eine Katastrophe nötig, um es Ihnen zu beweisen, oder Sie haben das Glück, von selbst aufzuwachen, aber auf die eine oder andere Weise, früher oder später, schlägt die Realität zu.

Und dann werden Sie die Wahrheit erkennen: Sie sind kein Gott, sondern nur ein Mensch, der sich ein zu großes Leben geschaffen hat, das nicht zu bewältigen ist.

Aber um Ihr Lebensmodell zu verändern, bedarf es mehr, als sich dessen lediglich bewusst zu sein. Sie werden keinen Gang zurückschalten können, bevor Sie nicht zur Wurzel Ihrer Machtillusion vorgedrungen sind und herausgefunden haben, was Sie eigentlich dazu antreibt, gegen das Unmögliche anzukämpfen. Die Ursache ist keineswegs offensichtlich, aber hier ist ein Hinweis darauf: Wenn Sie wie die meisten von uns sind, unterdrücken Sie mit aller Macht einige Gefühle, die scheinbar nichts damit zu tun haben. Und diese Gefühle lösen heimlich den Alarm aus. Sie werden gleich mehr darüber erfahren.

Hier ist die gute Nachricht: Sobald Sie erkennen, was Sie wirklich antreibt, ist es gar nicht schwer, etwas daran zu ändern. Und die positive Wirkung ist enorm. Der Stress wird sich auflösen, Ihr Geist wird klarer und Sie werden viel effektiver sein. Das Beste daran: Ihre Tage werden so unerwartet herrlich sein, dass Sie nie mehr auf die Machtillusion hereinfallen werden. Wenn das geschieht, werden Sie feststellen, dass Sie gerade die Grenze zu Ihrem zweiten Leben überschritten haben.

* * *

Haben Sie sich je gefragt, warum wir alle so viel Angst vor Vorstellungsgesprächen, einem Vorsprechen oder einem ersten Rendezvous haben? Möglicherweise nehmen Sie an, wir hätten Angst vor Ablehnung. Doch wenn wir sicher wären, abgelehnt zu werden, hätten wir wahrscheinlich nicht so viel Angst. Wir würden aufgeben und uns entspannen. Nein, es gibt einen anderen Grund für unsere Angst: Wir sind überzeugt davon, dass wir irgendwo in unserem Inneren die Kraft haben, wirklich wichtige Dinge zu schaffen, doch wir wissen nicht, wie. Wir erwarten nicht, die gleiche Macht zu besitzen wie Mussolini oder Dschingis Khan, aber wir halten an der Überzeugung fest, dass uns beinahe alles gelingen kann, wenn wir nur aufmerksam sind und all die richtigen Dinge tun.

Dabei haben wir keineswegs eine solche Macht, und das war auch noch nie der Fall, wenngleich wir uns bei wichtigen Dingen natürlich nach Kräften bemühen sollten. Wir können zum Beispiel bei einem Vorsprechen oder einem Vorstellungsgespräch nicht erzwingen, dass jemand uns mag. Wir können professionell und sympathisch auftreten, unser Talent bestmöglich präsentieren, aber die anderen werden ihre Entscheidung aufgrund verschiedenster Kriterien fällen. Vieles davon liegt nicht in unserer Hand. Auch die anderen können sich nicht dazu zwingen, uns zu mögen. Ein Personalchef braucht vielleicht eine kleine blonde Person statt einer großen brünetten. Eine Personalchefin sucht möglicherweise jemanden mit anderen Berufserfahrungen. Kein Talent und keine noch so große Kompetenz können das wettmachen.

Doch wir wollen das partout nicht so sehen. Wenn wir etwas unbedingt wollen, ist es einfach unerträglich, gesagt zu bekommen, wir könnten das Ergebnis nicht kontrollieren. Also versuchen wir, das Schicksal zu beeinflussen. Wir drücken die Daumen oder tragen einen Glücksbringer. Wir gehen durch die linke Tür statt durch die rechte. Wir prüfen, ob der Merkur rückläufig ist.

Wenn wir bekommen, was wir wollen, zeigt es, dass wir die richtige Formel angewendet haben und unser Wille triumphiert hat. Wir haben die Macht, letzten Endes doch noch der Favorit des Schicksals zu sein. Wenn wir allerdings nicht bekommen, was wir wollen, beweist das noch lange nicht das Gegenteil. Wir haben dann eben nicht das richtige Ritual angewendet und müssen versuchen, es beim nächsten Mal besser zu treffen. So kindisch das auch klingen mag, es ist schwer, sich ganz von diesen Vorstellungen zu lösen, und meistens sind sie auch völlig okay. Diese »primitive Magie« verleiht unserer Welt eine gewisse Ordnung und beruhigt uns, wenn wir uns zu viele Sorgen machen.

Leider führt unsere Magie meist zu mehr Angst anstatt zu weniger, und sie kann uns an einem guten Leben hindern. Es ist verblüffend, welche Formen dieser magische Zauber annehmen kann: von positivem Denken und Perfektionismus über Schuld- und Schamgefühle bis hin zu verschiedenen Arten des Bedauerns. Sie alle sollen unserem Gefühl entgegenwirken, etwas nicht bewältigen zu können, denn unserer Meinung nach sollten wir zu allem in der Lage sein. Eins meiner Lieblingsbeispiele für die Magie ist die in der modernen Welt weit verbreitete To-do-Liste. Wir werden später interessante Übungen mit To-do-Listen machen.

Natürlich ist es in der Regel eine gute Idee, eine Liste des zu Erledigenden zu erstellen, und für viele von uns ist sie mit 40 eine Notwendigkeit. Zu diesem Zeitpunkt haben wir meist sehr viele Aufgaben und brauchen ein Hilfsmittel, um den Überblick zu behalten. Viele Menschen haben so viel zu tun, dass es zwei oder drei Vollzeitbeschäftigungen gleichkommt – da sind all die Verpflichtungen durch die Familie (manchmal sind es zwei Familien!), und möglicherweise müssen sie sich zusätzlich um ihre betagten Eltern kümmern. Sogar diejenigen ohne solche Verpflichtungen arbeiten ein doppeltes Pensum ab. Sie versuchen fit zu bleiben und gut auszusehen, gehen shoppen, pflegen an den richtigen Orten ihre sozialen Kontakte, verbringen viele Termine beim Mittag- oder Abendessen auf der Suche nach einem geeigneten Partner, damit sie heiraten und Kinder bekommen können. Und falls sie bei ihrer Karriere etwas aus der Spur gekommen sind, bemühen sie sich intensiv darum, beruflich noch einmal durchzustarten. Sie bringen fortwährend einen großen Einsatz, um ihre Ziele zu erreichen, und wagen es nicht, damit aufzuhören. Darüber hinaus werden sie ständig durch die Vorstellung angetrieben, dass sie noch mehr tun könnten und sollten.

Wenn Sie sich darin wiedererkennen, können Sie Ihre Selbstverwirklichung vergessen. Sie wären schon froh, etwas Schlaf zu bekommen. (Vielleicht haben Sie sogar Schlafstörungen, weil Sie so vieles beschäftigt.) Aber Sie wagen es keinen Moment daran zu denken, dass Sie es möglicherweise nicht schaffen werden, alle Verpflichtungen zu erfüllen. Sie haben das Gefühl, Ihr Überleben stünde auf dem Spiel, falls Sie die Last, die Sie sich aufgebürdet haben, nicht länger schultern können.

Wann haben Sie diese Machtillusion entwickelt? Denken Sie an den frühesten Moment zurück, in dem Sie sich überfordert oder gestresst fühlten, weil Sie etwas tun mussten, aber nicht wussten, wie sie es anstellen sollten. Vielleicht müssen Sie weiter in Ihre Vergangenheit zurückgehen als erwartet. Womöglich bis in die Kindergartenzeit oder noch früher – bis zu dem Schock, den Sie als Kind erlebten, als Sie sich zum ersten Mal an Anweisungen erinnern mussten, wie etwa, bestimmte Dinge nie und andere immer zu tun, weil die anderen sonst böse auf Sie gewesen wären.

Vielleicht müssen Sie auch nicht so weit zurückgehen. Erinnern Sie sich an Ihren ersten Tag auf dem Gymnasium oder an der Universität. Nach dem Schock, plötzlich mit Terminen für Seminararbeiten oder Prüfungen bombardiert zu werden, fühlten Sie sich extrem verunsichert. Daher kommen die Albträume, in denen Sie sich hinter einer Tür verstecken, weil Sie vergessen haben, sich für die Schule anzuziehen, oder entsetzt feststellen, dass Sie eine Prüfung schreiben müssen, aber gänzlich unvorbereitet sind.

Erinnern Sie sich noch an Ihren ersten Arbeitstag? Sie wollten sich integrieren und einen guten Eindruck machen, aber Sie wussten nicht, was Sie eigentlich tun sollten. Ihre Angst und Verwirrung machten es Ihnen unmöglich, sich zurechtzufinden. Sie fühlten sich wie ein Betrüger, den man bald entlarven und bloßstellen würde.

Natürlich haben Sie all das bereits hinter sich und stehen darüber, nicht wahr? Seien Sie sich da nicht so sicher.

Wie haben Sie sich letzten Monat gefühlt, als Ihre neue Chefin ins Zimmer kam? Oder letzte Woche, als Sie zum ersten Mal vor dem Telefon in Ihrer neu gegründeten Firma saßen und mit der Kaltakquise beginnen wollten? Oder an dem Tag, als Sie erkannten, dass Sie die meisten wachen Stunden Ihres Lebens dafür nutzen müssen, das Geld für die Miete zu verdienen, und Ihre geliebten Kinder Ihre *gesamte* Zeit beanspruchen werden, und das für den Rest Ihres Lebens.

Bevor Sie viel Zeit hatten, darüber nachzudenken, stellten Sie sich in jeder Lebensphase rasch auf die neuen Anforderungen ein. Es wurde immer wichtiger für Ihr Überleben, alle Aufgaben zu bewältigen. Vielleicht haben Sie es als spannende Herausforderung betrachtet, aber die Aufgabe nahm kein Ende, denn es gab immer mehr zu tun. Unter großem Druck zu leben wurde zu einem Dauerzustand. Sie fühlten sich überfordert, aber das schien normal zu sein und der einzige Weg, das Beste aus Ihren Möglichkeiten zu machen. Nach einer Weile dachten Sie sogar, Sie hätten sich daran gewöhnt.

Aber in Wirklichkeit überwinden die meisten von uns den Schock nicht, zu vielen Anforderungen gerecht werden zu müssen. Manchmal führt er sogar zu einer Lähmung.

»Ich muss mehr Präsentationen verschicken, mehr Bücher lesen und mehr Telefonate führen. Es muss einen Weg geben, dieses Unternehmen erfolgreich zu machen. Dabei weiß ich, dass ich nicht mein Bestes gebe, weil ich schon müde bin, bevor ich überhaupt angefangen habe«, sagte George in einem Unternehmerseminar.

»Ich möchte, dass dieses Unternehmen sich behauptet. Ich müsste daher viele Verkaufsgespräche am Telefon führen, aber an vielen Vormittagen fühle ich mich wie gelähmt. Die Arbeit lastet auf mir wie ein Elefant«, sagte ein anderer Seminarteilnehmer.

»Wie ich es auch anstelle«, sagte Bill, der ein Beratungsunternehmen gegründet hatte, »selbst wenn ich mich zum Telefonieren zwinge, treffe ich nicht den richtigen Ton. Niemand will etwas kaufen. Es ist, als müsste ich auf der Flucht vor einer Horde von Kannibalen einen Sandberg erklimmen und dabei auch noch zuversichtlich lächeln.«

Wenn Sie sich gelähmt fühlen, wirken sogar Dinge, die Sie gerne tun, wie unliebsame Verpflichtungen. Die Energiequelle in Ihnen versiegt. Ihre Familie ist lediglich eine weitere Verpflichtung und ein weiterer Bereich, der Ihnen ein schlechtes Gewissen macht. Der Spaß, den Sie früher hatten, Dinge, die Sie liebend gerne tun wollten – all das bleibt auf der Strecke. Die Qualität Ihrer Arbeit ist auch nicht so, wie sie sein könnte. Sie vergessen einiges, vernachlässigen Details.

Der Mythos endloser persönlicher Kraft ist mittlerweile etwas angekratzt.

Das Bedürfnis, an Ihre Kraft zu glauben, erreicht in der Lebensmitte seinen Höhepunkt. »In der Arbeit denkt man an die Kinder, die man zu Hause zurückgelassen hat. Zu Hause denkt man an die unerledigte Arbeit. Dieser Kampf tobt in unserem Inneren. Unser Herz ist zerrissen«, sagte Golda Meir.

Nie zuvor hatten Sie ein intensiveres Bedürfnis nach Ihrer Machtillusion als jetzt. Dafür gibt es zwei Gründe. Wie bereits erörtert, liegt es zum einen an dem kleinen zweijährigen Narzissten in Ihnen. Denn in der Lebensmitte sind Ihre Machtillusionen den größten Angriffen ausgesetzt, und in einem letzten Versuch kämpfen Sie darum, sie sich zu bewahren. Der Verlust der Omnipotenz ist eine Katastrophe für Ihre Mission, den Thron noch einmal zu erobern.

Und zum anderen ist da noch die Realität. Sie tragen eine größere Last als je zuvor, und Sie müssten wirklich übermenschliche Kräfte haben, um sie zu bewältigen.

Diese beiden Ursachen sind eng miteinander verknüpft. Gäbe es da nicht den Narzissten in Ihnen, wären Ihre Erwartungen an sich selbst wahrscheinlich bescheidener. Sie würden Ihre Grenzen eher akzeptieren. Stattdessen überfordern Sie sich immer mehr und halsen sich weitere Verpflichtungen auf, egal, wie schwierig Ihr Leben bereits sein mag.

»Na ja, wenn das wirklich die beste Schule für unser Kind ist, dann müssen wir das Geld dafür eben irgendwie aufbringen«, erklärte mir Jerry.

»Und was ist«, fragte ich ihn, »wenn Sie es einfach nicht schaffen?«

»Ich werde einen Weg finden. Ich werde es müssen«, antwortete er. »Diese Schule eröffnet meinem Kind enorme Möglichkeiten. Die Kontakte dort sind unbezahlbar.«

Jerry mag seine Arbeit nicht besonders. Sie laugt ihn aus, und er muss viele Stunden unter extremem Stress arbeiten. Aber schließlich wird er dafür bezahlt, und Jerry braucht jeden Cent.

Läuft es bei Ihnen ähnlich? Sind Sie auch ein Experte darin, sich durch die Arbeit durchzuackern und bei vielen dramatischen Rettungsaktionen engagiert einzuspringen? Machen Sie sich insgeheim manchmal Sorgen darüber, was passieren könnte, wenn Sie langsamer werden? Wenn Sie sich an einem Tag damit brüsten, wie Sie das Unmögliche geschafft haben, und sich am nächsten Tag darüber beklagen, wie viel Sie zu tun haben, oder wenn Sie aus der Haut fahren, weil jemand Sie hängenlässt oder Sie im falschen Moment zu sehr unter Druck setzt, *dann überfordern Sie sich.*

Sie tun es nicht nur, weil Sie es für nötig halten. Sie testen die Fantasievorstellung, um sich noch einmal zu beweisen, dass Sie das Unmögliche schaffen können.

»Denk dran«, sagen Sie zu sich selbst, »du schaffst das. Dann wird es manchmal eben etwas anstrengend. Das ist der Eintrittspreis für ein gutes Leben.«

Das sind inspirierende Aussagen. Leider bringen sie langfristig nichts. Sie können sogar Schaden anrichten, da sie die Fantasievorstellung unterstützen, Sie seien ein Supermensch. Hierbei spielt auch die Magie der To-do-Liste eine Rolle.

Die Magie und Ihre zehnseitige To-do-Liste. Diese Übung könnte auch den Titel haben: »Wie man eine gute Selbstorganisation missbraucht«. Natürlich ist es möglich und sehr verbreitet, Erledigungslisten auf eine praktische Weise zu nutzen. Sinnvoll eingesetzt, sind sie extrem hilfreich. Aber irgendwann beginnen überforderte Menschen, sie als eine Art magischen Zauber zu nutzen.

Und so funktioniert es: Wenn Sie zu viel zu tun haben, halten Sie alles, was Sie erledigen müssen, schriftlich fest. Wenn Sie die Liste wie vorgesehen nutzen, schreiben Sie nur eine bewältigbare Anzahl von Aufgaben auf und nehmen sich vor, die Liste abzuarbeiten. Das ist noch nichts Besonderes. Aber wenn Sie die Liste für magische Zwecke einsetzen, schreiben Sie alles auf, was Ihnen Sorgen macht. Und sofort fühlen Sie sich besser. Und da es sich so gut anfühlt, ergänzen Sie die Liste um ein paar weitere Aufgaben und vielleicht räumen Sie dann noch innerlich gründlich auf und schreiben jede einzelne Sache auf, die Sie möglicherweise zu tun haben.

Wenn Sie damit fertig sind, sind Sie so zufrieden, als hätten Sie die Aufgaben schon erledigt.

Leider hält der Zauber nicht lange an, sobald Sie *tatsächlich* beginnen, die Liste abzuarbeiten. Sie legen los mit der Absicht, etwas abzuholen, etwas zurückzugeben und etwas zu reparieren, aber rasch stellen Sie fest, dass sogar die kleinste Aufgabe frustrierend viel Zeit in Anspruch nimmt. An irgendeinem Punkt des Tages sehen Sie dieser unangenehmen Wahrheit ins Auge und geben auf. Dann holen Sie sich etwas zu trinken oder schalten den Fernseher ein und versuchen das Ganze zu vergessen.

Doch am nächsten Tag, als hätten Sie Ihr Gedächtnis verloren, schreiben Sie eine neue To-do-Liste und setzen die Magie erneut ein! Ein magischer Zauber multipliziert sich schnell, denn wenn er ineffektiv ist, verdoppeln wir ihn immer wieder aufs Neue.

Natürlich funktioniert es nie. Aber davon lassen wir uns nicht stoppen. Wir laden uns immer mehr auf und versuchen uns besser zu organisieren. Dabei manövrieren wir uns in eine Sackgasse. Doch damit aufzuhören würde bedeuten, dass wir nicht alles haben können.

»*Aber ich mache alles so gerne. Ich möchte nichts davon aufgeben.*«

Maureen arbeitet unter der Woche meistens bis spät in die Nacht in einem hektischen, zeitintensiven Job. Daher möchte sie jeden wachen Moment am Wochenende mit ihrem Mann und ihren Kindern verbringen. Dabei bedenkt sie jedoch nicht, dass ihre Wochenenden mit vielen anderen Aktivitäten gefüllt sind. So kocht Maureen oder lädt zum Beispiel Gäste ein – »das liebe ich!« –, oder sie kauft Tapeten und Lampen für den neuen Anbau ihres Sommerhäuschens – »das war meine Idee!« –, und dann gibt es noch ein paar andere Dinge, die sie »nur für sich selbst« macht, wie Tennis-Trainerstunden nehmen und ins Fitnessstudio gehen, sodass sie keine Minute übrig hat, um mit ihrer Familie alleine zu sein.

»Ich bin ausgepowert und quasi die Hälfte der Zeit in Tränen aufgelöst. Aber ich kann meinen Job unmöglich aufs Spiel setzen. Und ich konnte meinen Kinderwunsch nicht länger hinausschieben, denn dann wäre nie mehr was daraus geworden. Außerdem brauche ich auch einen Ausgleich für mich selbst. Ich liebe es, das Haus zu dekorieren, und ich brauche meinen Sport.«

Wie wäre es, wenn sie sich eingestehen würde, dass sich etwas ändern muss und sie nicht alles haben kann?

»Das wäre ein so großer Verzicht. Ich würde mir betrogen vorkommen.«

Wenn Sie meinen, Sie könnten alles *tun* – und so erschöpft

sind, dass man es Ihnen auch ansieht –, glauben Sie, dass Sie es auch verdienen, alles zu *haben*. Schließlich sind Sie in der Lage, alles zu bekommen, was Sie möchten. Und Sie sind bereit, dafür zu arbeiten. Weniger zu bekommen wäre nicht fair.

Aber das spannt Sie vor einen Karren, der jedes Jahr schwerer wird, bis Sie ihn entweder nicht mehr ziehen können oder, schlimmer, bis er unter seinem eigenen Gewicht zusammenbricht.

Übung 16
Meine magische Wunsch-To-do-Liste

Suchen Sie sich einen ruhigen Ort zum Schreiben, nehmen Sie ein leeres Blatt Papier – nur ein einziges – und einen gut gespitzten Bleistift zur Hand und stellen Sie sich darauf ein, mit sehr kleiner Schrift zu schreiben.

Schreiben Sie nun spontan alles auf, was Sie an diesem bevorstehenden Tag dringend erledigen sollten. Sobald Sie fertig sind, ergänzen Sie Ihre Liste mit all den Dingen, die Sie *gerne* tun würden, wenn Sie Zeit dafür hätten. Danach erinnern Sie sich an alles, was irgendwann in dieser Woche erledigt werden sollte, zum Beispiel Rechnungen bezahlen oder einen Ölwechsel beim Auto machen lassen. Sofern es noch nicht auf der Liste steht, schreiben Sie danach auf, worum andere Menschen Sie gebeten haben. Als Nächstes halten Sie all die Dinge fest, die Sie dieser Tage unbedingt tun *müssen*, zum Beispiel einen Finanzplan erstellen, damit Sie es sich leisten können, Ihre Kinder auf eine bestimmte Schule zu schicken, oder Wege finden, mehr Geld reinzubekommen, oder eruieren, wie viel Sie in Zukunft verdienen werden. Ergänzen Sie die Liste daraufhin mit Dingen, die Sie tun *sollten*, wie etwa die Börse verstehen lernen und die Finanzberichterstattung verfolgen, Ihre Kenntnisse in Wirtschaftsfranzösisch verbessern, körperlich fitter werden und mehr lesen.

Wird das Blatt voll? Schreiben Sie kleiner und probieren Sie, neue Einträge in Zwischenräumen oder am Seitenrand unterzubringen. Aber schreiben Sie weiterhin auf dasselbe Blatt, denn Sie sind noch nicht annähernd fertig.

Notieren Sie nun all die Dinge, die Sie demnächst gerne für sich machen würden, wie Tennis spielen, einen Fotografiekurs belegen, Gedichte schreiben, einen Tanzkurs machen oder eine neue Fremdsprache erlernen. Halten Sie darüber hinaus all die Dinge fest, die ein vielseitig interessierter, moderner Mensch von heute tun sollte, wie Musik hören, Zeitung lesen, ins Theater gehen. Wahrscheinlich sollten Sie sich auch damit befassen, wie all die Vitamine wirken, damit Sie wissen, welche Sie einnehmen sollten. Schreiben Sie nun all die Dinge auf, die ein guter Mensch Ihrer Meinung nach tun sollte, zum Beispiel sich um Bedürftige kümmern, Kuchen zum Geburtstag von Bekannten backen, sich ehrenamtlich für einen guten Zweck engagieren.

Die Liste ist noch nicht fertig. Schreiben Sie all die Dinge auf, die Sie möglicherweise gerne tun würden, um ein perfektes wunderschönes Zuhause zu gestalten, wie einen Adventskranz flechten, Möbel selbst polstern oder backen lernen. Ergänzen Sie die Liste mit all den Dingen, die Sie seit Jahren nicht mehr getan haben, aber liebend gerne tun würden, wie etwa das Teleskop aus der Abstellkammer herausziehen und die Sterne beobachten, eine Science-Fiction-Geschichte schreiben, einen wunderschönen Oldtimer restaurieren, Orchideen züchten. Schreiben Sie dann Dinge auf, die Sie immer schon einmal recherchieren wollten, wie spezielle Weiterbildungsangebote oder ungewöhnliche Urlaubsziele.

Drehen Sie das Blatt um, falls nötig, und schreiben Sie aus dem Gedächtnis auf, welche Post Sie noch genauer durchsehen wollen, bevor Sie sie wegwerfen – zum Beispiel Kreditkarten- und Versicherungsangebote, Vielfliegerprogramme, Zeitschriften und Versandhauskataloge.

Habe ich etwas vergessen?

Reicht es Ihnen? Ich hoffe, Sie lachen, anstatt rasende Kopfschmerzen zu bekommen. Ich empfehle Ihnen, alles auf Ihre Liste zu setzen, was Ihnen einfällt. Gehen Sie dann in einen Copy-Shop und lassen Sie das Blatt so stark wie möglich vergrößern.

Rahmen Sie dieses beeindruckende Werk ein und hängen Sie es in Ihrer Wohnung auf.

Nun möchte ich Ihnen eine Geschichte erzählen.

Als mein Sohn in Italien lebte, hatte er einen Freund namens Pietro. Eines Tages machte dieser eine Bemerkung über die Amerikaner und ihre To-do-Listen. Er sagte: »Wie alle Amerikaner schreibst auch du, Mateo, viele Dinge auf deine Liste und bemühst dich den ganzen Tag intensiv, sie abzuarbeiten. Dann streichst du einen Eintrag nach dem anderen durch. Aber spätabends, wenn du schlafen gehst, stehen immer noch ein paar Dinge auf der Liste. Also hast du versagt.

Ich dagegen wache auf und habe nur eine Sache auf meiner Liste stehen. Heute will ich meinen Freund Mateo besuchen. Ich dusche und ziehe mich an. Ich trinke eine Tasse Kaffee. Ich kaufe eine gute Flasche Wein und fahre mit dem Bus zu meinem Freund. Wir verbringen einen sehr schönen Nachmittag zusammen. Wir unterhalten uns und machen vielleicht einen Spaziergang. Am späten Abend fahre ich nach Hause und streiche diesen Eintrag von meiner Liste, und wenn ich schlafen gehe, war ich erfolgreich.«

Was hat Pietro im Gegensatz zu uns begriffen? *Er weiß, wie man lebt.*

Warum gelingt mir das nicht? »Atmen Sie tief ein und aus, entspannen Sie sich, indem Sie bei Ihren Zehen beginnen. Leben Sie im Moment. Die Vergangenheit und die Zukunft existieren nicht, vergessen Sie sie.«

Na, dann viel Glück!

Wenn Sie demnächst einmal extrem in Eile sind und Abgabetermine über Ihnen schweben wie das Beil eines Scharfrichters, können Sie gerne versuchen, sich ruhig 20 Minuten lang hinzusetzen und zu meditieren. Werden Sie danach entspannter sein? Diese Wirkung soll das Ganze zwar angeblich haben, aber wahrscheinlicher ist, dass Sie danach noch gestresster sind. Sich auf die eigene Atmung zu konzentrieren, wenn Sie – ob zu Recht oder nicht – das Gefühl haben, dass unmittelbare Gefahr droht, ist eine äußerst seltsame Empfehlung. Es widerspricht jedem natürlichen Instinkt.

Deshalb klappen Methoden zur Stressbewältigung bei den meisten von uns nicht. Wir können nicht in einer ewigen Gegenwart schweben, wenn wir uns Sorgen machen. So funktioniert unser Geist nicht. Es liegt nun mal in unserer Natur, uns an Verluste in der Vergangenheit zu erinnern und uns über künftige Gefahren Sorgen zu machen. Diese Reaktionen sind fest in uns verankert. Tatsächlich waren wir als Spezies bisher so erfolgreich, weil wir uns Sorgen gemacht, an die Vergangenheit erinnert und auf die Zukunft vorbereitet haben. Wir sind in der Lage, Dinge voneinander zu lernen, die wir selbst nicht erlebt haben, uns Ereignisse vorzustellen, die wir nie gesehen haben, und uns auf Unglücksfälle vorzubereiten, die noch nicht eingetreten sind. In der Steinzeit saßen unsere Ahnen um das Feuer herum und erzählten sich Geschichten. Sie lehrten einander zu überleben, teilten sich mit, wo die beste Nahrung zu finden war, welche Tiere – einschließlich anderer Menschen – gefährlich waren und wie man sie meiden oder besänftigen konnte. Auf diese Weise mehrten sie in jeder Generation das Wissen, eigneten sich Überlebensstrategien an, die weit über das instinktive Verhalten hinausgingen, und bauten ihre Macht immer weiter aus.

Natürlich sind wir immer noch nicht annähernd so mächtig, wie wir es gerne wären.

Bestimmte Ereignisse und andere Geschöpfe machen mit uns, was sie wollen. Naturkatastrophen zwingen uns nach Lust und Laune in die Knie. Überschwemmungen, Orkane, Erdbeben und Lawinen sind so mächtig wie eh und je. Wir bezeichnen uns selbst als Herrscher des Tierreichs, aber andere Lebewesen besiegen uns mit erstaunlicher Regelmäßigkeit. Überlegen Sie nur mal, welche davon nicht auf der Liste bedrohter Arten stehen, dann wissen Sie, wovor wir Angst haben: vor Viren, Mikroben, Bakterien, Mücken, Skorpionen, Kakerlaken, Stechfliegen und Giftschlangen. Wir wären froh, wenn sie vom Aussterben bedroht wären. Wir haben Löwen, Elefanten und Wale bezwungen, sodass wir sie mittlerweile enorm bewundern können und sie retten wollen. Aber die einzigen Menschen, die sich über das Aussterben gefährlicher Bären Sorgen machen, sind diejenigen, die weit von ihnen entfernt wohnen.

Die Geschichte unserer Spezies entspricht unmittelbar unserer persönlichen Erfahrung. Nach vier Jahrzehnten haben wir gelernt, dass alle möglichen vertrackten Dinge passieren können. Wir haben von Menschen gehört, die von herabfallenden Felsen erschlagen wurden, unheilbare Krankheiten hatten oder einen einfachen Fehler begingen, der ihr Leben ruinierte. Als Teenager dachten wir noch, so etwas könne uns nie passieren, aber mit dem Älterwerden erkannten wir, dass wir in vieler Hinsicht so verletzlich sind wie ein Kind.

Haben Sie Ihre eigenen Rituale? Öffnen Sie Türen zum Beispiel mit der linken Hand oder versagen Sie sich manchmal eine Belohnung? Je hilfloser wir uns fühlen und je stärker wir einer Gefahr ausgesetzt sind, desto mehr Rituale brauchen wir, um uns zu schützen. Auf diese Weise versuchen wir, ein Universum zu kontrollieren, das so zufällig und schicksalhaft wirkt wie ein Rouletterad.

Doch interessanterweise spürt nicht jeder eine ständige Bedrohung. Auf der Erledigungsliste von Pietro, dem Freund meines Sohnes, steht zum Beispiel nur ein Eintrag. Warum sieht er die Welt nicht so wie die meisten Menschen – als einen Ort nämlich, an dem man viele Aufgaben unter Kontrolle haben muss, da sonst wahrscheinlich etwas Schlimmes passieren wird? Vielleicht übt seine Kultur einen weniger starken Druck auf ihn aus als unsere, sodass Pietro nicht so viel will wie wir.

Vielleicht reagieren wir nicht aufgrund unserer Furcht vor Lawinen und Krankheitskeimen so panisch, sondern aufgrund unserer kulturellen Prägung.

Überlegen Sie einmal, wie viele Kämpfe Sie in Ihrem Leben gegen physische Katastrophen führen. Wahrscheinlich werden Sie feststellen, dass wir uns im Alltag viel mehr Sorgen darüber machen, ob wir unsere Finanzen unter Kontrolle haben. Wir zerbrechen uns den Kopf darüber, dass wir nie so reich oder mächtig sein werden, wie wir es uns vorgestellt hatten, und daher immer weiterkämpfen müssen. Oder darüber, dass wir unsere Versprechen gegenüber unserer Familie nicht einhalten können, in unserem sozialen Umfeld oder vor jemandem, der uns wichtig ist, schlecht dastehen werden. Und dann ist da noch die traurige Sorge, dass wir im Getümmel untergehen werden und man uns um das betrügen wird, was wir wollten, während wir uns noch darum bemühen, diese Gefahren zu vermeiden.

Kein Wunder, dass wir uns vormachen wollen, unbesiegbar zu sein. Wenn wir uns davon überzeugen können, dass es uns irgendwie gelingen wird, alles zu bekommen, müssen wir uns nicht damit konfrontieren, was tatsächlich in unserem Inneren los ist.

Was geschieht in Ihrem Inneren? Sie haben Angst.

»Das ist keine große Neuigkeit«, sagen Sie vielleicht. »Ich mache mir Sorgen, dass ich nicht alles schaffe, was getan werden muss. Ich habe Angst, dass ich pleitegehe. Natürlich bin ich besorgt.«

Aber in Wirklichkeit haben Sie vor etwas ganz anderem Angst.

Sie haben Angst vor der Wahrheit. Ihr ganzes Leben haben Sie Ihren Willen der Welt entgegengesetzt. Sie glaubten, Sie müssten lediglich die richtigen Dinge tun, dann würden Sie alles bekommen, was Sie wollten. In der Lebensmitte wird die Wahrheit unausweichlich. Sie lautet: So läuft es nicht. Jetzt erkennen Sie, wie naiv Sie waren und wie wenig Aufmerksamkeit das Universum Ihnen persönlich schenkt. Früher haben Sie wenigstens ein Kraft*potenzial* gespürt, aber auch das ist mittlerweile häufig nicht mehr wahrnehmbar. *Und als Nebeneffekt haben Sie das Gefühl, dass nichts einen Sinn macht, wenn die Welt sich nicht um Sie dreht. Das ist eine sehr beängstigende Erkenntnis, egal wie erwachsen Sie sich auch fühlen mögen.*

Man kann diese Angst deutlich bei Menschen erkennen, die andere für alles verantwortlich machen, was schiefgeht – den Chef, die Kinder, den Idioten im Postamt, den hirnlosen Nachbarn. Sie weisen anderen die Schuld zu, weil sie ihre Macht nicht verlieren, wenn Probleme aufgrund des Versagens anderer Leute erklärt werden können. Auf diese Weise ergibt alles noch einen Sinn. Sie haben immer noch eine Chance, die Kontrolle zurückzugewinnen. Sogar sich selbst die Schuld zuzuweisen ist besser, als sich hilflos zu fühlen.

»Ich schäme mich so dafür, dass ich meine Firma pleitegehen ließ«, sagte Julia, früher Inhaberin eines Bekleidungsunternehmens.

»Aber Ihre ganze Branche ist den Bach runtergegangen«, protestierte ich. »Sie gehörten zu den Letzten, die aufgeben mussten. Offenbar haben Sie also einiges richtig gemacht.«

»Trotzdem hätte ich in der Lage sein müssen, mehr zu tun. Ein schlauerer Mensch hätte sich irgendetwas einfallen lassen«, erwiderte sie.

»Was würden Sie empfinden, wenn Sie sich nicht die Schuld geben würden?«, fragte ich sie. »Stellen Sie sich einen Moment lang vor, Sie würden sich nicht unzulänglich fühlen, Sie hätten nichts falsch gemacht, und die Firma wäre trotzdem pleitegegangen. Was würden Sie empfinden?«

Entsetzt sah sie mich an und ihre Augen füllten sich mit Tränen. Angesichts dieser Vorstellung schauderte es sie.

»Oje, ich hasse es. Es ist furchterregend!«

»Warum?«

»Ich wäre völlig hilflos!«

»Sie haben also die Wahl, sich unzulänglich oder hilflos

zu fühlen. Und wahrscheinlich würden Sie sich eher für ›unzulänglich‹ entscheiden, nicht wahr?«

»Aber wenn ich keine Schuld habe, warum ist das Ganze dann so passiert?«, fragte sie.

»Was immer der Grund dafür sein mag, es hatte wahrscheinlich nicht viel mit Ihnen zu tun«, antwortete ich.

Daraufhin fing sie traurig an zu weinen.

Es überraschte mich nicht, und ich war sogar froh für sie. Denn sie hatte endlich einen Zugang zu dem Kummer gefunden, der jeder Furcht vor Hilflosigkeit zugrunde liegt.

Wovor Sie *wirklich* Angst haben, könnte Sie überwältigen.

»Wenn ich mehr zu tun habe, als ich irgendwie bewältigen kann, fühle ich mich so alleine! Als wäre ich in ernsthaften Schwierigkeiten und müsste gerettet werden«, klagte eine Mutter von zwei Kindern.

»Manchmal fühle ich mich insgeheim wie ein verirrtes Kind, als wäre ich zu klein, um all das zu erledigen«, sagte ein erfolgreicher Geschäftsmann.

»Ich fühle mich völlig schutzlos.«

Wie ich bei meiner Arbeit mit Klienten immer wieder festgestellt habe, geht es bei der Angst, überwältigt zu werden, nicht um die Arbeit, sondern um verborgenes emotionales Leid. Wenn Sie zu viel auf Ihren Karren aufgeladen haben und es Ihnen nun Probleme bereitet, ihn zu ziehen, erleben Sie eine Reaktion, die unmittelbar aus Ihrer Vergangenheit kommt. Sie basiert auf dem Gefühl, dass niemand sich um Sie kümmern will, weil Sie niemandem wichtig genug sind.

Das ist nicht immer offensichtlich. Es scheint logischer zu sein, einfach Angst davor zu haben, dass niemand sich um Sie kümmert, anstatt davor, dass jemand es nicht *möchte*. Aber stellen Sie sich einen Moment lang Folgendes vor: Sie kommen sich verloren vor. Und in diesem Moment legt ein sehr weiser Mensch seine Hand auf Ihre Schulter und sagt: »Mach dir keine Sorgen. Es ist nicht so schlimm. Ich werde dir helfen.«

Was haben Sie empfunden?

»Ich bin fast in Tränen ausgebrochen«, sagte Robert. »Ich hatte das Gefühl, mein Vater wäre da und würde auf mich aufpassen.«

»Hat Ihr Vater sich immer um Sie gekümmert?«

»Nur, als ich sehr klein war. Später war er nicht mehr in der Lage dazu. Heute weiß ich, dass er krank war. Aber damals dachte ich, ich hätte etwas falsch gemacht, und er würde mich nicht mehr mögen.«

»Mein Vater war immer kritisch und ungehalten«, sagte Julia, die Frau, die sich für das Scheitern ihres Unternehmens verantwortlich machte.

»Niemand hat je seine Hand auf meine Schulter gelegt und mir auf diese Weise seine Hilfe angeboten. Es ist mir bis jetzt nie in den Sinn gekommen, dass so etwas möglich wäre. Ich dachte, ich wäre auf mich alleine gestellt«, sagte Lynn, eine alleinerziehende Mutter von zwei Teenagern.

Viele Menschen, die sich selbst sehr viel abverlangen, fühlten sich als Kind alleingelassen. Sich die eigene Hilflosigkeit einzugestehen war keine Option; es war einfach zu beängstigend, als sie klein waren. Also versuchten sie, alles so gut zu bewältigen, wie sie es in ihrem Alter eben vermochten, und kompensierten ihre Defizite mit Machtfantasien.

Allerdings reicht das als Ursache ihres großen Kummers noch nicht aus. Dieser stammt von dem Gefühl – ob berechtigt oder nicht –, dass niemand sich um sie kümmern *wollte*. Bei Kindern führt das zur unausgesprochenen inneren Gewissheit, sie hätten keine Hilfe verdient. Ob es tatsächlich zutrifft oder nicht, wenn Kinder sich nicht umsorgt fühlen, glauben sie, dass sie nicht geliebt werden. Sie fühlen sich nicht nur alleingelassen, sondern auch unerwünscht und wertlos.

Letztlich haben überforderte Erwachsene Angst davor, ihr Schmerz könne sie überwältigen. Sie befürchten, von einer großen Woge des Leids überflutet zu werden und darin unterzugehen.

Aber diese Woge des Leids kann sie retten. Tatsächlich wird nichts anderes den Stress auflösen.

Die Angst lässt sich nicht austricksen. Sie können sich Angst nicht ausreden. Sie müssen vielmehr an die Quelle vorstoßen und die Gefahr beseitigen. In diesem Fall ist die Gefahr Ihr unterschwelliges Gefühl, der Kummer des Kindes. Was ist so gefährlich daran, den Kummer zuzulassen? Eigentlich nichts, aber wir scheuen automatisch vor emotionalem Leid zurück, genauso wie wir körperliche Schmerzen vermeiden. Doch wenn Sie sich etwas Zeit nehmen und den Kummer an die Oberfläche kommen lassen, werden Sie eine positive Überraschung erleben. Sie werden den Schmerz zwar wahrnehmen, aber keineswegs darin untergehen, denn nichts ist natürlicher, als Gefühle zuzulassen. Sie müssen sich nur irgendein Baby ansehen, um diese Wahrheit zu erkennen. Sobald das Gefühl zum Ausdruck gebracht wurde, wird es vergehen und große Veränderungen in Ihrer Sichtweise hinterlassen. Egal, wie schlimm eine Situation Ihnen auch erscheinen mag, sobald Sie Ihre Gefühle hinausgelassen haben, sieht alles ganz anders aus. Vielleicht bleibt eine kleine Weile eine gewisse Traurigkeit bestehen, aber fast augenblicklich fühlen Sie sich ruhiger und angstfrei.

Diese ruhige Furchtlosigkeit lässt sich nicht mit einer Erwachsenenlogik erreichen. Nur weil Sie erwachsener sind, als Sie sich in diesem Moment fühlen, bringt es nichts, zu denken, es handle sich lediglich um ein Gefühl aus der Kindheit, das ignoriert werden kann. Gefühle aus der Kindheit sind groß, und wenn Sie nicht auf eine sinnvolle Weise mit ihnen umgehen, können sie enormen Stress bei Ihnen auslösen. Versuchen Sie mit Logik dagegen anzugehen, bleiben sie so stark wie eh und je, und Sie müssen Ihr Selbstvertrauen vortäuschen. Und irgendetwas vorzutäuschen ist sehr anstrengend.

Übertragen Sie die Aufgabe daher dem wahren Meister der Emotionen, Ihrem inneren Kind, das diese Gefühle schließlich erlebt. Es wird genau wissen, was zu tun ist.

Lassen Sie sich von Ihrem inneren Kind zeigen, wie es geht.
Suchen Sie sich einen Platz, an dem Sie ungestört sind. Machen Sie dann die folgende Übung. Dann werden Sie verstehen, was ich meine.

Übung 17
**In sich hineinhören und eine Verbindung
zu einem Gefühl herstellen**

1. Lassen Sie die Angst zu.
Werfen Sie einen Blick auf Ihre Kontoauszüge und vergegenwärtigen Sie sich all Ihre Ausgaben oder erinnern Sie sich an den Papierstapel mit all den Unterlagen auf Ihrem Schreibtisch oder denken Sie einfach an alles, was Sie erledigen müssen – was immer Sie am meisten überfordert oder stresst. Achten Sie darauf, wie sich Ihre Angst anfühlt. Werden Sie sich ihrer Wirkung bewusst und geben Sie ihr einen Namen. Sagen Sie sich, dass es sich um Stress handelt, genau so fühlt es sich an.

2. Lassen Sie nun den Schmerz aufkommen.
Schließen Sie für ein paar Momente die Augen und tun Sie so, als wären Sie sehr jung und würden ebendieses Stressgefühl erleben. Stoßen Sie einen tiefen Seufzer aus. Stellen Sie sich vor, Sie wären ein kleines Kind mit einer zu großen Verantwortung und hätten niemanden, der Ihnen helfen könnte. Lassen Sie Ihre Gefühle nun aufkommen. Lassen Sie sich von ihnen überrollen, als wären Sie ein kleines Kind ohne Hemmungen. Bringen Sie mit Ihrer Mimik das Gefühl zum Ausdruck, so wie es ein dreijähriges Kind tun würde. Suchen Sie nach den Worten, die die stärksten Emotionen in Ihnen hervorrufen: »Es tut weh«, »Ich fühle mich so schutzlos«, »Niemand will für mich da sein« oder sogar »Aua«. Seufzen Sie erneut, und wenn ein paar Tränen fließen, umso besser. Anfangs ist es etwas beängstigend, aber Ihren Gefühlen freien Lauf zu

lassen wird Ihnen nicht schaden. Denken Sie daran, Babys tun es jeden Tag.

Halten Sie Ihre Augen mindestens eine Minute lang geschlossen und lassen Sie die verletzten Gefühle durch sich hindurchströmen. Sie werden sie in sich aufsteigen spüren wie eine Flut- oder Hitzewelle. Legen Sie Ihre Handfläche mit sanftem Druck an den oberen Brustbereich oder führen Sie sie zum Bereich direkt unterhalb des Schlüsselbeins. Wenn der Schmerz hier sein Zentrum hat, wird ein tiefer Seufzer ihn freisetzen. Oder Sie berühren sanft Ihren Hals und spüren, ob Sie ein leises Stöhnen ausstoßen wollen. Oder Sie berühren mit Ihren Fingerspitzen die Bereiche seitlich der Nase, direkt unter den Augen. Falls das Gefühl dort sitzt, wird es nur ein paar Momente dauern, bis sich Ihre Augen mit Tränen füllen.

Versuchen Sie, bei dem Schmerz zu bleiben, wie immer er auch aussehen mag. Wenn er seinen Höhepunkt erreicht hat und wieder nachlässt, atmen Sie tief durch, lassen ihn los und öffnen die Augen.

Prüfen Sie nun, wie Sie sich fühlen, und achten Sie dabei besonders auf Ihr Stressniveau. Hat es sich verändert?

»Ich empfinde keine Angst mehr. Sie ist verschwunden.«

»Ich fühle mich innerlich sehr ruhig. Ich bin immer noch traurig, aber ich mache mir keine Sorgen mehr.«

»Das Geräusch in meinem Kopf hat aufgehört. Ich habe es vorher nicht einmal bewusst wahrgenommen. Es klang wie Wasserrauschen. Nun ist es ruhig.«

Sehen Sie sich jetzt noch einmal Ihre Kontoauszüge an oder den Papierstapel auf dem Tisch, der Ihre Angst ausgelöst hat. Wirken sie nun anders auf Sie?

»Die Dinge auf meiner Liste sehen nun wie harmlose Tatsachen aus, wie etwas, worum ich mich kümmern muss. Aber sie stellen keine Bedrohung mehr für mein Leben dar.«

»Mir sind gerade all die Dinge auf meinem Schreibtisch aufgefallen, die nicht unbedingt erledigt werden müssen. Das habe ich vorher nicht erkannt. Ich konnte nicht mehr klar denken.«

Es stimmt, er konnte nicht klar denken, denn wenn wir Angst haben, sind wir dazu nicht in der Lage. Deshalb ist es so wichtig, den Schmerz aufkommen und ihn dann ziehen zu lassen.

Sind das Äußerungen unreifer Erwachsener? Keineswegs. Es handelt sich um fähige, verantwortungsbewusste Menschen, die sich selbst so stark angetrieben haben, dass vergrabene leidvolle Gefühle aus der Kindheit in ihnen ausgelöst wurden.

»Ich konnte meine Familie nie um Hilfe bitten, weil sie es ohnehin schon so schwer hatte und mir leidtat. Ich konnte lediglich dafür sorgen, sie nicht zusätzlich zu belasten, und ich nahm mir vor, mich um sie zu kümmern, wenn ich groß war. Hätte ich mir eingestanden, wie verloren ich mich fühlte, hätte ich eine Panikattacke bekommen. Als ich fünf war, dachte ich, ich wäre ziemlich hart im Nehmen. Jetzt habe ich erkannt, dass ich so hart sein musste, denn sonst hätte ich nie mehr aufgehört zu weinen«, erzählte Louise.

Solche Gefühle müssen aufkommen dürfen. »Ich werde sicherlich nicht im Lagerraum in Tränen ausbrechen«, sagte eine Verkäuferin fast empört zu mir. »Alle würden denken, ich hätte einen Nervenzusammenbruch.«

An ihrem Einwand ist natürlich etwas dran. Wenn Sie am Arbeitsplatz zu weinen beginnen, kann das für Sie und die anderen eine Reihe von Problemen mit sich bringen. Ziehen Sie sich stattdessen auf die Toilette zurück und bleiben Sie ein oder zwei Minuten für sich. Das genügt schon. Sie müssen nicht einmal weinen. Lassen Sie einfach eine Welle des Leids durch sich hindurchströmen und dann wieder abklingen. Stoßen Sie zum Abschluss einen langen Seufzer aus.

Es ist sehr praktisch, das zu tun. Erinnern Sie sich das nächste Mal daran, wenn Sie gestresst sind. Anstatt sich mit positivem Denken aufzupumpen, jemand anderem (vielleicht sogar sich selbst) die Schuld an einem Malheur zuzuschieben oder die

Prioritäten in Ihrer To-do-Liste neu zu setzen, sollten Sie eine Minute lang innehalten und eine Verbindung zu Ihren wahren Gefühlen herstellen, die sich hinter all der Hektik und den Sorgen verbergen. Das wird Ihnen langfristig enorm viel Zeit ersparen. Es bewahrt Sie davor, zu stolpern, Ihre Schlüssel zu verlieren oder etwas Wichtiges zu vergessen.

Setzen Sie einfach Ihre wahren Gefühle frei. Lassen Sie sie hinaus und beobachten Sie, wie Sie danach wieder ruhiger werden. Und sich öffnen.

Machen Sie sich bereit für ein kleines Wunder. Sehen Sie sich um, Ihre Sinne sind wach. Die Farben sind strahlender, und Sie können erstaunlich gut hören.

»Immer wenn ich meine Emotionen zulasse und keine Angst mehr habe, nehme ich Farben und Details wahr, die ich vorher nicht bemerkt habe.«

»Ich bin so ruhig und konzentriert«, sagte Ellen, eine Designerin und Schneiderin. »Ich könnte diese Stoffe endlos durchsehen.«

Mit solch einer Offenheit und Fokussiertheit werden Sie die beste Arbeit Ihres Lebens leisten. Und dafür nur halb so viel Energie benötigen. Und das ist noch nicht alles. Wenn Sie nicht hektisch herumspringen, um eine Gefahr zu vermeiden, öffnen sich all Ihre Sinne, und Sie sind in Verbindung mit Ihrer Umgebung. Das steigert auch Ihre Sicherheit.

Und nicht nur das. Wenn Sie nicht gestresst sind, verbessert sich Ihre Gedächtnisleistung sofort. Folglich können Sie sich unter anderem besser organisieren, und Dinge, vor denen es Ihnen vorher graute, erscheinen Ihnen viel machbarer.

»Ich fühlte mich etwas besser, nachdem ich geweint hatte«, erzählte mir mein Freund Jacques. »Es war nicht besonders spektakulär, aber am nächsten Tag fielen mir viele Dinge leicht, die mir sonst ziemlich unmöglich vorkamen. Weinen ist eine wirksame Medizin!«

Innere Ruhe verändert unsere Zeitwahrnehmung. Sobald uns die Angst nicht mehr antreibt, löst sich der gesamte Zeitstress, in den wir permanent verstrickt sind, von selbst auf. Wir fühlen uns nicht mehr überfordert, egal, was wir tun. Wir haben nun grundsätzlich sogar weniger zu tun, da unser Geist sich nicht ständig auf einen Notfall nach dem anderen ausrichtet. Ob wir nun laufen, ein Projekt leiten oder einen Bericht schreiben: *Wir haben nichts anderes zu erledigen als die aktuelle Aufgabe.* Die Uhr verhält sich nicht länger wie ein Terrorist, sondern tickt einfach langsam vor sich hin.

Möglicherweise haben Sie nicht mehr Zeit für sich gefunden, aber achten Sie darauf, was passiert ist. Mag sein, dass Sie Ihre Aufgaben noch nicht reduzieren konnten, aber mit innerer Ruhe können Sie sie vereinfachen. Denn nun machen Sie die Dinge nicht mehr komplizierter, als sie wirklich sind.

Sie können beginnen, Ihre Erledigungsliste auf eine realistische Größe zusammenzustreichen. Sie wird sich nicht auflösen, da es noch viel zu tun gibt – das ist die Realität. Aber die Art und Weise, wie Sie jeden Moment Ihres Tuns erleben, verändert sich grundlegend, da etwas Erstaunliches geschieht, wenn Ihre Angst verschwunden ist.

Sie haben das Gefühl, genau die Dinge zu tun, die Sie tun sollten, egal, um welche Aufgabe es sich gerade handelt.

Ihre Arbeit macht Ihnen wieder Spaß. Wenn Sie zu einem Geschäft fahren müssen, genießen Sie die Fahrt dorthin. Sie genießen auch das Wetter, selbst wenn es regnet und wolkig ist, und Sie freuen sich über das, was im Radio läuft. Beim Abholen Ihrer Kinder denken Sie nicht an andere Dinge, die noch schnell zu erledigen sind. Sie genießen vielmehr das Zusammensein mit ihnen. Sie müssen auch nicht mehr alles so stark unter Kontrolle haben.

»Wenn ich nicht mehr versuche, meine Kinder so streng zu kontrollieren, sind sie viel entspannter und machen nicht so viel Blödsinn«, sagte eine Mutter.

Falls Sie Ihre innere Ruhe nicht mehr spüren, stehen wahrscheinlich aus Versehen wieder zu viele Dinge auf Ihrer Erledigungsliste, und Sie bekommen erneut Angst. Sie sollten sich dann noch einmal auf Ihre Traurigkeit einlassen. Danach können Sie Ihre Liste wieder auf eine vernünftige Größe reduzieren. Und wenn unvermeidliche Probleme auftauchen, geraten Sie nicht in Panik. Sie halten einfach inne und nehmen sich die Zeit, sich darum zu kümmern.

Sobald die Hektik verschwindet, öffnet sich die Zeit. Sie hören, was Ihre Angestellten zu sagen haben, Sie hören, was Ihr Chef sagt, Sie hören sogar Ihr eigenes Herz. Und während Sie durch die Tür gehen, um sich einer neuen Aufgabe zu widmen, hören Sie das Lachen eines Kindes oder das Zwitschern eines Vogels.

Das Geschenk der Begrenzung. Die eigenen Grenzen zu akzeptieren verleiht Ihnen wahre Kraft. Dies ist die beste Überraschung. Sobald Sie Ihren Kampf aufgeben, allmächtig zu sein, werden Sie ein höchst unerwartetes Gefühl erleben.

Sie werden sich sicher fühlen.

Sobald Sie Ihre Machtillusionen aufgeben und Ihre wahren Grenzen akzeptieren, räumen Sie ein, dass die Erde sich auch ohne Ihr Zutun um die eigene Achse dreht. Es ist für alles gesorgt. Sie sind kein einsamer, ängstlicher und überarbeiteter Gott; Sie sind nur ein winziger Teil des gesamten großen Tanzballs. *Das heißt, Sie müssen all Ihre Energiereserven nicht länger für den Selbstschutz aufwenden und können Ihr Leben weiterführen.* Sie haben nicht alle Macht der Welt, sondern nur die Kraft, die Sie tatsächlich brauchen.

Sobald Sie die Bürde der Omnipotenz abwerfen, sind Sie nicht länger für das Universum verantwortlich, sondern nur noch dafür, was Sie tatsächlich tun können. Sie verschwenden Ihre Energie nicht länger damit, Panik zu empfinden oder sich besonders toll vorzukommen. Jetzt können Sie wieder das große Energiereservoir nutzen, das Sie als Kind hatten, und die Vorstellung, das Älterwerden mache Sie müde, Lügen strafen.

Was Sie müde macht, ist der Versuch, allmächtig zu sein.
Lächeln Sie also und sagen Sie genau jetzt, laut und deutlich:
»Ich bin auch nur ein Mensch.«
Das klingt gar nicht so schlecht, oder?

Es könnte die beste Neuigkeit sein, die Sie je gehört haben.
In der Lebensmitte – wenn wir den größten Belastungen ausgesetzt sind – werden unsere Machtillusionen immer schwächer. Sobald wir diese Gelegenheit nutzen und uns eingestehen, dass all unsere Magie versagt hat, fällt das Geschirr endlich von uns ab, und wir fühlen uns nicht mehr getrieben. Das trotzige, verletzte Kind in uns gibt schließlich auf und lässt uns los.

Alle Vereinbarungen sind geplatzt. Wir sind nicht der Favorit des Schicksals. Nichts hat sich so entwickelt, wie wir es erwartet hatten. Wir haben keine Erklärungen; nichts ergibt einen Sinn. Aber seltsamerweise sind wir nicht deprimiert, obwohl eine Leere zurückgeblieben ist, wo zuvor all unsere Strategien waren. Manchmal geht es uns ziemlich gut. Unwissend zu sein fühlt sich besser an, als wir je erwarten konnten.

Wir können uns zwar manchmal noch mit der magischen Hasenpfote beruhigen, aber wir können das Universum nicht kontrollieren, wir konnten es nie – das erkennen wir jetzt. Irgendetwas anderes wird sich darum kümmern müssen – sei es Gott oder die Physik oder die Sterne. Egal, durch welche Kraft die Show gesteuert wird, sie läuft bereits seit langer Zeit ohne unsere Hilfe und wird es wahrscheinlich auch weiterhin tun.

»Je klarer mir wird, dass die Welt größer ist als ich, desto intensiver spüre ich, wie sehr ich dazugehöre«, sagte ein Klient vor Kurzem zu mir. »Und je mehr ich mir eingestehe, wie dumm ich bin, desto weiser fühle ich mich. Können Sie mir das erklären?«

Ich habe einmal von der sogenannten weisen Einfalt gehört. Genau danach klingt es.

Weise Einfalt, einfältige Weisheit. Weise Einfalt bedeutet, Sie sind bereit, Gottes Werk Gott zu überlassen und sich völlig auf Ihre Sache zu konzentrieren. Wenn Sie sich ein Ziel setzen, wissen Sie, dass Sie sich lediglich eine Richtung vorgeben. Es ist keine Garantie, tatsächlich anzukommen. Die Weisheit zu erkennen, dass Sie nicht alles tun können, verleiht Ihnen das köstliche Gefühl, dass stets genug Zeit für alle wichtigen Dinge vorhanden ist. Wie die Neugier schenkt Ihnen auch die einfältige Weisheit die Demut, die Welt so sein zu lassen, wie sie ist, anstatt sie mit Gewalt nach Ihrem Willen zu formen. Sie leben wie ein Künstler und versuchen etwas voller Respekt umzusetzen und nicht mit der Absicht, Ihren Willen durchzudrücken. Sie hören zu, während Sie etwas erzählen, und Sie geben ebenso die Richtung vor, wie Sie sich führen lassen. Sie akzeptieren die Tatsache, dass Sie das Universum nicht erfunden haben und nie in der Lage sein werden, es zu kontrollieren.

Sie werden sich damit abfinden müssen, es einfach zu lieben.

Müssen wir unsere Träume aufgeben? Müssen wir unseren großen Traum aufgeben, wenn wir nicht die Macht haben, die gewünschten Ergebnisse herbeizuführen? Heißt das, wir müssen uns mit kleineren Träumen zufriedengeben? Keineswegs! Es bedeutet, nur noch die Träume zu verfolgen, die uns wirklich begeistern, und nicht mehr solche, die zeigen sollen, wie besonders wir sind. *Wir versuchen fortan all das zu sein, was wir sein können – und wir versuchen nicht mehr, jemand anderer zu sein.*

Natürlich geben Sie tatsächlich den Traum auf, alles zu haben und zu tun, und vielleicht kam Ihnen das wie Ihr großer Traum vor. Aber was wollten Sie? Wollten Sie von Moment zu Moment glücklicher werden? Wollten Sie Ihre Familie mit offenem und Anteil nehmendem Herzen lieben und Ihre Liebe voller Geduld und Zuneigung zum Ausdruck bringen? War es Ihr Traum, Ihren Kindern zu zeigen, wie ein heiterer, kreativer Erwachsener sein Leben gestaltet, damit sie ihrem eigenen Erwachsenwerden ebenfalls fröhlich entgegensehen?

Oder wollten Sie nur dafür sorgen, dass sie auf die richtigen Schulen gehen, richtig gekleidet sind, in der richtigen Gegend wohnen, ihre Ferien an den richtigen Urlaubszielen verbringen und jeden Tag überarbeitete, besorgte Eltern sehen, die extrem viel arbeiten, um ihnen all das zu ermöglichen? Wenn das Ihr großer Traum ist, sollten Sie ihn sich etwas genauer ansehen.

»Aber was ist, wenn man etwas für die Welt tun will? Soll man aufhören, sich für das Gute einzusetzen?«

Nein, natürlich nicht. Wir sollten stets gegen Neid, Egoismus, Kurzsichtigkeit und Gewalt in unserem Umfeld angehen. Aber fragen Sie einen erfahrenen Gärtner, ob es zwangsläufig ist, dass überall Unkraut wächst. Er wird Ihnen antworten, dass das unvermeidlich ist. Gibt er deshalb auf? Natürlich nicht. Das Unkraut geht mit dem Gelände einher. Gärten sind trotzdem wunderschön. Und man bemüht sich stets nach Kräften, sie gut zu pflegen, egal, wie das Ergebnis aussehen wird.

Aber warum sollten wir unser Bestes geben, wenn alles reine Glückssache ist? Dafür gibt es viele Gründe. Da der Narzissmus schwächer wird, erkennen wir, dass es keinen Sinn hat, zu schmollen, nur weil wir das Ergebnis nicht kontrollieren können. Außerdem ist es uninteressant für uns, weniger als unser Bestes zu geben. Wenn wir nicht länger so tun, als hätten wir die absolute Kontrolle über das Ergebnis, ist unsere Aufgabe sehr klar: Wir müssen 100 Prozent für unsere 50 Prozent geben – also für den Teil, der nicht vom Schicksal beeinflusst wird. Wir sollten unsere Arbeit genießen und stolz darauf sein. Die anderen 50 Prozent haben wir ohnehin nicht in der Hand.

Und das Beste ist: Wenn wir schließlich unsere Verluste begrenzen und vom Verhandlungstisch aufstehen, widerfährt uns etwas Wunderbares. Da wir nicht länger darauf fokussiert sind, das Schicksal auf unsere Seite zu ziehen, verlieben wir uns. *Und dieses Mal verlieben wir uns so wie nie zuvor – in die Welt, so wie sie ist, nicht so, wie wir sie uns gewünscht haben.*

Wir versuchen nicht länger, ein Supermensch zu sein, und damit überschreiten wir die Grenze von unserem biologisch programmierten Narzissmus unseres ersten Lebens zur Unabhängigkeit, zum Bewusstsein und zur Individualität unseres zweiten Lebens. Es ist so, als würden wir nach Ablauf unserer Dienstzeit mit einem Entlassungsschreiben in der Tasche vor die Tore eines Militärstützpunktes treten. Sobald wir uns damit abfinden, dass das Universum nicht für uns persönlich erfunden wurde, sind wir kein guter Soldat mehr in der Armee der Natur. Denn anders als ein guter Soldat wählen wir uns unsere Kämpfe nun selbst aus. Wir lassen uns nicht mehr zu übermenschlichen Heldentaten verleiten, um den Traum anderer zu erfüllen. Wir wollen hellwach und absolut präsent sein. Dieses Vergnügen möchten wir uns nie mehr nehmen lassen.

Das ist die Veränderung, die ich Ihnen von Anfang an versprochen habe. Macht ist die letzte Illusion Ihres ersten Lebens. Wenn Sie bereit sind, sich einzugestehen, dass Sie ein Mensch und kein Gott sind, werden all die anderen Illusionen durch nichts mehr gestützt. Das narzisstische Kind in Ihnen hat gekämpft wie ein Löwe, aber zum Glück wurde es besiegt.

»Eine Niederlage entlarvt falsche Werte und lässt Sie erkennen, was Sie wirklich wollen. Sie jagen nicht länger Schmetterlingen hinterher, sondern beginnen, nach Gold zu graben«, sagte der Psychologe und Comicautor William Moulton Marston.

Unsterblichkeit, ewige Jugend, Schönheit, die Ihnen die perfekte Liebe einbringen würde, sowie der Ruhm, der mit der Siegertrophäe einhergeht, all das waren Illusionen. Nun endlich können Sie nach echtem Gold graben.

Eine überraschende und wunderbare Zeit steht Ihnen bevor. Haben Sie Ihre menschlichen Begrenzungen einmal erkannt, sind Sie nicht mehr in Eile. Sie leiden nicht mehr unter der Bürde so vieler Verpflichtungen, denn wenn die Zeit für Sie langsamer vergeht, genießen Sie an jedem Tag sehr viele Momente. Jetzt sind Sie nicht mehr verzweifelt auf der Suche danach, was Sie mit Ihrem wunderbaren Leben anfangen sollen. Denn sobald Sie aus dem hektisch rotierenden Hamsterrad herausspringen, beginnen Sie bereits damit, Ihr Leben zu leben.

Ein Blick in die Zukunft   Stellen Sie sich einen Moment lang vor, wie Ihre Tage aussehen würden, wenn keinerlei Notwendigkeit bestünde, jedes Ergebnis zu kontrollieren. Stellen Sie sich vor, Sie würden Ihre tägliche Arbeit, so gut Sie können, erledigen, aber Sie hätten keinerlei Absicht, mehr zu tun, als sinnvoll wäre. Und Sie wären auch nicht bereit, die Verantwortung dafür zu übernehmen, dass alles gut läuft.

Wie würde es Ihnen dabei gehen? Was würden Sie anders machen? Und womit würden Sie aufhören?

Denken Sie eine Weile darüber nach und genießen Sie diese Vorstellung. Denn eines Tages, in der nicht allzu fernen Zukunft, kann sie sich erfüllen.

Übung 18
Machtquiz

1. Haben Sie mehr als eine To-do-Liste (eine für die Arbeit, eine für zu Hause, eine für die Wochenenden etc.)? Überlegen Sie, wie viele Einträge Sie von jeder Liste streichen könnten. Gibt es Listen, die Sie komplett vernichten könnten?

2. Wenn Sie allzu menschlich wären und sich müde, gelangweilt oder gestresst fühlen würden wie jeder normale Mensch, welche Einträge würden Sie dann von Ihrer Liste streichen?

3. Können Sie sich vorstellen, in einem kleinen Dorf zu leben – mit nichts als Zeit zur Verfügung? Beschreiben Sie einen Fantasietag. Würde er Ihnen gefallen, oder würden Sie unruhig werden?

4. Welche Aufgabe bereitet Ihnen in der Arbeit am meisten Sorgen? Was steckt Ihrer Meinung nach dahinter? (Denken Sie daran, Sorgen sind dasselbe wie Angst. Ermitteln Sie die Gefahr – ob real oder eingebildet –, die Ihre Besorgnis verursacht.)

5. Wählen Sie zwei Besprechungen aus, an denen Sie in der Arbeit *nicht* teilnehmen müssen. Überlegen Sie sich dann ein paar Argumente, mit denen Sie Ihren Chef überzeugen, warum Sie nicht daran teilnehmen müssen. Lassen Sie sich von einem Kollegen vertreten, der Notizen macht.

6. Schreiben Sie zwei sportliche Aktivitäten auf, zu denen Sie bisher nicht gekommen sind, und beschließen Sie, erst nächstes Jahr wieder daran zu denken.

7. Wählen Sie eine Sache aus, die Sie liebend gerne tun würden – zum Beispiel einen Oldtimer restaurieren oder Orchideen pflanzen –, und planen Sie ein Wochenende innerhalb der nächsten sechs Wochen dafür ein. Schreiben Sie dies mit Tinte in Ihre To-do-Liste.

8. Was würde passieren, wenn Sie die Hausarbeiten nicht länger erledigen, die Sie am *wenigsten* gerne tun? Würde jemand anderes einspringen und sich darum kümmern? Würde das Haus in Unordnung versinken? Würde es den Nachbarn negativ auffallen?

9. Ist es in Ordnung für Sie, nicht perfekt zu sein? War es je in Ordnung?

ZWEITES BUCH

IHR URSPRÜNGLICHES SELBST ZURÜCKFORDERN: IHR ZWEITES LEBEN

»Versuche nie jemand anders als du selbst zu sein,
in einer Welt, die Tag und Nacht ihr Bestes tut, um
dich zu allen andern zu machen. Dieser Kampf ist ein
schwerer Kampf, der schwerste, den ein Mensch führen kann. Du darfst den Kampf niemals aufgeben.«

e. e. cummings

»Obgleich die Psychologie kaum bereit ist, das
individuelle Schicksal als Forschungsgegenstand
zu betrachten, gibt sie doch zu, dass jeder von uns
seine eigene Veranlagung hat, dass jeder von uns auf
eindeutige, ja fast störrische Weise ein einzigartiges
Individuum ist.«

James Hillman, ›Charakter und Bestimmung‹

Kapitel 10
Der Mut, Ihr Leben zu leben

»Unbeantworteten Briefen ihr angemessenes Gewicht zuzuweisen, uns von den Erwartungen anderer zu befreien, uns uns selbst zurückzugeben – darin liegt die große, die einzigartige Kraft der Selbstachtung. Ohne sie gelangt man schließlich an den Punkt, wo es nicht mehr weitergeht: Man läuft davon, um sich zu suchen, und trifft niemanden zu Hause an.«

Joan Didion, »Über Selbstachtung« in: ›Stunde der Bestie‹

»Ich wollte all das: Zeit haben für Erkundungen und Abenteuer, mit Leidenschaft etwas tun, das mir wirklich wichtig war, und einfachere Dinge wertschätzen, die so viel Schönheit beinhalten.«

Carol Orsborn, ›Enough Is Enough‹

»Wenn du hervorbringst, was in dir ist, wird dich das, was du hervorbringst, erretten. Wenn du aber nicht hervorbringst, was in dir ist, wird dich das, was du nicht hervorbringst, zerstören.«

Jesus, Thomas-Evangelium

Denken Sie einen Moment über Folgendes nach: Was könnten Sie mit fünf freien Stunden täglich anfangen? Oder mit jeweils drei absolut freien Tagen pro Woche? Und was mit ein paar freien Wochen oder Monaten pro Jahr, die Sie völlig zu Ihrer Verfügung hätten? Stellen Sie es sich einmal vor: Gesicherte, planbare, nicht unterbrochene Zeitabschnitte, die ganz allein Ihnen gehören.

Hatten Sie einen Moment lang einen verträumten Blick so wie manchmal, wenn Sie eine Fernsehwerbung sehen, in der ferne Strände, blaues Wasser und Palmen gezeigt werden? Ach, dieser große Freiraum, all die unverplante Zeit. Das reinste Paradies, nicht wahr? Die amerikanische Opernsängerin Leontyne Price hat voller

Zustimmung einmal gesagt: »Der Gipfel des Erfolgs ist der Luxus, sich selbst die Zeit zu schenken, das zu tun, was man tun will.«

Natürlich haben nur wenige Erwachsene je so viel Zeit für sich. Zwischen 35 und 65 sind die meisten von uns so eingespannt, dass es schon ein großes Glück wäre, eine wirklich freie Stunde pro Tag oder einen freien Nachmittag pro Woche zu haben. Ferien und Urlaubszeiten – sofern es sie überhaupt gibt – werden häufig dafür genutzt, Dinge für den Job nachzuarbeiten oder sich um familiäre Verpflichtungen zu kümmern. Sollte sich durch einen glücklichen Zufall plötzlich ein freier Samstagnachmittag abzeichnen, sind viele so erschöpft, dass sie sich nur noch ausruhen wollen.

Jedenfalls ist Freizeit etwas so Ungewöhnliches, dass viele nicht wissen, was sie damit anfangen sollen. Sie setzen sich nicht automatisch mit ihrem Lieblingsbuch ans Fenster, suchen nicht schnell ihre Ölfarben heraus und bauen die Staffelei auf oder machen einen Spaziergang am Strand, so wie die Menschen in den Filmen, die um die vorletzte Jahrhundertwende spielen, weil Freizeit etwas ist, das sie häufig nicht mehr verstehen. Vielleicht geht es Ihnen genauso?

Wer Sie sind, ist jedoch keine vage Idee, und es ist auch nicht die Summe Ihrer Erfolge. Ihre originellste und kreativste Seite kann nur dann wieder zum Vorschein kommen, wenn Sie etwas Zeit für sich selbst bekommen, freie Zeit, völlig offen und unverplant – Zeit, in der Sie Ihre Träume verwirklichen oder absolut nichts tun, falls Sie das möchten.

Ohne diese Zeit können Sie kein Selbst haben.

Theoretisch betrachtet, hätten Sie sich vielleicht nie verloren, wenn Sie sich der Führung Ihres kreativen Geistes durchweg anvertraut hätten. Sie hätten sich selbst all die Zeit gegeben, die Sie benötigt hätten, um zum Beispiel eine Biografie über Ihre historische Lieblingsperson zu schreiben oder um Italienisch zu lernen und in Rom zu leben oder um eine Jazzband zu gründen. Oder um einfach das eine oder andere auszuprobieren, bis Sie herausgefunden hätten, wer Sie sind. Aber wahrscheinlich haben Sie nichts davon getan, da Sie sich in den ersten 40 Jahren Ihres Lebens zwischen dem Ausleben Ihrer Begabungen und der Erfüllung Ihrer Bedürfnisse entscheiden mussten und sich wie die meisten Menschen für die Bedürfnisse entschieden haben.

Aber jetzt haben Sie ein neues Kapitel aufgeschlagen. Sie sind bereit, Ihr zweites Leben zu gestalten.

Es ist an der Zeit, das Selbst zurückzuerobern, das beiseitegetreten ist, um Platz zu machen – für den Vater beziehungsweise die Mutter, den Partner, den Ernährer, den Hausmeister, die Retterin, die Krankenschwester, die Kriegerin und all die anderen in der langen Liste der Rollen, die Sie im Laufe der Jahre angenommen haben. Sie sollten nun Ihre eigenen Gedanken fördern, Ihre Kreativität wieder aufleben lassen, Ihre Einzigartigkeit wiederentdecken, Ihre Neugier befriedigen und all die wichtigen Dinge verfolgen, nach denen sich Ihr Geist sehnt, für die Sie aber nie Zeit hatten. Sie sollten Ihre Wünsche an die erste Stelle setzen und die Wünsche vieler anderer Menschen nach unten verschieben – oder ganz aus Ihrer Prioritätenliste streichen.

Das erfordert eine Menge Mut, denn wenn Sie jemand sind, der in der Regel die Bedürfnisse anderer über seine eigenen stellt, würden Sie eher im Schwimmbad von einem Zehn-Meter-Turm springen als jemandem eine Bitte abschlagen. Aber vertrauen Sie mir, es ist nicht so schwer, wie Sie meinen, und es wird leichter werden. Wie der amerikanische Philosoph Ralph Waldo Emerson schon sagte: »Mut ist zu einem großen Teil der Mut, etwas schon einmal getan zu haben.«

Und am Ende ist dieser Mut alle Unannehmlichkeiten wert, denn er ist eine Investition in Ihr eigenes Potenzial. Aufgrund der gewonnenen Zeit werden Sie frei sein, das Top-Projekt Ihres zweiten Lebens in Angriff zu nehmen: all das zu werden, was Sie hätten sein können.

* * *

»Wir haben nur einen gemeinsamen Abend pro Woche, Grace. Wenn du diesen Kurs belegst, sehen wir uns gar nicht mehr«, sagte Jerry. »Aber du arbeitest entweder oder siehst die ganze Zeit fern. Wir sprechen sowieso über nichts mehr«, antwortete Grace.

»Schon gut, schon gut, mach, was du willst«, erwiderte er wütend.

»Ich wusste, dass er es mir nicht leichtmachen würde«, sagte Grace später zu mir. »Aber warum darf *er* tun, was *er* will? Wenn ich es dagegen mache, dann bin ich eine Art Monster. Das ist einfach nicht fair. Warum gibt er nicht etwas von seinen Dingen auf, wenn er mit mir zusammen sein will?«

»Ich kann den Kurs zwar belegen«, fuhr sie fort, »aber jedes Mal, wenn ich hingehe, werde ich mich wie eine herzlose Hexe fühlen. Ich bin mir ohnehin nicht sicher, ob ich den Kurs besuchen möchte. Eigentlich wollte ich nur etwas Zeit für mich selbst haben. Ich würde gerne mal alleine ins Kino gehen oder einfach im Garten sitzen – nur für mich – und in den Himmel schauen. Ich kann es mir definitiv sparen, ihm das vorzuschlagen. Er würde mich für verrückt halten.«

Grace ist zu Recht wütend, aber sie macht einen typischen Fehler. Sie hat Jerry zum Zentrum des Universums gemacht und versucht sich um ihn herumzubewegen. Was würde geschehen, wenn sie sich selbst zum Mittelpunkt machen würde? Statt sich kontrolliert oder schuldig zu fühlen und unter der Ungerechtigkeit zu leiden, könnte ihre einzige Überlegung lauten: *Was wäre das Beste für mich?* Ohne Auseinandersetzung, ohne Überzeugungsarbeit, ohne Hin und Her, ohne Schuldzuweisungen, ohne Gefälligkeiten und ohne Rebellion. Es wäre lediglich eine einfache Einschätzung der Situation, so, als würde sie beim Einkaufen eine Bluse suchen, eine aus dem Regal herausziehen, sie hochhalten und vor dem Spiegel prüfen, ob die Farbe ihr steht.

»Mal sehen. Wäre es gut für mich, den Abend mit Jerry zu verbringen?«

Die Antwort könnte Ja lauten. Falls Jerry sie vermisst und sich mehr Nähe wünscht, könnte es das Beste für Grace sein, zu Hause zu bleiben. Falls ihm sein eigenes Befinden allerdings wichtiger ist als ihres, wird es für keinen von beiden gut sein. Jedenfalls sollte sie ihre Pläne nicht automatisch für seine aufgeben. Sie sollte keine Angst mehr vor seinen Launen haben.

Aber würde das eine herzlose Hexe aus ihr machen? Im Gegenteil. Wenn sie das Recht hätte, zu wählen, was stimmig für sie ist, würde sie sich nicht länger beklagen, ihrem Partner nicht mehr die Schuld an etwas geben und sich nicht mehr ungerecht behandelt fühlen. Sie wäre freundlicher, weniger wütend und eher bereit, sich unvoreingenommen Jerrys Sichtweise anzuhören.

Natürlich wäre es auch viel schwerer, sie zu manipulieren.

Aber das umzusetzen ist leichter gesagt als getan.

Wie die meisten von uns wird Grace verlieren, sobald die Glocke erklingt, die den Kampf eröffnet. Entscheidet sie sich nämlich dafür, den Kurs zu belegen, könnte Jerry sie tatsächlich für rücksichtslos halten. Obwohl er seine Meinung nach einer Weile durchaus ändern könnte, fühlt Grace sich so schlecht, sobald er schmollt, dass es sich kaum lohnt, die Auseinandersetzung aufzunehmen.

Kommt Ihnen das bekannt vor?

Wessen Leben ist es eigentlich? Nun, es ist Ihres – theoretisch. Sie haben das Recht, so zu leben, wie Sie möchten, solange Sie die Rechte anderer nicht verletzen. Aber Ihr Recht bedeutet nicht viel, wenn Ihnen der Mut fehlt, es einzufordern. Geben Sie zum Beispiel stets nach, weil Sie es für egoistisch halten, jemandem Ihre Hilfe zu verweigern? Fällt es Ihnen schwer, zu protestieren, wenn Sie unfair behandelt werden? Fühlen Sie sich bei Konflikten oder wenn jemand wütend auf Sie ist, äußerst unwohl? Befürchten Sie, dass andere Leute Sie ablehnen, wenn Sie nicht kooperativ sind?

Falls Sie irgendeine dieser Fragen mit Ja beantwortet haben, ist eines offensichtlich: Sie versuchen sich Ihre Daseinsberechtigung zu verdienen. Das heißt, Ihr Leben gehört Ihnen eigentlich gar nicht.

Sie können die Kontrolle über Ihr Leben auf unterschiedliche Weise verlieren.

Ihr Leben gehört Ihnen nicht, wenn Sie in einem Konflikt feststecken. Manchmal sind Sie so mit einem Kampf beschäftigt – egal, ob er real ist oder Sie ihn sich nur einbilden –, dass Sie gar nicht darüber nachdenken können, was Sie eigentlich wollen. Kevin ist ein Versicherungsmakler, der seinen Job hasst. Seine wahre Passion ist, sich intensiv mit Geschichte zu befassen und darüber zu schreiben. Aber ihm zufolge steht ihm seine Frau im Weg, weil sie keinerlei Verständnis dafür hat. Jedes Mal, wenn er ein Buch aufschlägt, erinnert sie ihn daran, dass er eigentlich Kundengespräche führen sollte. Dann ist er so aufgebracht, dass er sich nicht auf seine Bücher konzentrieren kann, selbst wenn seine Frau nicht in der Nähe ist. Natürlich hat sie zum Teil recht, da er seinen Job aufgrund seiner inneren Ablehnung vernachlässigt.

»Wenn ich meine Bücher zur Seite lege und wirklich versuche, Geld zu verdienen, habe ich das Gefühl, dass sie gewonnen hat«, sagte er.

Janice organisiert das Büro ihres zweiten Mannes Mark, doch eigentlich will sie eine eigene Finanzbuchhaltung aufmachen. Mark ist ein netter Mann, aber oft gestresst und schnell mit Kritik bei der Hand. Janice scheut sich, die Prüfung zu machen und eigene Klienten zu akquirieren, weil sie weiß, dass ihn das sehr aufbringen wird.

Im Grund genommen hat Janice keine Angst vor Marks Zorn, sondern vor ihrem eigenen. Es ist ihre zweite Ehe, und sie befürchtet, dass sie diese aufgeben will, sobald sie wütend wird.

Ihr Leben gehört Ihnen nicht, wenn Sie es mit Jammern vergeuden. Das Jammern scheint ein Eigenleben zu besitzen, fern jeglicher Absicht, tatsächlich eine Verbesserung herbeizuführen. Die meiste Zeit ähnelt es eher einer Litanei, ohne dass der Jammernde eine Veränderung erwartet.

»Mein Mann spielt an den Wochenenden den ganzen Tag Golf und lässt mich einfach alleine. Wir arbeiten unter der Woche zusammen, aber am Wochenende hat er das Recht, zu tun, was immer er will. Er lässt es sich so richtig gut gehen.«

»Hört mal zu, Kinder, ihr helft mir nie, wenn ich euch darum bitte, aber ich helfe euch immer bei euren Hausaufgaben und bei allem anderen auch.«

Das ist fruchtloses Gerede. *Die Klagen sind zwar berechtigt, aber sie führen zu nichts, denn chronisches Jammern ist ein Ersatz für das Handeln.* Sie können der ganzen Welt verkünden, wie unfair man zu Ihnen ist, aber wenn Sie nichts dagegen tun, werden Sie immer weiterjammern, und nichts wird sich je ändern.

Manchmal scheint es fast so, als würden wir damit angeben, wie viel wir ertragen. Wir sagen Dinge wie: »Sieh nur, wie schwierig mein Leben ist, wie viel ich arbeite. Die anderen sind gemein zu mir«, aber eigentlich meinen wir damit: »Ich bin ein guter Mensch.«

Sie glauben mir nicht?

Sehen Sie sich Ihre Gefühle genau an. Wahrscheinlich sind Sie stolz darauf, ein besserer Mensch zu sein als die Leute, von denen Sie ausgenutzt werden.

»Ich würde nie jemanden so behandeln«, denken Sie. Und wahrscheinlich haben Sie recht. Natürlich sollten *Sie* sich auch von niemandem so behandeln lassen, aber Sie tun nichts dafür, dass man gut mit Ihnen umgeht. Sie befinden sich auf einer dauernden Mission, der selbstloseste Mensch der Erde zu sein.

Ihr Leben gehört Ihnen nicht, wenn Sie Angst vor freier Zeit haben. »Es hat überhaupt keinen Sinn, mir freie Zeit zu schaffen. Ich dachte immer, ich würde mich hinsetzen, entspannen, endlich all die Bücher in meinem Bücherregal lesen und es mir einfach gut gehen lassen. Aber ich werde so unruhig und einsam, wenn ich alleine bin, dass ich nichts davon tue. Letztlich suche ich mir irgendwelche Hausarbeiten und kann es gar nicht erwarten, wieder in die Arbeit zu gehen«, erzählte Eileen, eine Bankangestellte.

»Ich habe sogar meinen Job gekündigt und war monatelang arbeitslos, um Zeit zum Malen zu haben. Aber es hat mir überhaupt nicht gefallen. Da hatte ich nun all die Zeit, die ich benötigte, aber ich konnte nicht malen. Ich lief eine Weile in der Wohnung herum und stürmte dann nach draußen, um irgendetwas zu tun, egal was!«, sagte Kelley, eine begabte Künstlerin, die nur noch selten malt. Zeit zu haben ist für sie so unangenehm, dass sie wieder arbeitet und jeden Abend Überstunden macht. An den Wochenenden ist sie damit beschäftigt, Freunden zu helfen. Sie kümmert sich um die kleinsten Probleme von Leuten, die sich ihrerseits keinerlei Gedanken über Kelleys Wunsch zu malen machen.

Ihr Leben gehört Ihnen nicht, wenn Sie egoistischen Menschen helfen. Als Kinder sind wir anfangs alle Narzissten, aber die meisten von uns entwickeln allmählich ein Gefühl der Fairness und einen gewissen Respekt vor den Rechten anderer. Es gibt jedoch eine Gruppe von Menschen, die nie erwachsen geworden sind und gar nicht einsehen, warum sie es werden sollten. Ich bezeichne sie als »Menschen, die andere verschlingen«.

Sie haben kein Problem damit, ihre Hilfe zu verweigern, wenn andere sie bräuchten, denn ihr erster Gedanke lautet: »Warum sollte ich?« Es kommt ihnen nicht in den Sinn, dass sie so viel zurückgeben sollten, wie sie selbst nehmen, da sie das Gefühl haben, nicht wie andere Menschen zu sein. Jedenfalls können sie sich nur schwer vorstellen, dass andere Leute so wertvolle Gefühle, Bedürfnisse oder Pläne haben wie sie selbst. Wie kleine Kinder schmeicheln sie sich ein und machen Versprechungen, um zu erlangen, was sie wollen. Und wenn sie ihren Willen nicht bekommen, sind sie außer sich vor Entrüstung.

Es ist beeindruckend, wie sehr sie sich für ihre eigenen Belange einsetzen: Sie entwickeln eine komplette Philosophie, um uns (und sich selbst) zu überzeugen, dass jeder, der ihnen etwas versagt, illoyal oder unehrlich ist oder nichts anderes im Sinn hat, als sie zu verletzen. Wenn sie ein Problem haben, seufzen sie und blicken unglücklich drein – wenn wir sie sehen können. Narzissten vergeuden selten Zeit damit, alleine vor sich hin zu leiden.

Es handelt sich um Menschen, die sich die Selbstzentriertheit von Zweijährigen zum Beruf gemacht haben.

Am faszinierendsten sind allerdings nicht diese kindischen Tyrannen, sondern die Leute, die sich um sie kümmern.

Wenn Sie schlecht Nein sagen können, lassen die Tyrannen Sie beliebig nach ihrer Pfeife tanzen. Sie wissen wahrscheinlich, wie unfair das Ihnen gegenüber ist, und protestieren von Zeit zu Zeit dagegen. Doch Sie ernten nur Desinteresse. Sie beklagen sich bei Freunden, die die Situation in der Regel viel klarer erkennen als Sie und entsetzt sind, dass Sie sich all das von so einem Menschen bieten lassen. Obwohl sie Ihnen ihre Meinung auch deutlich sagen, hören Sie nie auf ihren Rat, denn in Wirklichkeit wollen Sie nur eins: Der Egoist soll begreifen, wie schlecht es Ihnen seinetwegen geht. Doch wer von einem Egoisten – der das Leben als ständigen Kampf ansieht – Fairness erwartet, hat schon verloren. Das ist so, als erwarte man von einer Fußballmannschaft, den Ball aus reiner Gutmütigkeit dem Gegner zuzuspielen. Diese Absurdität könnte lustig sein, wenn sie für Ihr Leben nicht so zerstörerisch wäre.

Stellen Sie sich vor, Sie wären über all diese Zeitverschwender gerade hinausgewachsen! Sollten Sie sich mit einer der oben beschriebenen Personen identifizieren, vergeuden Sie Ihre wertvolle Zeit in einem zu großen Ausmaß. Wenn Sie glauben, dass Sie nur einmal leben, wirkt Ihr »Gutmensch-Abzeichen« täglich mehr wie ein Trostpreis, denn es lenkt Sie von den Dingen ab, die Ihnen wirklich wichtig sind.

Wären Sie nicht in unproduktive innere und äußere Konflikte verwickelt und würden Sie das Recht einfordern, zu tun, was am besten für Sie ist, käme es zu sehr großen Veränderungen in

Ihrem Leben. Sie könnten entspannt genug sein, um Ihre Originalität zur Geltung kommen zu lassen sowie Ihre ungenutzten Begabungen zu entfalten. Und dann könnten Sie etwas Außergewöhnliches tun.

Aber es erfordert Zeit, um Begabungen zu entwickeln. Woher bekommen Sie diese Zeit?

Eine Möglichkeit ist, sie sich einfach zu nehmen. Unverfroren.

Übung 19
Unerhörte Fantasien

Dies ist eine sehr leichte Übung. Sie müssen lediglich den folgenden Abschnitt lesen und Ihre Reaktion beobachten.

Überlegen Sie zunächst, welche Ihrer Aufgaben und sozialen Verpflichtungen Ihnen keinen großen Spaß machen. Stellen Sie sich dann vor, Sie verkünden all den Leuten, die es betrifft, dass Sie nichts mehr davon machen werden – und zwar nicht auf eine entschuldigende Weise, platzen Sie einfach damit heraus.

»Ich denke, ich werde nicht mehr bügeln. Vielleicht fange ich stattdessen mit dem Klavierspielen an.«

»Ich würde mich finanziell gerne am Gartenzaun beteiligen, Rick, aber ich denke, ich werde das Geld lieber für eine Reise in die Mongolei verwenden. Im Frühling soll es dort eine totale Sonnenfinsternis geben. Spar dir dein Geld und komm mit, wenn du magst.«

»Ach, weißt du, ich habe eigentlich keinen Bock, dir mein Auto zu leihen. Das kannst du bestimmt verstehen.«

Wenn Sie das wirklich tun würden, wäre Ihnen die Aufmerksamkeit der anderen gewiss. Vielleicht wären sie so perplex, dass sie nichts erwidern könnten.

Sie könnten es als Präventivschlag bezeichnen. Stellen Sie sich Folgendes vor:

Sehr ruhig sagen Sie allen, Sie hätten beschlossen, keine Partys mehr zu schmeißen, keine Gäste mehr zum Abendessen einzuladen und keine Geschenke mehr zu machen. »Wisst ihr, das ist alles so zeitraubend.«

Machen Sie diese Eröffnung mit großer Ruhe, denn wer herumschreit, wird nicht ernst genommen. (Falls Sie jemanden wirklich verblüffen wollen, sollten Sie etwas Ungeheuerliches mit ruhiger, freundlicher Stimme sagen.)

Stellen Sie sich nun vor, Sie hätten die nächste Stufe schon erreicht. Sie reden mit Freunden und sagen: »Oh, danke für die Einladung, aber ich gehe nur noch auf Hochzeiten.«

Oder: »Ich schreibe keine Dankesbriefe mehr. Das hat mir noch nie Spaß gemacht.«

Oder: »Mercy, ich hatte keine Ahnung, dass ich so eigensinnig bin.«

Oder: »Ach, ich bin so ein Rüpel, du solltest stets davon ausgehen, dass ich mich schlecht betrage.«

Und wenn irgendjemand entsetzt japst: »Das kannst du doch nicht machen!«, können Sie enthusiastisch zustimmen, indem Sie erwidern: »Ich weiß. Seit ich 40 geworden bin, mache ich lauter komische Sachen. Ich bin wirklich schlimm.«

Was haben Sie bei diesen Fantasievorstellungen empfunden?

Falls es Ihnen normalerweise schwerfällt, für Ihre eigenen Interessen einzutreten, mussten Sie wahrscheinlich lachen, und das ist sehr gut für Sie. Aber es zeigt auch, wie sehr Sie sich bemüht haben, nicht als egoistische oder gedankenlose Person zu gelten. Deshalb müsste es interessant für Sie gewesen sein, in der Vorstellung zum Beispiel zu sagen: »Ich weiß. Ich bin wirklich schlimm.« Stellen Sie sich vor, Sie würden all Ihre Gutherzigkeit über Bord werfen, an der Sie sich festgeklammert haben. Es kann bereits eine Offenbarung sein, sich diese Befreiung nur vorzustellen.

Diese Fantasie zeigt, dass das potenzielle Drama in Wirklichkeit keins ist. Manche Leute werden eine Weile lang nicht damit einverstanden sein. Aber wahrscheinlich werden Sie erkennen, dass Ihnen das weniger ausmacht als bisher.

Wenn es Ihnen allerdings die größte Freude bereitet, Dinge in Ihrer Wohnung zu reparieren, groß für Gäste aufzukochen, Familienangehörige zu besuchen und Geschenke für andere zu besorgen, dann haben Sie eine besondere Begabung dafür und sollten natürlich nicht damit aufhören.

Aber Sie haben keine Zeit mehr zu verlieren. Das wissen Sie mittlerweile.

Sie benötigen ein paar Aufwärmübungen und etwas Praxis, wenn Sie sich verändern wollen.

Das folgende Projekt sollten Sie tatsächlich angehen, nicht nur in der Vorstellung. Es mag Ihnen extrem erscheinen, aber das Ziel ist, einen großen Bereich für die essenziellen Dinge wieder freizubekommen.

Übung 20

Der zweiwöchige unangekündigte Streik im Güter- und Dienstleistungssektor

Lassen Sie die folgenden Dinge in den nächsten zwei Wochen bleiben: Jedes Mal, wenn das Telefon klingelt, Anrufe entgegennehmen, anstatt die Anrufer zu filtern; auf jede Nachricht reagieren, jede E-Mail beantworten; Geschenke kaufen und zu den meisten Geburtstagen/Hochzeiten/Firmungen/Konfirmationen gehen; jemandem einen Gefallen tun, obwohl Sie gar keine Lust dazu haben; Gäste einladen; Dinge selbst besorgen, die auch geliefert werden können – wie Lebensmittel, Computerzubehör oder DVDs aus der Videothek; Kleidung kaufen; die Nachrichten ansehen; die Zeitung lesen sowie alles, was mit der Post kommt; jeden Abend im Internet surfen, damit Sie nichts verpassen; fernsehen; das defekte Fliegengitter vor der Balkontür reparieren; Ihre Fotos sortieren.

Das würde Ihnen eine Menge Zeit schenken, nicht wahr?

Sie müssen es nicht einmal groß ankündigen. Hören Sie einfach mit den Dingen auf, die Sie nicht tun wollen. Seien Sie zerstreut und schwer einschätzbar. Vergessen Sie, Dinge zu besorgen, die Sie anderen versprochen hatten. Vergessen Sie, Geschenke zu Geburtstagspartys mitzunehmen. Tun Sie so, als wüssten Sie keine Lösungen für anstehende Probleme. Geben Sie schlechte Ratschläge und zeigen Sie sich unfähig, chronisch unglücklichen Menschen Trost zu spenden.

Die Leute in Ihrem Umfeld werden anfangs schimpfen, dann werden sie sich Sorgen machen (sagen Sie ihnen, Sie hätten eine Midlife-Crisis), und dann werden sie die wichtigen Dinge selbst erledigen – oder einen anderen Dummkopf dafür einspannen. Sie dagegen haben ein paar Wochen oder einen Monat Zeit, um herauszufinden, was Ihnen Probleme bereitet, welche Aufgaben jemand anderer übernimmt und welche völlig überflüssig sind.

Sie können stets alles tun, was Sie unbedingt tun müssen. Das ist nie das Problem. Aber Sie sollten es von den Sachen unterscheiden, die Sie nicht unbedingt tun müssen. Es wird eine Weile dauern, bis Sie den Unterschied erkennen. Aber es könnte zu den wichtigsten Dingen gehören, die Sie je lernen werden.

Haben Sie bereits Bauchschmerzen? »Ich habe eine Angstattacke«, sagte eine Frau lachend. »Bestimmt wird mich jemand erschießen oder ins Gefängnis bringen!«

»Ich befürchte, alle werden mich hassen, wenn ich ihnen nicht mehr jedes Mal helfe. Sie würden mich nie mehr anrufen«, gestand ein freundlicher Mann.

»Überhaupt so zu denken behagt mir nicht. Ich hätte nie den Nerv, es zu tun!«, sagte eine Frau. »Außerdem, was ist mit anderen Verpflichtungen wie Zeitunglesen und auf dem Laufenden bleiben mit den Nachrichten? Damit kann man doch nicht aufhören, oder?«

»Natürlich können Sie es, wenn Sie möchten.«

»Aber was wäre, wenn jeder das täte?«

Keine Angst, das tut nicht jeder. Die Frage ist, könnten Sie es tun?

Und wenn es darum geht, anderen Menschen zu helfen? Sie wollen nicht gänzlich damit aufhören, was ich gut verstehen kann. Aber Sie sollten auf eine stimmige Weise helfen.

Seien Sie nur zu Leuten gut, die in Ordnung sind. Menschen, die meinen, es sei unsere Pflicht, egoistische oder unfreundliche Leute zu retten, sind in diesem Punkt wahrscheinlich anderer Meinung. Aber ich glaube, sich selbst aufzuopfern ist eine Sünde und eine Vergeudung unserer gottgegebenen Gaben. *Und wir haben nicht das Recht, unsere Gaben zu verschwenden.* Darüber hinaus ist es ein Unterschied, ob wir aus einem Schuldgefühl heraus oder aus Liebe handeln. Machen Sie sich nichts vor. Die Hilfe ist nicht einmal gut für den anderen. Denn wenn schlechtes Verhalten keine Konsequenzen nach sich zieht, lernen selbstsüchtige und unfreundliche Menschen nichts. Es ist mutig und integer, Egoisten unsere Großzügigkeit vorzuenthalten und sie den Menschen zuteilwerden zu lassen, die sie verdient haben.

Wenn Sie jemanden unterstützen möchten, der es verdient hat, sollten Sie es tun. Nicht weil Sie an einer positiven Grabinschrift interessiert sind – »Sie war der netteste Mensch, der je gelebt hat« –, sondern weil es Ihnen Spaß macht, Menschen zu helfen, die Sie respektieren und Ihnen etwas bedeuten. Sie möchten ihnen gerne vermitteln, dass sie sich auf Sie verlassen können. Sie haben es nicht nur am meisten verdient (in der Regel sind solche Leute selbst gut zu anderen), sie bekommen meistens auch nur wenig Hilfe, *weil sie andere nicht manipulieren.*

Sparen Sie sich Ihre Großzügigkeit daher für solche Menschen auf, dann gewinnen Sie viel Zeit für sich selbst.

An welcher Stelle können wir noch zusätzlich freie Zeit für Sie herausarbeiten?

Was würde passieren, wenn Sie einen Teil Ihrer Arbeit an jemand anderen abgeben würden? Sagen Sie nicht: »An wen denn? Das kann außer mir niemand machen.« Stellen Sie einen persönlichen Assistenten auf Stundenbasis an.

Sie haben richtig gelesen. Rufen Sie die Schule in Ihrem Ort an und fragen Sie, welchen verantwortungsvollen, gut organisierten Schüler man Ihnen dort empfehlen kann, und engagieren Sie ihn. Sie sollten nicht länger wertvolle Zeit mit Dingen vergeuden, die ein anderer tun könnte. Stellen Sie sich vor, auf Ihrem Tisch steht eine Schachtel mit dem Namen Ihres Assistenten darauf. Sie sehen Ihre Post durch und legen die Hälfte davon in der Schachtel ab, die andere Hälfte wandert in den Müll. Danach vergessen Sie das Ganze. Sobald Sie die Erwartungen anderer an Sie heruntergeschraubt haben, brauchen Sie vielleicht nur für fünf Stunden pro Woche einen Assistenten.

»Aber das würde viel Geld kosten. Außerdem erledigt niemand die Dinge gut genug. Man muss sich um alles selbst kümmern.«

Es würde in der Tat Geld kosten. Aber weniger, als Sie wahrscheinlich annehmen. Und eventuell könnten Sie es an anderer Stelle einsparen oder sogar einen Teilzeitjob annehmen und auf diese Weise eine Haushaltshilfe, einen Buchhalter oder persönlichen Assistenten bezahlen – je nachdem, wer Ihnen dabei helfen kann, Zeit zu gewinnen.

»Aber das würde genauso viel Zeit erfordern!«, könnten Sie einwenden.

Glauben Sie mir, am Ende wird ein Assistent Ihnen mehr Zeit ersparen, als Sie sich vorstellen können.

Und wenn niemand die Aufgaben so gut erledigt wie Sie? Na und? Suchen Sie so lange, bis Sie jemanden finden, der Sie zufriedenstellt, und machen Sie sich dann keine weiteren Gedanken darüber. Niemand ist perfekt? Na und? Ich hoffe für Sie, dass auch Sie nicht versuchen, perfekt zu sein. Sonst vergeuden Sie nämlich wertvolle Zeit, die Sie hundertmal besser nutzen könnten.

Ihre »Das tu-ich-nicht-Liste«

Halten Sie in der nächsten Woche einen Notizblock und einen Stift bereit. Wann immer Ihnen eine Aufgabe einfällt, die ein anderer erledigen könnte – oder die eigentlich nicht unbedingt erledigt werden muss –, schreiben Sie diese auf. Sollte es Ihnen schwerfallen, zu entscheiden, was wirklich wichtig ist, stellen Sie sich vor, Sie würden erkranken und könnten nur noch die essenziellsten Dinge tun. Oder Sie stellen sich vor, Sie wären ein Filmstar oder ein Millionär, der einfach keine Lust hat, irgendetwas zu tun, *weil er es nicht muss*.

Das wird Ihnen helfen, Ihre Liste unwichtiger Punkte zu erstellen. Allein die Vorstellung, diese Dinge hätten sich erledigt, wird Ihnen ungeheuer Spaß machen. Aber Sie werden nicht wirklich den Mut haben, damit Schluss zu machen, oder? Wohl kaum, es sei denn, Sie erkennen, was sich hinter all der Schuld verbirgt. Lassen Sie es uns ans Licht bringen. Machen Sie dafür das folgende Experiment.

Übung 22
Vereinbaren Sie sechs Wochen lang einen festen Termin mit sich selbst.

1. Nehmen Sie einen Stift und ein kleines Notizbuch zur Hand. Auf der Innenseite des vorderen Buchdeckels tragen Sie eine bestimmte Zeitdauer von mindestens drei Stunden ein, die Sie in den nächsten sechs Wochen für sich haben möchten, zum Beispiel »mittwochabends, 18 bis 21.30 Uhr«.
2. Schreiben Sie dann auf die erste leere Seite die Namen der Leute, die über Ihre Entscheidung Bescheid wissen müssen, und nehmen Sie sich vor, sie so bald wie möglich zu informieren.

3. Achten Sie genau darauf, was Sie empfinden, während Sie diese Schritte tun. Sind Sie aufgeregt? Haben Sie Angst? Schuldgefühle? Notieren Sie Ihre Gefühle in Ihrem Buch.
4. Sprechen Sie dann mit jedem auf Ihrer Liste. Reden Sie jeweils nur mit einer Person und sagen Sie ihr, dass Sie diese Zeit für Ihre eigenen Zwecke nutzen werden und währenddessen nicht zur Verfügung stehen, um irgendjemandem zu helfen. Führen Sie das Gespräch telefonisch, so halten Sie die Reaktionen Ihres Gesprächspartners währenddessen in Ihrem Notizbuch fest. Im anderen Fall warten Sie, bis Sie alleine sind, und schreiben dann auf, was der andere gesagt hat. Beschreiben Sie zudem, welche Gefühle das Gespräch bei Ihnen ausgelöst hat.
5. *Nehmen Sie sich nun sechs Wochen lang Zeit für sich selbst.* Es kommt nicht darauf an, wie Sie die Zeit nutzen. Allerdings dürfen Sie keine lästigen Aufgaben erledigen – weder für sich selbst noch für andere, auch nicht für Ihren Chef oder Hund. Sie dürfen ins Kino gehen, aber holen Sie auf dem Nachhauseweg nicht die Wäsche aus der Reinigung ab. Sie können am Fenster sitzen und Musik hören, aber stellen Sie das Telefon ab. In dieser Zeit sind Sie nicht auf Abruf.

Achten Sie genau darauf, was nun geschieht. Kommt es zu einer Verschwörung von Notfällen oder unerwarteten Ereignissen, die Ihnen Ihre Zeit rauben? Oder denken andere Leute, ihre Wünsche seien Notfälle, und versuchen Ihre Hilfe zu bekommen?

Oder hindern Sie sich selbst daran, sich die Zeit zu nehmen, indem Sie ein paar Erledigungen hineinschmuggeln, weil Sie sonst einfach keine Zeit dafür hätten? Oder weil Sie sich egoistisch fühlen oder Ihnen langweilig ist?

Denken Sie daran: Dies ist keine Prüfung; es ist eine Studie. Sie werden nicht danach bewertet, wie erfolgreich Sie sind. Ihr Ziel besteht lediglich darin, zu erkennen, was Sie daran hindert, sich Zeit für sich selbst zu nehmen.

Viele Menschen empfinden sich als faul und fühlen sich schuldig, wenn sie ihre freie Zeit genießen. Wenn es Ihnen genauso geht, kann es dafür verschiedene Gründe geben, je nachdem, wie Sie aufgewachsen sind. Vielleicht hat man Ihnen vermittelt, dass Sie immer an zweiter Stelle stehen werden. Manche Eltern sind so auf sich selbst konzentriert, dass sie der Meinung sind, ihre Kinder seien dafür da, ihnen Aufmerksamkeit zu schenken. Wenn die Kinder mal den Wünschen der Eltern nicht entsprechen, gelten sie sofort als egoistisch. Und Kinder, die – aus welchen Gründen auch immer – ein unglückliches Elternteil haben, denken in der Regel, sie hätten etwas falsch gemacht, und versuchen ihre Schuld ständig wiedergutzumachen.

Aber es gibt noch einen weiteren Grund dafür, sich schuldig und schlecht zu fühlen. **Sie unterdrücken Ihre Wut.**

Wie fühlt sich jemand, der keine Rechte hat und ständig mehr gibt, als er bekommt, der glaubt, er müsse sich das Recht zu existieren ständig aufs Neue verdienen?

Das macht einen Menschen sehr wütend. Aber gute Menschen wie Sie dürfen nicht wütend sein. Sie sind liebevoll, großzügig und selbstlos. Daher verwenden Sie viel Energie darauf, diese Wut zu unterdrücken. Sie schämen sich, weil jemand die Wut erahnen könnte (häufig sind Sie selbst dieser Jemand!), und Sie befürchten, dass sie großen Schaden anrichten könnte, wenn Sie sie hinauslassen würden.

Damit könnten Sie recht haben. Wie Ambrose Bierce gesagt hat: »*Sprich, wenn du wütend bist, und du wirst die beste Rede halten, die du je bereuen wirst.*«

Wird die Wut, die seit der Kindheit unterdrückt wurde und ständig gewachsen ist, plötzlich freigesetzt, führt sie zu einer heftigen Explosion. Dieser bedrohliche Ausbruch macht anderen Angst und ist häufig destruktiv. Da er mit wahren Verletzungen einhergeht, werden Sie so gefährlich wie ein Löwe mit einem Dorn in der Pfote. Sie spüren es schon im Vorhinein. Je schwächer Sie sind, desto gefährlicher werden Sie. Die am wenigsten aggressiven Menschen haben manchmal das Gefühl, dass sie jemanden zerstören werden, wenn sie klar und deutlich für ihre eigenen Belange eintreten.

Manchmal brodelt es auch in uns, wenn wir von jemandem tyrannisiert werden und eigentlich feige reagieren. Wir fühlen uns angesichts der Schikanen des anderen vielleicht schwach, aber in Wirklichkeit befürchten wir, die Kontrolle über unsere Wut zu verlieren. Könnten wir all unsere angestaute Wut auf ein normales Maß reduzieren, wären wir ausgeglichener und innerlich gefestigter. Dann würden die Tyrannen uns wahrscheinlich gar nicht als Opfer auswählen.

Warum bringen wir unsere Wut nicht zum Ausdruck, solange sie noch kleiner ist, damit sie sich gar nicht erst so extrem anstaut? Weil wir eine ungeheure Angst davor haben, gehasst zu werden. *Diese enorme und irrationale Furcht stammt aus der Kindheit.*

»Bei uns zu Hause kam es nicht infrage, andere als positive Gefühle zu haben. Das gehörte sich einfach nicht«, sagte ein Kursteilnehmer.

Ein anderer meinte: »Da mein Bruder ständig krank war, hatten es meine Eltern schwer, und ich glaubte nicht das Recht zu haben, über irgendetwas zornig zu sein.«

»Meine Familie war so böse, dass der Dritte Weltkrieg ausgebrochen wäre, wenn ich auch nur im Entferntesten ungehalten reagiert hätte«, sagte ein Klient.

Wir müssen uns als Kinder sehr sicher fühlen, um es zu riskieren, wütend zu sein. Fühlen wir uns nicht sicher, fordern wir nichts und verteidigen uns auch nicht. Und im Erwachsenenleben setzt sich dieses Verhalten fort.

Die Angst vor den Verletzungen der Kindheit bewältigen.

Mit der folgenden Übung können Sie Ihre Wut abbauen, ohne Ihren sozialen Beziehungen in irgendeiner Weise zu schaden. Ich nenne diese Technik »Der stumme Schrei«. Damit lässt sich die Mischung aus Wut, Scham und Angst auflösen.

Übung 23
Der stumme Schrei

Suchen Sie sich einen Platz, an dem Sie ein paar Minuten lang ungestört sind. Die Technik funktioniert am besten, wenn Sie im Bett oder auf dem Boden auf dem Rücken liegen. Sie kann aber ebenso im Sitzen oder im Stehen durchgeführt werden. Schließen Sie die Augen, drücken Sie Ihren Rücken leicht durch und nehmen Sie Ihre Schultern und Arme etwas zurück, um Ihren Brustbereich zu öffnen. Stellen Sie sich nun vor, Sie stehen auf dem Gipfel eines Berges oder an einem anderen Platz in der weiten Landschaft, wo Sie niemand hören kann. Atmen Sie tief ein. Ohne einen Laut von sich zu geben, stellen Sie sich nun vor, dass Sie einen langen, langen Schrei ausstoßen, so laut Sie können. Sie können Ihren Mund dazu weit öffnen, so als würden Sie von einem Sandwich abbeißen. Üben Sie dabei aber keinesfalls zu viel Druck auf Ihre Kehle aus. Lassen Sie Ihren imaginären Schrei mit möglichst geöffneter Kehle entstehen, eher auf die Art, wie ein mächtiger Schwall heißer Luft aus einem Ofen herausschießt, und nicht durch den Einsatz der Stimmbänder.

Sobald Ihnen die Luft ausgeht, atmen Sie erneut tief ein und stoßen einen weiteren sehr langen stummen Schrei aus. Versuchen Sie dies mindestens drei- oder viermal, am besten noch öfter. Stoßen Sie jeden Schrei so lange aus, bis Sie überhaupt keine Luft mehr haben. Dann werden die Schreie irgendwann kraftlos sein, und Sie beenden die Übung.

Achten Sie beim Schreien darauf, welche Gefühle zum Vorschein kommen.

Sie werden sich sehr erleichtert fühlen und sofort weniger angespannt sein, während Sie die stummen Schreie ausstoßen. Aber Sie haben noch mehr von dieser Übung, wenn Sie genau wissen, was Sie empfinden. Sie könnten Ihre ersten stummen Schreie als Aufwärmübung betrachten, so als würden Sie einen Zeh ins Wasser stecken, um zu prüfen, wie kalt es ist. Schließlich haben Sie nicht mehr aus voller Kehle geschrien, seit Sie ein kleines Kind waren – nicht einmal in Ihrer Vorstellung. Nach ein paar Versuchen drücken Sie Ihren Rücken vielleicht schon etwas mehr durch, nehmen Ihre Arme entschlossen nach hinten, ballen die Hände zu Fäusten und hören die tobende Wut in Ihren Schreien.

Häufig verwandelt sich die Wut nach ein paar Schreien in Tränen. Halten Sie Ihre Energie trotzdem aufrecht. Versuchen Sie auch dieses Gefühl in die stummen Schreie hineinzulegen, denn der Kummer benötigt genauso ein Ventil und ist meistens ohnehin die Ursache der Wut. Ungeweinte Tränen verbergen sich häufig hinter dem Zorn. Wenn Sie auf den imaginären Klang Ihrer Schreie hören, nehmen Sie nun vielleicht wie bei einem kleinen Kind all die Varianten des Schmerzes wahr, vom Brüllen über das Heulen bis hin zum Schluchzen.

An irgendeinem Punkt, circa nach zehn stummen Schreien, sind Sie mit der Übung durch und müssen nicht mehr weitermachen. Sie werden sich gut und sogar entspannt fühlen. *Und Sie werden keine Wut mehr empfinden.* Wohin verschwindet diese Wut?

Sie lassen Sie einfach hinaus, genau so, wie es sein soll.

Als sehr kleine Kinder halten wir nicht an Gefühlen fest, sondern verarbeiten sie sofort. Daher sammeln sie sich nicht in uns an. Aber wenn wir älter werden, wird uns dieses Verhalten abtrainiert. Laut zum Ausdruck gebrachte Gefühle verärgern die Menschen in unserem Umfeld, daher halten wir sie in uns zurück. Und so stauen sie sich auf.

Der stumme Schrei hilft uns, unsere Gefühle wie als Kind offen auszuleben und gleichzeitig erwachsen und verantwortungsvoll mit ihnen umzugehen. Mit diesem äußerst nützlichen Instrument können wir unsere innere Anspannung abbauen, erkennen, was wir fühlen, und diese Gefühle zum Ausdruck bringen.

Sobald Sie die Wut abgelassen haben, geschieht etwas Erstaunliches. Sie werden kein Problem mehr damit haben, jemandem eine Bitte abzuschlagen. Oder einem anderen Menschen ruhig in die Augen zu sehen, wenn er etwas sagt, was Sie normalerweise aufregen würde.

»Du musst einfach länger bleiben und meine Arbeit erledigen, Mary, ich muss dringend weg«, könnte ein Kollege zu Ihnen sagen. Aber da sich keine Wut in Ihnen angestaut hat und Sie keine Angst vor Ablehnung haben, antworten Sie ruhig und in demselben Ton, als würden Sie erklären, welcher Wochentag gerade ist: »An deiner Stelle würde ich noch nicht gehen, Jim, denn sonst bleibt die Arbeit bis morgen liegen.« Dann ziehen Sie Ihren Mantel an und gehen ohne die Spur eines negativen Gefühls nach Hause.

Es gibt eine weitere Form der Wut, die Sie kennen sollten.

Hinter dieser Wut steckt kein Leid. Wir müssen daher keine Angst haben, die Kontrolle zu verlieren und jemandem womöglich einen Hieb zu versetzen. Die meisten von uns erinnern sich nicht daran, dass sie existiert. Wir sollten uns dieser Wut allerdings bewusst sein, da sie auf ihre eigene Weise heilend wirken kann.

Sie wird unter anderem als »Identitätswut« bezeichnet, denn eigentlich wollen wir damit zum Ausdruck bringen: »Was ich will, ist auch wichtig.« Die Bandbreite dieses Gefühls reicht von einem entschlossenen »Was zum Teufel ist hier los? Auf keinen Fall! Jetzt ist Schluss!«, über ein erstauntes »Hallo?« bis hin zur Aussage »Das soll wohl ein Witz sein!«. Man kann es auch als das »Ur-*Was?*« bezeichnen. Es bedeutet nicht »Du hast mir Unrecht getan«, sondern »Wie bitte?« beziehungsweise »Das glaube ich nicht«.

Es lohnt sich, diese Wut rauszulassen. Da es sich um ein robustes körperliches Gefühl handelt, ist es am besten, tatsächlich wie ein Löwe zu brüllen, anstatt nur so zu tun, als ob. Wenn Sie in der Nähe einer U-Bahn-Station wohnen, können Sie es dort tun, so wie Liza Minnelli in ›Cabaret‹. Andernfalls sollten Sie einen Kellerraum oder eine Garage aufsuchen, wo Sie niemanden erschrecken. Stellen Sie sich gerade und mit erhobenen Fäusten hin und brüllen Sie eine altbekannte Empörung hinaus, so als hätten Sie sich gerade mit einem Hammer auf den Daumen geschlagen. Bemühen Sie sich nach Kräften, so viele Schreie wie möglich von sich zu geben, bis offenbar keine mehr in Ihnen vorhanden sind.

Wahrscheinlich werden Sie lachen müssen und gerne noch einmal von vorne beginnen, da Erinnerungen an weitere Momente der Entrüstung auftauchen. Legen Sie dann einfach wieder los. Bald wird das Lachen Sie erneut übermannen, und die Entrüstung wird verflogen sein. Und sollte in diesem Moment jemand auf Sie zukommen und versuchen, Sie zu etwas zu bewegen, was Sie nicht möchten, könnten Sie einfach amüsiert lächeln und sagen: »An Ihrer Stelle würde ich meine Zeit nicht verschwenden.«

Und dann werde ich kuriert sein? Bedaure. Es ist ein langer, schwieriger Prozess, sich vom Jasagen zu verabschieden, wenn Sie eigentlich Nein sagen möchten, und eine dauerhafte Auflösung dieses Verhaltensmusters ist wahrscheinlich nicht möglich. Egal, wie »gesund« Ihre Psyche ist, Sie können sich ebenso wenig von Gefühlen kurieren, wie das Wetter sich von Gewittern kurieren kann. Neue Ereignisse werden stets neue Gefühle hervorrufen. Das soll auch so sein.

Aber nun wissen Sie, was los ist, wenn Ihr Magen sich zusammenkrampft, und Sie verfügen über ein Mittel, um sich nicht länger schwach und unwohl, sondern stark und wohl zu fühlen. Stellen Sie eine Verbindung zu Ihren Gefühlen her und lassen Sie sie vorüberziehen wie einen Sommersturm. Sobald Sie diese Technik anwenden, wird es Ihnen leichtfallen, anderen Menschen offen und ehrlich zu sagen, was Sie möchten, ohne dass dafür viel Mut erforderlich wäre.

Sie werden sich deshalb nicht in einen anderen Menschen verwandeln. Aber Sie *werden* den Mut haben, Ihr Leben so zu gestalten, wie Sie es möchten. Das ist nicht zu rücksichtslos.

Was bedeutet Mut, und wie viel braucht man davon?

Wir denken, wir wüssten, was Mut bedeutet, denn uns allen werden Bilder von äußerlich sichtbarem Mut vorgesetzt, von Männern im Krieg und Frauen, die zu Hause die Stellung halten. Aber diese Klischees sind irreführend. Mut bedeutet für jeden etwas anderes, da Angst für jeden etwas anderes bedeutet. Manche Menschen können jeden anderen mit Blicken niederzwingen, egal, wie beeindruckend oder furchterregend ihr Gegenüber auch sein mag, aber sie würden lieber sterben, als eine Rede zu halten.

Ein Verhalten ist immer dann mutig, wenn Sie wissen, dass es richtig ist, und wünschten, es wäre einfacher.

Das heißt konkret, Sie sollten die Ärmel hochkrempeln und das Richtige für sich selbst tun. Keine Ausreden mehr. Die Ära des Jammerns und des Bittens um Gerechtigkeit ist vorbei. Sie können keine Fairness von anderen Menschen erwarten, nur weil Sie sich das so wünschen – vor allem dann nicht, wenn Sie die anderen so lange haben gewähren lassen.

Sie müssen sich nehmen, was Sie brauchen; das erfordert Mut.

Sie müssen stark sein und die Ablehnung und den Unmut anderer aushalten. Damit will ich nicht sagen, dass Sie Ihre Familie vernachlässigen sollen – Ihre Versprechen sollten Sie halten, sonst werden Sie keinen klaren Kopf haben. Aber Sie müssen Ihre Angehörigen nicht so sehr auf Händen tragen, dass deren Füße nie den Boden berühren.

Mutig sein bedeutet auch, andere Menschen nicht darum zu *bitten*, Sie als Person mit eigenen Rechten zu sehen. Sie müssen diese Person *werden* und es den anderen überlassen, wie sie Sie sehen wollen.

Wahrscheinlich werden die Menschen, die von Ihnen abhängig sind, in der Lage sein, sich häufiger um ihre eigenen Belange zu kümmern. Das macht sie selbstbewusster, kompetenter und fördert ihr Selbstwertgefühl. Sie könnten sie sogar hin und wieder um Hilfe bitten.

»Ich wünschte, meine Kinder bräuchten meine Hilfe bei ihren Hausaufgaben nicht mehr. Ich mache selbst gerade eine Fortbildung. Alles, was ich will, sind ein paar Stunden, damit ich mich auf meine Prüfungen vorbereiten kann«, klagte die 40-jährige Susan.

Warum fordert sie nicht mehr?

Sie könnte ihre Kinder bitten, ihr bei ihren Hausaufgaben zu helfen.

Wenn ihr das gelingt, werden ihre Kinder sich nützlich, wertvoll, klug und liebenswert fühlen. Susan wird keine Märtyrerin mehr sein, und die Kinder werden sich nicht mehr insgeheim dafür schämen, ihre Mutter auszunutzen. Alle werden viel mehr lachen. Und auf diese Weise wird sie eine großartige Familie haben.

Man braucht lediglich Mut, damit es dazu kommt.

Sobald Sie sich entscheiden, all Ihre ungenutzten Seiten in vollem Maße zu nutzen – und das ist der Zweck Ihres zweiten Lebens –, werden Sie mehr Mut als je zuvor benötigen. Es kann ein beängstigendes Unterfangen sein, tatsächlich das eigene Leben zu leben und all das zu werden, wozu man fähig ist. Das hat Nelson Mandela gemeint, als er sagte: »Unsere tiefgreifendste Angst ist nicht, dass wir ungenügend sind … Es ist unser Licht, nicht unsere Dunkelheit, das uns am meisten Angst macht. Wir fragen uns, wer bin ich, mich brillant, großartig, talentiert, fantastisch zu nennen? Aber wer bist du, dich nicht so zu nennen?«

Allerdings müssen Sie sich selbst gehören, wenn Sie diese Worte befolgen wollen. Es erfordert den Mut, viele Dinge zu wagen, die Sie im Moment noch nicht tun.

Es erfordert Mut, Nein zu sagen. Und es nie plausibel zu begründen. Sagen Sie einfach: »Das behagt mir nicht. Ich denke, das kommt für mich nicht infrage«, ohne es weiter zu erklären. Wenn man Sie drängt, könnten Sie sagen: »Bitte respektieren Sie meine Haltung.«

Es erfordert Mut, sich zu weigern, E-Mails oder Anrufe zu beantworten, die Sie ohnehin nie bekommen wollten, und die Zeit für sich selbst zu nutzen, so wie Picasso oder Georgia O'Keeffe es getan haben. Sich nicht länger zu beklagen und die Dinge in die Hand zu nehmen, damit Ihr Leben Ihnen hilft, anstatt Sie zu behindern. Nicht länger auf Manipulationsversuche anderer Leute einzugehen und stattdessen Menschen umzuerziehen, die von Ihnen abhängig sind (was Sie einst zugelassen oder gefördert haben).

Es erfordert überdies Mut, sich für seine eigenen Interessen einzusetzen. Zu anderen zu sagen: »So ist es für mich nicht stimmig. Es muss geändert werden.« Und zu sich selbst: »Ich brauche keine Erlaubnis. Ich werde nicht sterben, wenn die anderen wütend auf mich sind. Ich habe nicht vor, mich schuldig zu fühlen.«

Mut, zu sagen: »Es tut mir leid, aber ich habe meine Meinung geändert. Ich hoffe, ich habe Ihnen keine Umstände gemacht.«

Es erfordert Mut, das Richtige zu tun, dies aber stets für sich selbst zu definieren. Und Mut, nicht nachzugeben, wenn Sie wissen, dass Sie im Recht sind.

Es erfordert Mut, das Leben auf Ihre Weise zu leben.

Als Alicias Kinder studierten, entschloss sie sich, ihr Haus umzugestalten. »Ich war alleine. Kein Mann, keine Kinder, kein Hund. Ich hatte eine wunderbare Zeit. Das Wohnzimmer wurde rosa und romantisch, mit plüschigen Sofas und Sesseln, und das zu einer Zeit, zu der jeder sich nur in Weiß oder mit Cremefarben und modernen Möbeln einrichtete. Dann gestaltete ich ein Zimmer in der Art eines griechischen Bauernhäuschens, mit grob verputzten weißen Wänden, Spitzengardinen und einer blauen Tür. Jeden Morgen frühstücke ich dort. Und dann verwandelte ich ein Schlafzimmer in eine marokkanische Filmkulisse. Ich strich die Wände in einem leuchtenden Apfelgrün, beklebte die Decke mit einer glänzenden Goldtapete, legte den Boden mit günstigen roten Orientteppichen und Futons aus und dekorierte die Fenster mit Perlen. Ich bin immer noch begeistert. Ich kann es nie erwarten, nach Hause zu kommen.

Einige Besucher haben allerdings zu mir gesagt, es sei sehr mutig von mir, mein Haus so zu gestalten. Mutig! Ist das nicht traurig?«, seufzte sie. »Ich habe lediglich *renoviert* und keine Menschen aus einem brennenden Gebäude gerettet! Aber es gab eine Zeit, in der mir die Meinung anderer wichtiger war als das, was mich glücklich machte.«

Wenn Konventionen die Individualität unterdrücken, muss man sie ignorieren. Das erfordert Mut.

Es erfordert Mut, all das zu sein, was Sie sein können.
Lil, eine Managerin, schrieb mir: »Ich hatte mir eine Notiz auf meine Präsentationsunterlagen geklebt. Darauf stand: ›Lil, bist du bereit, bei der Präsentation so gut zu sein, wie du kannst?‹ Ich musste lächeln, weil ich diese Notiz ganz vergessen hatte. Ich benötigte lediglich eine Erinnerung, weil ich mich für gewöhnlich zu sehr zurückhalte, was mir aber gar nicht auffällt. Also schob ich jegliche Zurückhaltung beiseite und fegte die Zuhörer mit meinem Enthusiasmus förmlich weg. Zwei Kollegen, die bisher noch nie mit mir gesprochen hatten, kamen nach meinem Vortrag zu mir, um sich mit mir zu unterhalten. Ich glaube, sie wollten mich beeindrucken!«

Es erfordert zum Beispiel Mut, Ihren Interessen Raum zu geben. Die Flöte wieder in die Hand zu nehmen, die Sie seit Jahren nicht angerührt haben. Oder mit dem Klavierspielen anzufangen oder etwas ohne einen praktischen Nutzen zu lernen und sicher zu wissen, dass das keine Spinnerei ist. Noch mal zu studieren, wenn Sie das möchten, ohne eine plausible Rechtfertigung dafür zu haben.

Alles zu sein, was Sie sein können, setzt auch den Mut voraus, etwas Neues zu lernen und anfangs grottenschlecht zu sein. In ein Fitnessstudio zu marschieren, ohne sich die eigene Unbeholfenheit vorzuhalten, wenn Sie eine schlechte Figur abgeben. Und den Mut, die eigenen Grenzen zu akzeptieren, wenn es echte sind, sich aber zu weigern, wenn sie es nicht sind. So weit zu gehen, wie Sie können, oder aufzugeben, falls Sie der Meinung sind, dass es das Richtige ist. *Und sich anders zu entscheiden, wenn Sie Ihre Meinung ändern, und sich nicht darum zu scheren, wie das wirken mag.*

Und falls jemand fragen sollte: »Wann entscheidest du dich endlich?«, erwidern Sie nachdenklich: »Ich habe keine Ahnung.« Nicht weil Sie Ihrem Gegenüber dumm kommen wollen, sondern weil es der Wahrheit entspricht.

Es erfordert Mut, die eigenen Gefühle wahrzunehmen.
Zum Beispiel etwas zu bedauern, was Sie getan haben. Sich zu entschuldigen, aber der Wahrheit nicht auszuweichen, zu erkennen, dass Sie möglicherweise einen Schaden angerichtet haben, der nicht wiedergutzumachen ist. Es erfordert Mut, anderen zu verzeihen und mitfühlend zu sein, dies aber nie als Ausrede für Schwäche zu nutzen und sich nicht von anderen ausnutzen zu lassen. Sich zu verändern und die Angst, das Leid und den Zorn zu spüren, den Veränderungen häufig mit sich bringen.

Es erfordert Mut, Ihre Kritiker zu ignorieren. Sich von niemandem sagen zu lassen, wer Sie sind. Zu wissen, dass Sie weder dumm noch ein schlechter oder *guter* Mensch sein müssen, weil andere das denken. Es erfordert Mut, sich das einzugestehen, wenn Ihre Freunde wirklich grausam und gemein sind oder Sie manipulieren wollen, und sich nicht weiter vorzumachen, es seien Ihre Freunde. Und sich mit Menschen anzufreunden, die Sie in Ordnung finden, egal, was irgendjemand sonst denkt. Es erfordert Mut, sich gegen vernichtende Kritik abzuschirmen und Ihre eigenen Fähigkeiten deshalb nicht anzuzweifeln. *Es erfordert Mut, es zur Kenntnis zu nehmen, wenn Sie Feinde haben, und sich über Ihre großartige persönliche Rache zu freuen, die den anderen extrem zusetzt und darin besteht, dass Sie ein fantastisches Leben haben und wahrlich glücklich sind.*

Es erfordert Mut, weniger Geld zu verdienen. Es bedeutet, Dinge zu sagen wie: »Dieses Jahr fahre ich in unserem Urlaub nicht ans Meer. Ich möchte zu Hause bleiben und malen.« Oder: »Wir haben dieses Jahr kein Geld für das Ferienlager der Kinder. Wir werden uns etwas Besseres einfallen lassen müssen.« Es erfordert Mut, nicht länger das nachzumachen, was andere Leute tun. Etwas Interessantes auf die Beine zu stellen, wie zum Beispiel eine Kinderzeitung oder ein Kinderradio zu gründen oder einen Dokumentarfilm über die Haustiere in der Nachbarschaft oder über die Ladenbesitzer im nächstgelegenen Einkaufszentrum zu drehen. Oder eine Sommertheatergruppe mit Leuten aus der Nachbarschaft ins Leben zu rufen.

Natürlich werden die Nachbarn darüber tratschen.

»Der arme Bob. Er hat kein Geld für das Ferienlager seiner Kinder. Und wann wird er sich endlich ein neues Auto leisten können?«

Wenn solche Kommentare Sie irritieren, können Sie etwas von einem klugen kleinen Mädchen lernen.

Meine Freundin Jean, eine Kunsterzieherin, hat mir die folgende Geschichte erzählt: »Ein sehr begabter Junge erzählte im Kunstunterricht traurig, dass ihn andere Schüler wegen seiner Skulptur ausgelacht hatten, die er im Schulhof angefertigt hatte. Da stellte sich ein kleines Mädchen kerzengerade hin und meldete sich eifrig mit ausgestrecktem Arm. Sie sagte zu dem Jungen: ›Streck dein Kinn in die Höhe, setz ein Lächeln auf, sieh deinen Kritikern fest in die Augen und mach einfach dein Ding!‹ Er musste lachen, und alle Schüler applaudierten!«

Erinnern Sie sich an dieses Gefühl. Wann immer Sie angegriffen werden, recken Sie Ihr Kinn in die Höhe und tun, was das kleine Mädchen gesagt hat. Falls jemand versucht, Sie zu manipulieren, sollten Sie sich stets fragen: »Was will ich wirklich in diesem Moment?«, und: »Wäre das gut für mich?« Seien Sie sich dieser Fragen immer bewusst.

Das ist Mut. Er wird Ihnen Selbstachtung verleihen, sobald Sie ihn einsetzen.

Ihre Mühe wird sich lohnen. Sie könnten sehr viel gewinnen! In den nächsten paar Jahren könnten Sie ein Motivationstrainer werden – wenn Sie sich nicht dafür entscheiden würden, Ihre Wäsche oder Ihre Buchführung selbst zu machen. Sie könnten versteckte Schluchten in fernen Ländern erkunden und sich mit anderen Naturliebhabern darüber austauschen, oder Sie könnten die Seidenstraße fotografieren, auf der Marco Polo Ende des 13. Jahrhunderts durch Asien gereist ist – wenn Sie nicht jeden Urlaub mit Verwandten verbringen müssten. Sie könnten lernen, Schlittschuh zu laufen oder zu tanzen, wenn Sie nicht so viele Überstunden machen müssten. Sie könnten eine neue Orchideenart züchten oder eine Ausstellung alter Puppenhäuser konzipieren oder ein altes Motorrad wieder herrichten, wenn Sie anderen nicht ständig helfen würden. Sie könnten mit Ihrer Familie eine Kanutrekkingtour auf einem Fluss machen, wenn Sie keine neue Küche bräuchten. Sie könnten ein Theaterstück schreiben und inszenieren oder eine gemeinnützige Organisation gründen, um regionale Künstler zu fördern (einschließlich sich selbst!), oder für ein politisches Amt kandidieren oder Kindern in einem afrikanischen Dorf Lesen und Schreiben beibringen. Sie könnten einer Liebesbeziehung die Zeit geben, sich zu entfalten, oder mittelalterliche Geschichte studieren oder zu Hause Ihr eigenes Unternehmen gründen, wenn Sie die Zeit dafür hätten.

Erfolgsgeschichten. Lillian, eine ehemalige Hausfrau, bot ihre Hilfe nicht mehr bei Dingen an, die ihr keinen Spaß machten, und begann an einem Kindertheater Regie zu führen. Wie niemand vor ihr bringt sie die Schauspieler zu großartigen Leistungen. Im nächsten Jahr möchte sie ein Kinderbuch schreiben und illustrieren.

Maureen, die beschäftigte Karrieremutter, die alles wollte

und immer gestresst war, macht keine Einkaufstouren mehr. Außerdem hat sie mit dem Tennisspielen aufgehört. Jetzt verbringt sie die Wochenenden im Garten, liest und spielt mit ihren Kindern und unterhält sich mit ihrem Mann. »Ich pflanze nichts in den Beeten an. Und ich baue auch kein weiteres Zimmer an. Das mache ich, wenn die Kinder größer sind.«

Kelley hat begonnen, nach der Arbeit zu malen. Mittlerweile geht sie um 17.30 Uhr nach Hause. »Ich habe meinem Chef gesagt, dass ich gerne bereit bin, Überstunden zu machen, diese aber bezahlt werden müssten. Jetzt fordert er mich von sich aus auf, pünktlich nach Hause zu gehen!« Sie hat auch damit aufgehört, ständig ihre Freunde zu retten. »Das war schwieriger. Ich habe einfach nicht mehr auf Nachrichten auf meiner Mailbox reagiert, und schließlich haben sie aufgegeben.«

Corinne machten so viele Dinge Spaß, dass ihr Mann sie als Tausendsassa bezeichnete, der jedoch nirgends ein Meister sei. Jahrelang versuchte sie sich auf weniger zu begrenzen, hatte aber keinen Spaß dabei. Nun hat sie ein T-Shirt mit einer Karikatur von Leonardo da Vinci mit der Aufschrift »Tausendsassa. Meister« entworfen und macht alles, was sie begeistert.

Kevin, der Versicherungsmakler, der sich regelmäßig mit seiner Frau gestritten hatte, beschloss, in den sauren Apfel zu beißen und sie gewinnen zu lassen. »Ich wusste, dass wir das Geld brauchten«, räumte er ein. Sobald er mehr Geld verdiente, hatte sie gute Laune, und nun bringt sie ihm sogar den Tee aufs Zimmer, wenn er seine Geschichtsforschung betreibt.

Wie wird Ihre Erfolgsgeschichte aussehen? Sie sind nicht auf der Welt, um sich für die Erfolgsgeschichte eines anderen aufzuopfern. Freunde und die eigene Familie sind meiner Meinung nach zwar dazu verpflichtet, sich gegenseitig dabei zu helfen, das eigene Potenzial auszuschöpfen – was auch eine Menge Spaß macht –, aber *wir alle haben auch das Recht, uns um unsere eigenen Bedürfnisse zu kümmern.* Und nicht nur das Recht, sondern auch die Pflicht. Es ist richtig, das eigene emotionale, intellektuelle und kreative Potenzial nach Kräften zu fördern. Achtlos damit umzugehen wäre einfach falsch.

Und eines Tages *wird* es tatsächlich zu spät sein, all das zu sein, was Sie hätten sein können.
Denken Sie einen Moment darüber nach.

Diese Panikmache ist nicht fair!

Wenn Sie denken, der letzte Satz sei Panikmache, haben Sie recht. Aber ich weiß, wie beängstigend es ist, sich zu verändern. Daher wollte ich Sie daran erinnern, dass es auch sehr beängstigend sein kann, wie bisher weiterzumachen. Wahrscheinlich haben Sie noch viel Zeit, Ihre eigene Erfolgsgeschichte zu gestalten. Aber ich empfehle Ihnen, so bald wie möglich damit zu beginnen. Wie meine Großmutter zu sagen pflegte, wir sollten nie zu sehr auf Nummer sicher gehen.

Übung 24
Ihr 30-Jahres-Plan

Dieses Projekt wird Sie davor bewahren, zu vergessen, wozu Ihr Leben eigentlich da ist. Befestigen Sie einen großen Bogen Papier an einer Wand. Schreiben Sie das folgende Zitat aus Tennysons Gedicht ›Ulysses‹ an den oberen Rand (es ist ebenfalls eine Panikmache): »Wie elend, stillzusitzen, abzuschließen, unpoliert zu rosten, alt und ungebraucht.«

Zeichnen Sie nun ein Raster mit sechs senkrecht und sieben waagerecht verlaufenden Linien. Auf diese Weise erhalten Sie 30 Felder. Tragen Sie dann in beliebiger Reihenfolge all die Dinge ein, die Sie tun könnten, wenn Ihre Zeit Ihnen gehören würde und Sie völlig angstfrei wären. Nehmen Sie es nicht zu genau damit, an welcher Stelle die einzelnen Einträge stehen. Beginnen Sie einfach, die Felder auszufüllen und jeweils einen Monat oder ein Jahr für jeden Eintrag freizuhalten, *in den nächsten 30 Jahren*. Im nächsten Kapitel werden Sie Ihre Träume ermitteln und Ihre Einträge darum ergänzen. Machen Sie sich also keine Gedanken, wenn Ihnen im Moment nicht so viel einfällt. Wichtig ist nur, dass der 30-jährige Kalender existiert und Sie ihn irgendwo aufhängen, wo Sie ihn jeden Tag sehen können.

In der Regel betrachten Sie die nächsten 30 Jahre nicht als Zeitraum, in dem sich ein Traum nach dem anderen erfüllen wird, aber genau so sollte es sein. Und dieser 30-jährige Kalender wird einen entscheidenden Zweck erfüllen, egal wie fantasievoll oder schlicht er ist: Er wird Sie daran erinnern, wie spannend Ihre Zukunft sein kann, und Sie dazu ermutigen, für Ihr Recht zu kämpfen, diese zu gestalten.

Falls das nicht geschieht, sollten Sie sich etwas Angst einjagen, indem Sie das Zitat von Tennyson oben auf Ihrem Kalender lesen oder es erneut in das 30. Feld schreiben: »Wie elend, stillzusitzen, abzuschließen, unpoliert zu rosten, alt und ungebraucht.«

Sie können es auch für sich umformulieren und in roter Tinte festhalten, wie ein Versprechen: »Nie elend, nie ausrangiert und ungebraucht!«

Dafür ist der Mut da.

Übung 25
Testen Sie Ihren Mut

1. In welchen Fällen verwirken Sie Ihr Recht auf Ihr eigenes Leben? Bei Konflikten, durch Angst vor der Wut anderer Leute, weil Sie jammern, statt zu handeln, etc.?
2. Hören Sie sich je sagen: »Mein/e [Mann, Frau, Kinder, Chef] würden mich das nie tun lassen«?
3. Geben Sie angesichts von Wutausbrüchen anderer Leute klein bei, weil sie Ihnen so stark zusetzen?
4. Wie ist Ihre Familie mit Emotionen umgegangen, als Sie noch ein Kind waren? Wurden sie zum Ausdruck gebracht?

5. Welche Aufgaben machen Ihnen am meisten Spaß? Welche mögen Sie am wenigsten? Woran liegt das jeweils?
6. Gibt es Menschen in Ihrem Leben, die Sie ausnützen? Ist Ihnen klar, warum Sie das zulassen?
7. Wie denken Sie wirklich über Menschen, die sich selbst zugestehen, was sie brauchen? Was hat Ihre Ursprungsfamilie von solchen Leuten gehalten?
8. Werden Sie die Übungen in diesem Kapitel tatsächlich ausprobieren? Werden Sie sich wirklich eine/n Assistentin/en besorgen? Falls nicht, schreiben Sie alle Ausflüchte auf ein Blatt Papier und hängen Sie dieses so auf, dass Sie es jeden Tag sehen können.
9. Besorgen Sie sich ein Foto von Georgia O'Keeffe oder Pablo Picasso und hängen Sie es an einem zentralen Ort auf.
10. Stellen Sie sich vor, Sie hätten alle Zeit, die Sie benötigen – ohne ablenkende Verpflichtungen, ohne Schuldgefühle oder innere Konflikte –, und wären völlig unbelastet und frei. Was würden Sie mit dieser Zeit anfangen? Würden Sie sie nutzen, um Ihre Träume zu verwirklichen?

Kapitel 11
Träume in Ziele verwandeln

»Wir wachsen durch Träume. Alle großen Menschen sind Träumer. Sie sehen Dinge im zarten Nebel eines Frühlingstages oder im flackernden Feuer des Kamins an einem langen Winterabend. Mancher von uns lässt einen großen Traum sterben, andere wiederum nähren und schützen ihn. Sie nähren ihn durch schlechte Tage, bis für sie die Sonne scheint, die immer dem scheint, der wirklich hofft und sich bemüht, dass seine Träume wahr werden.«   *Woodrow Wilson*

Nun sind Sie bereit, loszulegen.

Sie haben die Illusionen durchschaut, mit denen Biologie und Kultur Sie verwirrten, und Sie haben begonnen, zumindest einen Teil Ihres Lebens für sich zurückzuerobern. Wie geht es nun weiter?

Es ist ganz einfach. Sie werden Ihre Träume verwirklichen. Jetzt.

Macht Ihnen das Angst? Es ängstigt viele Menschen in Ihrem Alter. In dieser Lebensphase zu träumen kann ziemlich befremdlich für jemanden sein, der dachte, 40 sei ein Endpunkt.

Doch wie können Sie Ihre Träume nun umsetzen? Sie haben Ihre Entscheidungen bereits getroffen, jetzt müssen Sie damit leben, stimmt's? Außerdem haben Sie Ihre Chancen wahrscheinlich verpasst, oder? Und Sie haben Verpflichtungen. Sie können nicht einfach eine Kehrtwendung machen wie früher. Sie fühlen sich hin- und hergerissen. Einerseits wünschen Sie sich viel mehr vom Leben. Und andererseits sind Sie dankbar, dass Sie einen Job haben.

Oder es geht Ihnen wie einer Bekannten von mir. Sie ist mit 42 freier, als sie es je erwartet hätte – unverheiratet und kinderlos, hat sie zu viele Jahre in einem Beruf verbracht, der eigentlich nur als »Übergangslösung« gedacht war. Heute sagt sie: »Ich weiß nicht, was ich mir für mein Leben nach 40 vorgestellt habe. Ich bin nie auf die Idee gekommen, einen Plan zu machen.«

Sie spüren jedoch, dass Sie sich verändern. Sie wagen mehr als früher, weil Sie erkannt haben, dass Ihre Zeit nicht unendlich ist. Einige Teile Ihres Lebens, die Sie jahrelang toleriert haben, sind nun untragbar geworden. Sie wissen nicht genau, was Ihnen bevorsteht, aber Sie wollen definitiv nicht im gewohnten Trott weitermachen. Also suchen Sie den Horizont ab und versuchen herauszufinden, welchen Schritt Sie als Nächstes tun sollten.

Bevor Sie jedoch irgendetwas tun, sollten Sie all Ihre Träume betrachten. Zu diesem Zeitpunkt Ihres Lebens sollten Sie das, was Sie begeistert, in Ihre Pläne mitaufnehmen.

Im Moment herrscht bei Ihren Träumen noch so ein heilloses Durcheinander wie in einem unordentlichen Kinderschrank. Im hinteren Teil befinden sich Schachteln, an deren Inhalt Sie sich nicht mehr erinnern, und vorne sind all die Träume, die auf den Illusionen Ihres ersten Lebens basieren und nun schrecklich in Unordnung geraten, weil Ihre Identität sich verändert. Ein neuer Mensch kommt in Ihnen zum Vorschein. Und dieser Mensch sucht nicht mehr verzweifelt nach Liebe und Anerkennung. Er will lieber glücklich sein, als die Goldmedaille zu erringen. Das bedeutet, Ihre Träume müssen neu bewertet werden.

Die erste Frage muss daher lauten: Wer hat geträumt? War es der von Liebeskummer gebeutelte junge Mensch, der Sie früher einmal waren? Oder haben Sie versucht, die Träume eines anderen zu verwirklichen? Waren Ihre Träume darauf angelegt, ein Unrecht wiedergutzumachen, das mittlerweile keine Bedeutung mehr hat? Sind es die übrig gebliebenen Träume eines Ahnungslosen, der nicht wusste, wo es langgeht?

Oder stammen sie tief aus Ihrem Inneren, aus Ihrem Herzen? Entsprechen sie dem Menschen, der Sie tatsächlich schon immer waren, oder demjenigen, der Sie zu sein versuchten? Bestehen die Träume aus Visionen, die Sie glücklich machen, sobald Sie daran denken? Falls das der Fall ist, sind sie extrem wertvoll. Denn diese Träume sind die Botschafter Ihrer Begabungen, die einzigen, die sich für Ihr zweites Leben eignen. Sie sind das beste Material, das Sie je finden werden, um ein Leben aufzubauen.

Lassen Sie uns Ihre Träume also sortieren, alte und neue – sogar solche, die Sie nie zu träumen gewagt haben –, damit Sie das zweite Leben gestalten können, das Sie schon immer gewollt hätten, wenn Ihnen klar gewesen wäre, dass es möglich ist.

Haben Sie im Schlaf je davon geträumt, zu Hause eine Schranktür zu öffnen, hinter der sich zu Ihrer freudigen Überraschung eine ganze Reihe von Zimmern verbarg, die nun Ihnen gehörten? Sie dachten sofort an all die wunderbaren Dinge, die Sie nun tun könnten – in einem Raum würden Sie ein Atelier haben, aus einem anderen ein Musikzimmer machen und in einem weiteren eine Bibliothek einrichten. Als Sie aufwachten, stellten Sie jedoch enttäuscht fest, dass es nur ein Traum war.

Nun, ich habe ein paar sehr gute Neuigkeiten für Sie: Dieser Traum war wahr.

Und es ging darum, Ihr neues Leben zu entdecken.

* * *

Wollten Sie je Schauspielunterricht nehmen? Oder selbst Schauspielkurse geben? Haben Sie insgeheim den Wunsch, auf einem Gletscher entlangzulaufen? Sehen Sie sich in Ihrer Fantasie schreibend an einem alten Holztisch in einem Cottage in Wales sitzen? Und stellen Sie sich weiter vor, wie Sie Ihren Blick über die grünen Hügel schweifen lassen und dann am Meer entlang zum Dorfladen gehen, um Brot und Eier zu kaufen? Oder sind Sie in Ihrer Fantasie ein Prediger mit einer eigenen Gemeinde? Denken Sie manchmal darüber nach, Anthropologie zu studieren, um dann im Regenwald faszinierenden Eingeborenen zu begegnen? Wünschen Sie sich manchmal, Sie wären Ärztin, Künstlerin oder Wissenschaftlerin geworden, als Sie noch die Möglichkeit hatten?

»Ja, aber man kann nicht einfach loslegen und diese Dinge tatsächlich *tun* – ohne sein gesamtes Leben auf den Kopf zu stellen, oder?«

Und ob man das kann.

Und höchstwahrscheinlich sollten Sie es auch tun.

Denn es nichts Verwerfliches an einem Traum, der von Ihrem wahren Selbst stammt.

Er kommt aus Ihrem Herzen. Und dieses versucht Ihnen wie ein eigenes Kind zuzurufen, was es braucht. Ihre Träume müssen ebenso respektiert werden wie die Menschen, die Sie lieben. Wenn Sie richtig mit ihnen umgehen, können sie Ihnen ein überaus erfüllendes Leben bescheren. Dann werden Sie eines Tages wie so viele andere sagen: »Ich hätte nie gedacht, dass ich in diesem Alter so glücklich sein würde. Wie lange geht das schon so?«

Wenn Sie ein falsches Leben geführt haben – also eines, das andere von Ihnen erwarteten –, entsteht ein eigenartiges Gefühl.

»Manchmal kommt es mir so vor, als würde ich mich nach einem Regelbuch richten«, sagte mir eine geschiedene 43-jährige Frau, »nach einem Benimmbuch, das einem das eigene Verhalten vorschreibt.«

»Ich fühle mich wie ein Sklave meiner Fähigkeiten«, klagte ein Computerprogrammierer. »Ich bin im Körper eines Programmierers gefangen, aber das bin nicht wirklich ich.«

In der Lebensmitte haben Sie zum ersten Mal den Luxus – oder den starken Wunsch –, die Träume des außergewöhnlichen, einmaligen Menschen zu verwirklichen, der Sie eigentlich sind. Ihre Einzigartigkeit war stets vorhanden, aber die Illusionen der Jugend haben sie verdrängt. So waren Sie schön oder unscheinbar, umjubelt oder einsam. Sie waren beruflich auf der Überholspur oder blieben erfolglos. Ihre Wünsche und Träume basierten auf dieser Identität. Aber in den letzten Jahren hat sich das verändert. Hinter den Kulissen entwickelte sich Ihre Individualität, und der einzigartige Mensch in Ihnen begann immer mehr auf der Bühne des Lebens aufzutauchen.

Nun müssen Ihre Träume die gleiche Veränderung durchmachen.

▪ Erforschen Sie ein neues Territorium: Ihren Geist

>»Originalität bedeutet nicht, etwas zu sagen, was noch niemand zuvor
>gesagt hat, sondern genau das zu sagen, was man selbst denkt.«
>
> *James Stephens*

Wissen Sie eigentlich, wie außergewöhnlich Sie sind?
Was in Ihrem Inneren steckt, ist brandneu. Sie sind eine Kombination aus Begabungen, Fähigkeiten und Erfahrungen. Sie nehmen die Welt auf eine ureigene Weise wahr, so wie niemand sonst. Daraus entsteht eine innere Sehnsucht, Ihre Kreativität zu nutzen und eine Richtung einzuschlagen, die einzigartig ist. Würden Sie dieser folgen, entstünde etwas so Außergewöhnliches, wie Sie es sind. Auch Ihre Träume, also Ihre wahren, sind einzigartig.

Bei diesem Punkt meines Vortrags widerspricht mir bei meinen Seminaren hin und wieder ein Teilnehmer aus dem Publikum: »Wie können Sie behaupten, jeder sei einzigartig? Sind die meisten Menschen nicht durchschnittlich und einander ziemlich ähnlich?«

Wie könnte das sein? »Sehen Sie sich um«, antworte ich in so einem Fall. »In diesem Raum voller Leute könnte man kein einziges Gesicht mit einem anderen verwechseln. Nicht eine einzige Nase oder Augenbraue gleicht einer anderen. Der eine Mensch hat ein außergewöhnlich gutes Sehvermögen, der nächste eine besonders kräftige Statur, und wieder ein anderer kann hervorragend mit Tieren umgehen. Jeder Geist muss daher unterschiedlich sein.«

Es ist nicht anders möglich.

Die Art und Weise, wie Ihr Geist funktioniert, die Pfade, die er einschlägt, all die Dinge, die nur Sie allein wahrnehmen, sie sind so einzigartig wie Ihr Gang oder die Klangfarbe Ihrer Stimme. Wie diese macht auch Ihr Denken Sie aus. Nehmen Sie intensiv wahr, wer Sie eigentlich sind. Sie sind nicht, was Sie tun. Daher sind Sie weder Banker, Gärtner, Hausfrau/-mann, Mutter/Vater oder Astronaut. Sie sind vielmehr ein origineller und wichtiger Denker.

Wahrscheinlich wurden Sie nicht dazu erzogen, sich wie ein origineller und wichtiger Denker zu fühlen. Da Ihr Geist jahrelang von einer Welt beurteilt wurde, die keine Bewertungsinstrumente hatte – und diese zum größten Teil nach wie vor nicht hat –, sind Sie sich seiner erstaunlichen Einzigartigkeit nicht wirklich bewusst. Bevor Sie die mittleren Jahre erreicht hatten, drehte sich Ihr Denken vorwiegend darum, konform zu sein. Erfolg zu haben bedeutete, man beobachtete, was die anderen machten, und tat genau das Gleiche, möglichst etwas besser. Keiner bringt dies deutlicher zum Ausdruck als Lucy Grealy, die Autorin des Buches ›Mein Gesicht ist meine Seele‹: »Die Gesellschaft ist in diesem Fall keine Hilfe. Sie erzählt uns immer wieder, dass wir am meisten wir selbst sein können, wenn wir wie andere handeln und aussehen.«

Aus diesem Grund haben Sie Ihre Originalität kaum genutzt.

Das Resultat war gar nicht so schlecht. Vielleicht haben Sie nützliche Fähigkeiten erworben und viel erreicht. Möglicherweise waren Sie in der Arbeit disziplinierter, als Sie es sonst gewesen wären. Aber nun ruft die Originalität, die nie zum Vorschein kommen durfte, bei Ihnen ein gewisses Missbehagen hervor.

»Irgendwo juckt es mich, aber ich weiß nicht, wo ich kratzen soll«, sagte ein 44-jähriger Grafiker.

»Meine Tätigkeit gefällt mir nach wie vor, aber sie genügt mir nicht mehr«, sagte eine 51-jährige Krankenschwester. »Ich weiß nicht, wie sich das ändern könnte.«

Wenn es Ihnen so ähnlich wie diesen beiden Menschen geht, dann deshalb, weil die Konformität ihren Charme verloren hat. Sie sind bereit, Ihr eigenes Ding zu machen und Sie selbst zu sein. Allerdings lässt sich nach all den Jahren schwer erkennen, wer dieser Mensch sein könnte. Sie könnten sich ein Hobby suchen, aber in Ihrem Herzen wissen Sie, dass Sie viel mehr wollen. Sie möchten etwas Neues lernen, etwas, das in Ihrer Seele auf Resonanz stößt und Sie die Zeit vergessen lässt, etwas, worin Sie brillant wären.

Immer wenn Sie sich plötzlich an die Begrenztheit Ihrer Zeit erinnern, wirkt dieser Wunsch wie ein Großbrand, um den Sie sich dringend kümmern sollten. Sie sehnen sich nach einer Passion und sind nicht bereit, diese Welt zu verlassen, ohne etwas wahrlich Wichtiges getan zu haben.

Aber möglicherweise geht es Ihnen wie vielen anderen, und das Ganze ist Ihnen peinlich. Das könnte Sie von Ihrem Vorhaben abbringen, bevor Sie überhaupt angefangen haben. Schließlich ist es albern, solche hochtrabenden Gedanken zu haben, vor allem mit über 40, oder?

Doch es ist nichts Hochtrabendes daran. In Ihnen wohnt ein bemerkenswerter Mensch, jemand, der eine entscheidende Rolle im Schauspiel Ihres Lebens zu spielen hat und Ihnen signalisiert, dass er noch nicht aufgetreten ist. Die Träume dieser Person spiegeln die ungenutzte Kreativität und Brillanz sowie die unterdrückte Abenteuerlust Ihres einzigartigen Geistes wider. Und wahrscheinlich hat das Umfeld, in dem Sie aufgewachsen sind, nicht viel Energie darauf verwendet, Sie darauf hinzuweisen.

Machen Sie die folgende Übung, um herauszufinden, ob das bei Ihnen zutrifft.

Übung 26
Die Höhepunkte meines Lebens

1. Meiner Meinung nach.   Versehen Sie ein leeres Blatt Papier mit der Überschrift »Die Höhepunkte meines Lebens, meiner Meinung nach«. Schreiben Sie dann die bedeutendsten Erlebnisse auf. Erinnern Sie sich daran, wie Sie sich jeweils dabei fühlten. Halten Sie auch Ihre größten Erkenntnisse und Entdeckungen sowie die wunderbarsten Momente fest, also alles, was eine erinnerungswürdige Wirkung auf Sie hatte.

Nehmen Sie dann ein zweites Blatt Papier zur Hand und schreiben Sie darüber:

2. Die Höhepunkte meines Lebens, der Meinung anderer nach.

Halten Sie fest, was andere Menschen als Höhepunkte Ihres Lebens betrachten. Sie können hier auch Vermutungen anstellen, denn selbst wenn jemand seine Wertvorstellungen nicht explizit erläutert, wissen wir in der Regel, was ihm wichtig ist. Notieren Sie, was Ihre Eltern, Geschwister und Freunde wahrscheinlich darunter verstehen.

Stimmen die beiden Listen überein oder unterscheiden sie sich? Was zeigt Ihnen das?

Rosalie war angesichts der Unterschiede zwischen den beiden Seiten überrascht.

»Meine bedeutendsten Momente begannen mit der Einschulung. Das war wie Magie für mich. Sehr wichtig war auch unser Umzug in einen anderen Teil des Landes. Das war gut und schlecht zugleich, aber es war etwas sehr Bedeutendes. Nie werde ich die Umzugsfahrt und den neuen Wohnort vergessen. Mein Leben war nun völlig anders. In unserem Garten stand ein Baum. Ich kletterte oft hinauf, versteckte mich stundenlang dort oben und träumte vor mich hin. Das war sehr besonders für mich. Und ich hatte fünf Jahre lang eine wunderbare Freundin. Als sie wegzog, habe ich sehr lange darunter gelitten.

Sehr bedeutend war für mich auch der Beginn des Studiums. Das hat mein Leben erneut völlig verändert. Und als ich meinen ersten Artikel veröffentlichte, als zum ersten Mal etwas von mir gedruckt wurde, war das ebenfalls riesig.

Aber meine Familie und sogar die meisten meiner Freunde hätten wahrscheinlich lediglich den Schönheitswettbewerb aufgeschrieben, den ich mit sieben Jahren gewann, und dann bis zu meinem Hochzeitstag nichts mehr!«

Andere Leute stellen ähnliche Muster fest. Häufig erkennen unsere Eltern und Geschwister keine wichtigen Ereignisse in unserer Kindheit. Sie sehen nur die Meilensteine unseres Lebens als Erwachsene: Heirat, Geburt von Kindern und Erfolge. Unsere persönlichen Erlebnisse haben sie nicht besonders wahrgenommen.

Es besteht also ein deutlicher Unterschied zwischen dem Selbst, das *Sie* erlebt haben, und dem Selbst, das Ihr Umfeld gesehen hat. Die anderen haben Sie nicht auf Ihre Einzigartigkeit hingewiesen, weil sie diese nie wahrgenommen oder groß darüber nachgedacht haben – egal, wie sehr sie Sie mochten. Aber Ihr wahres Selbst war bereits Ihr ganzes Leben lang vorhanden und zeigte sich Ihnen in Momenten, die nur für Sie eine Bedeutung hatten.

Und jeder dieser Momente weist darauf hin, wie einzigartig Sie in der Welt sind. Sie sind wie niemand sonst, der je gelebt hat.

Was bringt es, das jetzt zu erkennen? »Ich habe viele falsche Entscheidungen getroffen und zu viele Fehler gemacht. Ich glaube, mein bedeutender Moment kam und ging. Ich habe viel Zeit mit den falschen Dingen vergeudet.«

Nein, das haben Sie nicht. Ihr erstes Leben war zum Fehlermachen da!

Die ersten vier Jahrzehnte unseres Lebens mit all ihren guten und schlechten Erfahrungen sind *aufgrund der Fehler* so bedeutend.

Ein junger Interviewer fragte einen erfahrenen Staatsmann einmal nach dem Geheimnis seines Erfolgs.

»Mein Geheimnis? Ein gutes Urteilsvermögen«, sagte dieser.

»Ja, aber wie bekommt man das?«

»Durch Erfahrung«, antwortete er.

»Aber wie bekommt man diese Erfahrung?«, hakte der Interviewer nach.

»Durch schlechtes Urteilsvermögen.«

Nichts ist umsonst. Alles, was Ihnen bisher widerfahren ist, hat sich wie eine Landkarte in Ihrem Geist ausgebreitet. Und diese Karte wird durch Ihre gedanklichen Prozesse weiter ausgestaltet und verändert.

Nun müssen Sie eine Expedition in ein Land unternehmen, in das die reguläre Bildung, gesellschaftliche Konventionen und biologische Gebote noch kaum vorgedrungen sind – und Intelligenztests mit Sicherheit noch nie. Hier liegt der Kern Ihrer Originalität. Dieser Bereich ist so ungewöhnlich und unbekannt, dass Sie Ihr restliches Leben mit seiner Kartierung verbringen können, ohne je fertig zu werden. Machen Sie sich stets Folgendes bewusst: *Ihre Wünsche sind die Botschafter, die Ihnen von Ihren Begabungen geschickt werden.*

Niemand kann Ihnen sagen, wie Ihre Originalität aussieht oder wohin sie führt, da niemand Ihre Träume träumen kann. Das können nur Sie selbst.

Sammeln Sie Ihre Träume. Sie sollten so viele Träume wie möglich sammeln, um herauszufinden, welche tatsächlich Ihre eigenen sind. Nehmen Sie einen Stift und mehrere Blatt Papier zur Hand, damit Sie eine Liste erstellen können. Wir wollen einen weiten Bereich abdecken, da es viele Traumarten gibt. Manche Träume haben Sie fast schon vergessen, andere interessieren Sie nicht mehr, und an manche Träume glauben Sie nicht mehr. So manche Träume haben Sie noch nicht einmal geträumt, weil Sie keine Worte dafür hatten, aber Träume dieser Art sollten Sie unbedingt ermitteln, weil es die wichtigsten von allen sein könnten.

Und was ist mit der harten Realität? Es ist nicht leicht, einfach loszulegen, um einen Traum zu verwirklichen. Und als Erwachsener wissen Sie nur zu gut, dass eine Menge Träume sich nicht erfüllt haben.

»Sie wollen einen Traumjob finden? Na, dann viel Glück! Vielleicht sollten Sie lieber der Tatsache ins Auge sehen, dass die Welt Sie nicht für die Verwirklichung Ihrer Träume bezahlt«, hörte ich eine Frau vor Kurzem zufällig sagen.

Das kann stimmen oder auch nicht. Einige Träume sind sehr gut bezahlt, andere dagegen nicht. Was unmöglich scheint, kann leichter erreichbar sein, als Sie je gedacht hätten, und was leicht erscheint, könnte überaus problematisch sein und sich nicht lohnen. Es ist unmöglich, es jetzt schon zu wissen, und an diesem Punkt des Prozesses ist es noch nicht wichtig.

Aber es ist stets möglich, Dinge, die Sie begeistern, zu einem bedeutenden Teil Ihres Lebens zu machen.

Und zwar auf eine Weise, die Sie lebendig werden lässt. Weiter hinten in diesem Kapitel werden Sie viele Beispiele von Menschen lesen, die das für sich bereits umgesetzt haben. Und Sie werden erfahren, wie es auch Ihnen gelingen kann.

Aber es noch nicht an der Zeit, sich darüber Gedanken zu machen, ob ein Traum verwirklicht werden kann oder nicht. Für den Moment genügt es, sich alle Träume bewusst zu machen. Sie werden gleich eine lange Liste mit all den Träumen erstellen, die Ihnen einfallen. Erst nach dem letzten Auswahlverfahren sollten Sie sich überlegen, wie Sie die übrig gebliebenen Träume verwirklichen können.

Für den Fall, dass eine hartnäckige Stimme absolut unmöglich erscheinende Träume immer wieder beiseiteschiebt, sollten Sie beim Durcharbeiten dieses Kapitels ein paar Notizblätter parat haben. Stellen Sie zudem eine offene Schachtel neben sich auf den Boden. Sie können sie mit der Aufschrift »Warum dieser Traum unmöglich ist« versehen. Jedes Mal, wenn Ihnen etwas Großartiges einfällt, das Sie liebend gerne tun würden, die sture innere Stimme aber sagt: »Das ist lächerlich!«, schreiben Sie einfach all die Gründe auf, warum es nicht möglich ist, und befördern das Notizblatt in die Schachtel.

Dann fügen Sie diesen »lächerlichen« Traum Ihrer Liste hinzu. Sie können sogar so tun, als sei das Ganze ein Wettbewerb. Wer am Ende die längste Liste hat, gewinnt. Aber bitte nicht schummeln. Es zählen nur die Träume, die Ihnen wirklich wichtig sind.

Übung 27
Los geht's, beginnen Sie zu träumen

Als Aufwärmübung sollten Sie zunächst an Träume aus Ihrer Vergangenheit denken. Schreiben Sie auf der linken Seite eines Blatts verschiedene Altersangaben untereinander und lassen Sie dazwischen jeweils ein paar Zeilen frei. Fahren Sie, falls nötig, auf dem nächsten Blatt fort. Notieren Sie dann Träume, die Sie jeweils ungefähr im entsprechenden Alter hatten. Erinnern Sie sich so weit wie möglich zurück. Schreiben Sie, ohne zu viel zu denken, um sich in Stimmung zu bringen, aber versuchen Sie, mindestens alle vier oder fünf Jahre einen Traum einzutragen, selbst wenn Sie dabei etwas raten müssen. Sie werden die Liste später ergänzen. Lassen Sie daher Platz für weitere Einträge. Hier ist eine Beispielliste.

Die Geschichte Ihrer Träume
Mit drei Jahren träumte ich davon, einen Hundewelpen zu haben.
Mit sieben träumte ich davon, viele gute Freunde zu haben.
Mit elf träumte ich davon, schön und beliebt zu sein und ein Filmstar zu werden.
Mit 15 träumte ich von Jungs und davon, selbstsicher zu sein.
Mit 18 träumte ich davon, an einer Universität mit großartigen Dozenten zu studieren, die ihren Studenten gerne halfen.
Mit 20 träumte ich davon, Fotografin oder Anthropologin zu werden.
Mit 25 träumte ich davon, nach New York zu ziehen.
Mit 29 träumte ich davon, meinen Doktor in Geschichte zu machen und an einer kleinen Universität zu unterrichten.
Mit 30 träumte ich davon, aus meiner unglücklichen Ehe auszubrechen.
Mit 33 träumte ich davon, genug Geld zu haben, um meine Rechnungen bezahlen zu können.
Mit 37 träumte ich davon, meiner unangenehmen Arbeits-

situation zu entfliehen, von zu Hause aus zu arbeiten und so mit meinen Kindern zusammen zu sein.

Mit 40 träumte ich davon, ein erfolgreiches Unternehmen zu gründen.

Mit 41 träumte ich davon, einen Roman zu schreiben.

Mit 44 träumte ich davon, auf eine griechische Insel zu ziehen.

Nun sind Sie an der Reihe.

Wenn Sie fertig sind, sollten Sie prüfen, ob Ihnen noch etwas einfällt. Denken Sie auch an Orte, die Sie gerne sehen wollten, an Berufswünsche, Lebensmodelle sowie an Dinge, die Sie ausprobieren wollten. Falls Ihnen bei den nächsten Übungen weitere Träume einfallen, fügen Sie diese Ihrer Liste unten auf der Seite hinzu. Halten Sie zusätzliches Papier bereit. Ihre Liste sollte so voll wie möglich werden. Viele Träume sind Ihnen sicherlich entfallen, aber bei den nächsten Schritten werden Ihnen einige davon wieder in den Sinn kommen.

Sobald Sie alles in Ihre Liste eingetragen haben, sollten Sie sich Folgendes fragen:

Was ist aus diesen Träumen geworden? Vielleicht haben Sie den Hundewelpen bekommen. Oder Sie mussten warten, bis Sie erwachsen waren und ihn sich selbst schenken konnten. Oder Sie haben ihn nie bekommen. *Irgendetwas ist mit jedem Traum auf dieser Liste geschehen.* Notieren Sie neben jedem Traum, was daraus geworden ist.

Dieser Schritt hat zwei Ziele. Zum einen finden Sie etwas über sich selbst heraus und machen sich bewusst, was aus Ihren Träumen geworden ist. Zum anderen wird diese Art der Fragestellung Sie an weitere Träume erinnern. Wenn das der Fall ist, schreiben Sie diese ebenfalls neben das entsprechende Alter. Lassen sich Träume keinem Alter zuordnen, halten Sie diese unten auf der Seite fest.

Hier einige Möglichkeiten, was mit Ihren Träumen geschehen sein könnte.

1. Sie sind ihnen entwachsen.
Möglicherweise erkennen Sie, dass es Ihnen nicht so ernst damit war, ein Filmstar zu werden. Aber reizt Sie noch etwas an Ihren Kindheitsträumen? Falls ja, sollten Sie es neben Ihr jetziges Alter auf die Liste schreiben.

2. Sie haben sich selbst nicht ernst genommen.
Etwas begeisterte Sie, aber dann war es an der Zeit, erwachsen zu werden und es zu vergessen. Nehmen wir einmal an, Sie liebten es, zu sprinten.

»Das Laufen hat mich begeistert, weil ich so gut darin war. Es war eines der wenigen Dinge, die ich wirklich gut konnte. Es fiel mir sehr leicht. Ich wusste, dass ich besonders war. Ich bin aber nie auf die Idee gekommen, dabeizubleiben.«

Hat Sie auch etwas auf ähnliche Weise begeistert? Können Sie sich daran erinnern, was Ihnen daran am besten gefiel? Haben Sie leidenschaftlich gern Sport getrieben? Gefiel es Ihnen, in einem bestimmten Bereich zu glänzen? Geht es Ihnen immer noch so?

Wenn es so etwas gibt, sollten Sie es ebenfalls neben Ihr aktuelles Alter auf die Liste setzen.

3. Aus irgendeinem Grund haben Sie den Traum nicht weiterverfolgt, und Sie haben den Faden nie wieder aufgenommen.
Sie sind umgezogen oder haben sich für etwas anderes entschieden, oder Sie wurden von anderen Ereignissen abgelenkt.

»Mit zwölf Jahren wurde mir ein Kunststipendium angeboten, aber mein Vater nahm einen anderen Job an, und daher zogen wir um. Es ärgerte mich, dass niemand meine Kunst für wichtig hielt. Schließlich habe ich sie aufgegeben.«

»Meine ältere Schwester wurde sehr krank. Das hat alles verändert. Alle konzentrierten sich auf sie, und mich vergaß man. Ich hatte das Gefühl, es wäre nicht richtig, irgendetwas zu fordern, weil ich ohnehin schon der Glückspilz war.«

Haben Sie vielleicht ähnliche Erfahrungen gemacht? Fühlten Sie sich so verletzt oder schuldig, dass Ihnen der Elan abhandenkam und Sie Ihren Traum aufgaben? Hatte es irgendeine Auswirkung auf Ihre Lust, von etwas zu träumen, als Sie erwachsen wurden? Wissen Sie, wovon Sie geträumt hätten, wenn der Vorfall sich nie ereignet hätte? Falls ja, schreiben Sie es neben Ihr aktuelles Alter auf die Liste.

4. Der Anpassungsdruck war zu groß.

Nahmen Sie an, Sie müssten tun, was alle anderen machten? Haben Sie daher nie wirklich darüber nachgedacht, was Sie wollten? Hier ist ein Auszug aus einem Brief, den ich von einer 39-jährigen Sekretärin bekam:

»Wie eng gesteckt unsere Entscheidungen doch waren. Seit ich eine junge Erwachsene war, hat es mich immer wieder überrascht, dass Leute in meinem Alter ihre Wahlmöglichkeiten im Leben nicht erkennen: Sie müssen nicht den erstbesten Mann heiraten, der ihnen einen Antrag macht, sie müssen keine Kinder bekommen, sie müssen nicht als Manager in einer Firma arbeiten. Manchmal scheint es so, als wäre unsere Gesellschaft ein großer Stamm. Sobald wir erwachsen werden, gibt es drei Riten, die wir absolvieren müssen, um als Teil des Stammes akzeptiert zu werden. Wir müssen heiraten, um unter Beweis zu stellen, dass jemand uns wollte und wir es wert sind. Wir müssen Kinder bekommen, um unseren Einsatz für den Stamm zu zeigen. Und wir sollten einen guten Job haben – vorzugsweise im Managementbereich –, um den Stamm zu beeindrucken. Wenn wir diese Dinge nicht erreichen, werden wir stets Außenseiter sein.«

Gab es, als Sie jünger waren, unangepasste Menschen in Ihrem Umfeld? Fanden Sie deren Weg interessant, auch wenn Sie nie das Gefühl hatten, dass Sie ihn beschreiten könnten? Wenn das der Fall ist, setzen Sie diese Beispiele mit auf Ihre Liste.

5. Sie haben sich für einen Weg entschieden und hatten keine Zeit mehr für andere Möglichkeiten.

Selbst Erfolg kann uns einschränken. Vielleicht sind Sie auf Ihrem Pfad an einer Weggabelung abgezweigt, dachten aber trotzdem an einige andere Optionen. Vielleicht gibt es einen unerfüllten Traum, der Ihnen nach wie vor keine Ruhe lässt.

»In der Schule begeisterte ich mich für Astronomie. Ich habe ein Jahr lang auf ein eigenes Teleskop gespart. Ich wäre am liebsten jeden Abend bis tief in die Nacht aufgeblieben, wenn meine Eltern mich nicht ins Bett geschickt hätten. Aber nach der Schule habe ich Medizin studiert und hatte fortan keine Zeit mehr dafür.«

Haben Sie auch so etwas erlebt? Erinnern Sie sich mit einer gewissen Emotion daran? Hat Sie ein bestimmter Aspekt dabei am meisten begeistert? Finden Sie es immer noch so toll? Falls ja, setzen Sie es mit auf die Liste.

6. Ihre Träume sind vom Glück eines anderen Menschen abhängig.

Leben Sie, um es jemand anderem recht zu machen?

»Mein Mann will nicht verreisen. Er weigert sich einfach. Zu Hause ist er glücklich, und damit hat es sich. Und ich will nicht gerne alleine verreisen.«

Hindert ein anderer Mensch Sie an der Verwirklichung eines Traums? Könnten Sie sich vorstellen, Ihren Traum umzusetzen, sollte dieser Mensch sich ändern? Falls ja, fügen Sie ihn der Liste hinzu.

7. Sie warten immer noch.

Viele von uns machen sich nicht bewusst, dass wir häufig auf eine Aufforderung warten. Wir werden meistens nicht darum gebeten zu tun, wozu wir fähig sind. Vielleicht hat man Sie gelehrt, sich nicht vorzudrängen. Sie hielten sich an die Regeln, waren höflich und warten noch immer auf eine Aufforderung. Wozu würden Sie gerne ermuntert werden?

Möglicherweise warten Sie auch darauf, dass Sie wie durch ein Wunder Glück haben. Was würde in einem solchen Fall passieren? Einen solchen Traum sollten Sie auf die Liste setzen.

Manchmal versuchen wir erfolglos, in einen Bereich hineinzukommen. Sie verschicken Bewerbungen, Drehbücher oder Probeaufnahmen von Ihrer Musik, doch niemand reagiert je darauf. Sie versuchen es weiterhin, glauben aber, keine andere Wahl zu haben, als auf eine Antwort zu warten, und halten das Ganze für aussichtslos. Sie sind bisher noch nicht auf die Idee gekommen, dass Sie auch ohne eine positive Antwort loslegen und sich einen Namen machen können, indem Sie Ihren Traum selbst verwirklichen.

Die Geschichte ist daher noch nicht zu Ende. Setzen Sie den Traum mit auf die Liste.

8. Sie haben es versucht und sind gescheitert.

Es gab eine Zeit, da haben Sie Ihr Bestes gegeben, aber die Türen blieben Ihnen verschlossen, oder es war der falsche Zeitpunkt. Seitdem nehmen Sie an, es sei unmöglich, den Traum zu verwirklichen. Prüfen Sie, ob Sie es sich immer noch wünschen würden, wenn alle Hindernisse aus dem Weg geräumt wären. Falls ja, schreiben Sie den Traum mit auf die Liste.

Manchmal sagten Experten uns, wir könnten nicht tun, was wir tun wollten. Weil sie recht zu haben schienen, gaben wir unsere Träume auf.

Vor Kurzem kam eine junge Frau zu mir, da sie nicht herausfinden konnte, was sie begeisterte »außer der einen Sache, für die ich keine Begabung habe, und das ist, ein Instrument zu spielen«. Sie war zwar in einer Musikschule gewesen, aber sosehr sie sich auch bemühte, es gelang ihr nicht, Noten zu lesen. Nach einer Weile machte der Unterricht ihr keinen Spaß mehr, und ihre Lehrer empfahlen ihr, aufzugeben.

Ich war neugierig, denn ich bin nie jemandem begegnet, der sich für etwas begeisterte und keinerlei Talent dafür hatte. Also hakte ich nach.

»Welches Instrument haben Sie gespielt?«

»Nun ja, jeder muss Klavier spielen lernen, also habe ich damit angefangen. Aber ich habe es auch mit Klarinette und Cello probiert. Ich war bei allen Instrumenten eine Niete. Ich hörte keine Pausen und konnte keine Noten lesen. Wahrscheinlich habe ich kein natürliches Gefühl dafür.«

»Aber warum glaubten Sie, es würde Ihnen gefallen, ein Instrument zu lernen?«

»Nun, das kam durch eine Fernsehwerbung mit Pferden, die über Hügel galoppierten, und dazu lief schöne Musik. Aber das eigentlich Spannende war der Klang ihrer Hufe. Ich hörte all die verschiedenen Rhythmen zur selben Zeit. Es war fantastisch.« Die Frau blickte etwas verlegen drein. »Das ist ein ziemlich dummer Grund, zu glauben, man sei eine Musikerin, nicht wahr?«

»Nicht, wenn Sie Schlagzeug spielen. Könnten Sie möglicherweise eine Schlagzeugerin sein?«

Da erinnerte sie sich daran, dass sie sich schon als Kind ein Schlagzeug gewünscht hatte. Aber da sie nicht in der Schulband spielte, erfüllten ihre Eltern ihr den Wunsch nicht, und sie vergaß ihn wieder. Und an der Universität musste man zunächst das Klavier beherrschen, bevor man sich auf ein anderes Instrument spezialisierte.

»Könnten Sie irgendwo Schlagzeug spielen, ohne Noten lesen zu lernen?«, fragte ich die Frau.

»In einer Band, in einer Rockband!«, antwortete sie aufgeregt.

Vor ein paar Tagen bekam ich eine Konzertankündigung von ihr. Sie lud mich ein, sie mit ihrer Band im East Village in New York spielen zu hören. Auf der Ankündigung war ein Foto von der Band zu sehen. Sie stand hinter dem Schlagzeug und strahlte über das ganze Gesicht.

Wie steht es bei Ihnen? Hat etwas Sie begeistert, das Sie vielleicht versehentlich aufgegeben haben?

9. Sie haben es nie gewagt.

Manchmal blenden wir unsere Träume aus anderen Gründen aus: Wir befürchten, andere Leute könnten uns wegen unserer ungewöhnlichen Träume auslachen. Oder wir befürchten, dass ein Scheitern uns zu stark zusetzen würde. Oder wir wissen, dass unsere Träume unpraktisch sind, weil man damit kein Geld verdienen kann. Oder wir wissen einfach nicht, wo wir anfangen sollen, weil wir niemanden kennen, der uns beraten könnte. Falls irgendein Traum aus einem dieser Gründe auf der Strecke geblieben ist, fügen Sie ihn Ihrer Traumliste hinzu.

10. Sie mussten Ihren Traum aufgeben, um Ihre Familie zu unterstützen.

Ein 51-jähriger Klient berichtete mir Folgendes: »Ich war Künstler, aber als ich heiratete, wurde ich Art Director bei einer großen Werbeagentur und habe das Malen aufgegeben. Ich gründete meine eigene Werbeagentur, und die Jahre vergingen. Ich verlor das Vertrauen in meine Fähigkeit, zu malen. Ich habe es einfach nicht mehr geschafft, wieder anzufangen.«

Manchmal verunsichert es uns, wenn wir unsere Träume lange Zeit zurückstellen. Wir reden uns ein, nicht gut genug zu sein. Und wenn wir etwas eingerostet sind oder unsere Fähigkeiten auf diesem Gebiet noch nicht stark entwickelt haben, scheint sich das zu bestätigen. Egal, wie falsch wir liegen mögen – und glauben Sie mir, wir haben fast immer unrecht –, unsere Träume bleiben dabei auf der Strecke. Wenn das bei Ihnen der Fall sein könnte, setzen Sie diesen Traum auf Ihre Liste.

11. Sie hatten nie genug Geld.

»Ich möchte nichts anderes, als reisen und überall auf der Welt Fotos von Menschen in kleinen Dörfern machen«, erzählte mir eine Frau in einem meiner Workshops. »Aber ich werde nie genug Geld dafür haben.«

Ich ging zum Mikrofon und fragte: »Ist jemand im Publikum, der weiß, wie man ohne Geld reist?« Ein Dutzend Hände wurden augenblicklich in die Höhe gestreckt. Hier sind ein paar Vorschläge, an die ich mich erinnere:

»Bezahlen Sie alles mit einer Kreditkarte, mit der Sie Bonus-Flugmeilen sammeln können.«

»Übernachten Sie in Studentenheimen. In den Sommermonaten sind sie sehr billig.«

»Ich arbeite freiberuflich als Ausbilderin für ein internationales Unternehmen. Sie schicken mich um die ganze Welt.«

»Arbeiten Sie als Kurier. Dann können Sie fast umsonst fliegen.«

»Werden Sie Mitglied in einer international tätigen gemeinnützigen Organisation und bewerben Sie sich für Auslandseinsätze.«

»Kommen Sie mal zu uns in die Bank. Wir haben Gelder zur Verfügung, mit denen wir manchmal Projekte wie Ihres sponsern.«

Bevor Sie davon ausgehen, Geld sei ein unüberwindliches Hindernis, sollten Sie Ihren Traum auf die Liste setzen.

12. Sie sind zu alt dafür.

»Mein erster Traum hat sich erfüllt, und er war großartig. Ich war Sängerin und Songwriterin und nahm zwei Platten auf. Ich liebte das Singen, die Bühnen, die Studios und den Applaus. Aber es gibt nichts Schrecklicheres als eine alternde Popsängerin. Ich kann nicht mit jungen Leuten konkurrieren, und ich will es auch nicht.«

»Als Comedy-Autor zu arbeiten ist etwas für junge Leute. Es ist das Einzige, was ich kann, und es ist eine schreckliche Vorstellung, mich beruflich zu einem so späten Zeitpunkt zu verändern, aber ich bekomme keine Aufträge mehr.«

Manchmal verändert sich ein Berufsfeld tatsächlich, so wie hier die Welt eines Comedy-Autors fürs Fernsehen. Man muss sich deshalb nicht unbedingt vom Kern des Traums verabschieden. Häufig kann man etwas so verändern, dass es einem weiterhin entspricht (in diesem Fall beispielsweise als

Stand-up-Comedian auftreten oder Bücher oder Drehbücher schreiben).

Und manchmal liegen wir auch völlig falsch, wie die Sängerin aus dem obigen Beispiel. Sie hat nicht bedacht, wie viele große Stars der Musikbranche schon älter sind. Mit den Liedern, die sie früher gesungen hat, erreichte sie zwar ein junges Publikum, *aber sie ist eine Songwriterin und könnte für jeden schreiben, auch für sich selbst und andere Frauen in ihrem Alter.*

Wie sieht es bei Ihnen aus? Haben Sie das Gefühl, es sei zu spät für etwas, das Sie früher getan haben oder immer tun wollten? Wenn dies der Fall ist, gehört es auf Ihre Liste.

Wird Ihre Liste schön lang?

Werfen Sie einen kurzen Blick darauf und prüfen Sie, ob Sie irgendwelche Muster erkennen. Lassen sich all Ihre Träume demselben Bereich zuordnen? Oder haben Sie alle aus den gleichen Gründen aufgegeben? Oder fällt es Ihnen schwer, sich überhaupt an Träume zu erinnern?

Träume, die Sie nicht hatten.   Niemand von uns träumt all die Träume, die wir zu verwirklichen imstande sind. Wovon hätten Sie zum Beispiel geträumt, wenn Sie jemand anderer gewesen wären? Wovon hätten Sie geträumt, wenn Sie in eine andere Familie hineingeboren worden oder in einem anderen Land zur Welt gekommen wären?

In einem meiner Workshops forderte ich die Männer und Frauen auf, sich vorzustellen, welche Träume sie verfolgen würden, wenn sie das jeweils andere Geschlecht hätten. Ich bekam einige überraschende Antworten. Die meisten Frauen nahmen an, sie würden sich als Männer trauen, ehrgeiziger zu sein. Und die Männer erlebten ein ungewohntes Freiheitsgefühl, so als hätten sie die Erlaubnis, zu tun, was sie wirklich wollten, und nicht, was sie wollen sollten.

Wir begrenzen unsere Träume häufig aufgrund unserer eingeschränkten Erfahrung. Doch um Ihre Traumliste zu vervollständigen, sollten Sie nicht nur wissen, wovon Sie geträumt haben, sondern auch, wovon Sie *hätten träumen sollen*. Versuchen Sie daher im nächsten Schritt, so zu tun, als wären Sie jemand anderer, und beobachten Sie, was Sie dabei entdecken. Beantworten Sie die folgenden Fragen:

Wie wäre es, wenn Sie das andere Geschlecht hätten? Machen Sie sich keine Gedanken darüber, was »irgendein« Mann oder »irgendeine« Frau wollen würde. Was würden *Sie* sich wünschen?

Wie wäre es, wenn Sie einen Zauberstab hätten und sich ein Talent aussuchen könnten, das Sie nicht haben? Für welche Begabung würden Sie sich entscheiden und warum?

Wählen Sie eine berühmte Person aus, jemanden, den Sie bewundern. Wenn Sie diese Person wären, was würden Sie in Ihrem Leben tun, das Sie Ihrer Meinung nach nie als Sie selbst tun würden?

Wie wäre es, wenn Sie eine Filmfigur wären, die eine fantastische Stellenausschreibung entdeckt. Wie würde diese Anzeige lauten? Zum Beispiel: »Hausmeister für italienische Villa ganzjährig gesucht« oder »Freundliche, energievolle Person gesucht, die gerne draußen arbeitet« oder »Wir suchen jemanden, der etwas bewirken will« oder »Wir suchen jemanden, der sich gerne in der Nähe großer Kunst aufhält«.

Das sind Träume. Setzen Sie diese auf Ihre Liste.

Ich hoffe, Ihre Liste wird sehr lang. Lassen Sie uns als Zugabe noch ein paar weitere Träume sammeln.

Versuchen Sie sich an einige kleine Träume zu erinnern.
Erstellen Sie eine Liste all der kleinen Dinge, die Sie vor Ihrem Tod tun möchten.

»Bevor wir sterben, müssen mein Mann und ich uns unbedingt eine Anregung holen, die mit einer Flugreise verknüpft ist. Und ich will unbedingt nach Bali fliegen. Außerdem hatte ich noch nie ein Pferd. Ich würde gerne noch einmal nach Europa reisen. Und ich würde gerne all die Bücher in meinem Regal lesen.«

Erinnern Sie sich nun an einige größere Träume. »Ich würde sehr gerne eine übersinnliche Erfahrung machen, einen Hauch des Übernatürlichen erleben, etwas Profundes, das mir eine höhere Ebene bewusst macht. Ich würde zum Beispiel gerne einen Geist sehen oder etwas träumen, das sich daraufhin in der Wirklichkeit so zuträgt. Ich glaube, etwas Wunderbares geschieht, und befürchte, es zu verpassen.«

Falls Ihnen keine weiteren Träume mehr einfallen, können Sie diesen Teil der Übung nun beenden. Lassen Sie uns die Liste im nächsten Schritt auf eine bewältigbare Größe reduzieren.

Übung 28
Die Liste kürzen

Sehen Sie sich genau an, was auf Ihrer Liste steht. Bei einigen Träumen ist das Haltbarkeitsdatum abgelaufen, aber aus Gewohnheit behalten wir sie im Kopf. Wir sollten sie aussortieren, um Platz für wirklich wichtige Träume zu schaffen. Lassen Sie uns Ihre Liste nun bereinigen.

1. Streichen Sie alles von der Liste, was Sie sicher nicht mehr möchten.
»Ich wollte ein Stand-up-Comedian sein, weil ich Menschen zum Lachen bringen wollte. Ich musste darum kämpfen, da jeder sagte, es sei nicht realistisch. Aber ich war fest dazu entschlossen. Als ich dann auf der Bühne stand, erkannte ich, dass ich nicht wirklich gut war und mir das Auftreten keinen großen Spaß machte. Es ist mir fast peinlich, das zuzugeben, aber würde jemand mir heute einen Job als Stand-up-Comedian anbieten, ich würde ihn nicht annehmen.«

»Ich wollte mit einer Platte in den Hitlisten landen und mit meiner Band auf Tour gehen. Jahrelang zählte nichts anderes für mich. Aber jetzt weiß ich, wie ein solches Leben aussieht – es ist nichts für mich.«

Falls Sie sich in diesen Aussagen wiedererkennen, streichen Sie die entsprechenden Träume von Ihrer Liste.

2. Verwerfen Sie Träume, die nicht mehr zu Ihnen passen.

Die Autorin K. C. Cole ist der Meinung, nach 35 könnten »wir aufhören, uns über Dinge Gedanken zu machen, die wir nie tun werden: einen Nobelpreis gewinnen, in der Fernsehserie ›Friends‹ mitspielen, an den Olympischen Spielen teilnehmen«. Was den Nobelpreis betrifft, könnte ich mich mit ihr streiten – das werde ich im nächsten Kapitel sogar tun –, aber im Prinzip hat sie recht. Und es gibt weitere Träume, die Sie aufgeben könnten.

»Ich erkannte, dass die ersten romantischen Tage unserer Ehe nie zurückkommen werden. Diese Zeit ist vorbei. Ich würde auch mit keinem Menschen noch einmal etwas anfangen, selbst wenn Mel etwas passieren würde. Beziehungen erfordern so viel Arbeit, man muss sich so viel um den anderen kümmern. Ich würde wahrscheinlich lieber allein sein wollen, als mir über jemand anderen Sorgen machen zu müssen.«

»Ich dachte immer, ich wolle eigene Kinder haben. Vielleicht wäre ich sehr glücklich gewesen, wenn ich welche bekommen hätte, aber die Zeit ist vorbei. Ich möchte keine Kinder mehr. Ich borge sie mir von jemand anderem aus.«

Wenn Sie nicht sicher sind, ob Sie einen alten Traum noch verwirklichen wollen, sollten Sie sich fragen: Was würde ich für diesen Traum opfern? Falls die Antwort »nichts« lautet, streichen Sie den Traum von der Liste.

3. Prüfen Sie, ob Einträge darunter sind, die sich um die Träume von anderen drehen.

»Meine Mutter wollte mich stets als Insider in einer Gruppe reicher Leute sehen. Ich hatte immer das Gefühl, nicht gut genug zu sein, weil ich dieses Ziel nicht erreicht habe.«

Runter damit von der Liste.

4. Lassen Sie Träume fallen, die Sie getröstet haben, aber keine echten Wünsche sind.

»Ich habe eigentlich nie etwas dafür getan, Schauspieler zu werden. Doch allein der Gedanke daran ließ mir mein Leben weniger trostlos erscheinen. Es war kein Traum, sondern ein Aspirin.«

Sie können solche »Aspirin-Träume« erkennen: Stellen Sie sich vor, Sie würden sie tatsächlich verwirklichen. Wenn Ihnen diese Vorstellung keinen Spaß macht, handelt es sich nicht um einen wahren Traum. Streichen Sie ihn von der Liste.

5. Prüfen Sie, ob Sie anderen mit Ihren Träumen etwas beweisen wollen.

»Ich wünschte, ich wäre der bestaussehende Mann der Welt. Dann würde ich die Herzen aller schönen Frauen brechen, weil meine erste Frau mich so mies behandelt hat. Deshalb verbringe ich viel Zeit im Fitnessstudio. Ich trainiere wie wild, aber es macht mir im Gegensatz zu den meisten anderen Leuten dort keinen Spaß. Würde ich eines Tages mit einem perfekten Körper aufwachen, würde ich nie mehr trainieren, das schwöre ich.«

Streichen Sie solche Träume von der Liste. Etwas aus Rache zu tun ist so, als verfolgten Sie den Traum eines anderen Menschen. Sie sollten Ihr Leid nach Möglichkeit verarbeiten, damit Sie nach vorne blicken können. Stellen Sie sich die folgende Frage, um Racheträume zu erkennen: Wenn niemand Sie verletzt hätte, stünde der Traum dann noch auf der Liste? Falls nicht, sollten Sie ihn rausnehmen. Er wird die Wunde ohnehin nie heilen, sondern Sie nur runterziehen.

6. Welche Träume hatten Sie aus den falschen Gründen?

»Ich habe das falsche Ziel verfolgt. Als Schauspieler wurde ich in meiner kleinen Heimatstadt sehr gerühmt. Ich liebte das Lob, aber nicht die Schauspielerei. An der Universität erkannte ich, dass ich gar nicht so besonders war. Aber ich machte weiter, weil ich das Gefühl haben wollte, wirklich großartig zu sein.«

Sie sollten sich nicht mit Dingen beschäftigen, die Sie nicht gerne tun. Es gibt stets einen anderen Weg zu den Dingen, die Sie sich wünschen, aber Sie werden ihn erst finden, wenn Sie solche Einträge von Ihrer Liste gestrichen haben.

7. Streichen Sie alles, was Ihr Herz nicht höherschlagen lässt.

Sie wollen alle Ratgeber in Ihrem Bücherregal lesen, jedes defekte Gerät in Ihrem Haus reparieren und den Garten wunderbar gestalten, aber prüfen Sie all diese Dinge genau: Vielleicht sind es keine echten Träume, sondern lediglich gewöhnliche Verpflichtungen, die nicht auf Ihre Traumliste gehören.

Ein befreundeter Astrologiefan hat mir einmal den folgenden Text aus einer Lokalzeitung geschickt:

JUNGFRAU: Ich bitte Sie inständig, die Gewürze in Ihrem Küchenregal diese Woche nicht alphabetisch zu sortieren. Ich bitte Sie, Ihre Kronenkorkensammlung nicht auf Hochglanz zu polieren, die Anleitung für Ihren DVD-Player nicht von vorne bis hinten durchzulesen und die Risse auf dem Bürgersteig während Ihres perfekt getimten 22-minütigen Spaziergangs nicht zu zählen. Ihr aktueller Überschuss an gutem Karma, großer Kühnheit und unglaublichem Glück ist zu wertvoll, um ihn in solche Projekte fließen zu lassen. Auf Knien flehe ich Sie an, stattdessen nach Abenteuern zu suchen, die Ihre Knie flattern und Ihr Herz höher schlagen lassen und Sie absolut sprachlos machen werden.

Wenn Sie bei irgendeiner Vorstellung solche Empfindungen haben, handelt es sich um einen Traum, den Sie unbedingt weiterverfolgen sollten.

Träume, die Sie bewahren sollten: Alles auf Ihrer Liste, was Ihr Herz schneller schlagen lässt, darf nicht entfernt werden. Sie sollten sich die Träume bewahren, die Sie immer noch gerne verwirklichen würden, wenn es nur nicht zu spät dafür wäre. Solche, die nie eine Chance hatten, solche, die Ihnen ausgeredet wurden, und solche, die Sie immer wieder auf später verschieben, weil sie Ihnen Angst machen.

So sieht Ihre Liste aus: Am Ende bleiben vielleicht 10 bis 20 Träume auf Ihrer Liste übrig. Oder auch nur ein einziger. Nach Ihrer intensiven Suche wird die Liste jedenfalls höchstwahrscheinlich nicht leer sein.

Sehen Sie sich das Ergebnis nun an.

Welche Träume haben die Streichaktion überstanden? Was sagen sie Ihnen über Sie selbst und über Ihr Leben? Was erkennen Sie nun im Gegensatz zu vorher? Ist etwas dabei sichtbar geworden, was Ihnen zuvor nicht klar war?

»Ich habe mich verändert, ohne es zu bemerken. Ich wollte immer einen tollen Partner finden, jemanden mit Geist und Ausstrahlung. Früher war ich bereit, viel Unglück dafür in Kauf zu nehmen. Aber jetzt weiß ich, dass ich nie glücklich sein werde, wenn ich nicht mit einem liebevollen Menschen zusammen bin.«

»Ich habe meine Träume aufgegeben, weil ich nicht verstanden habe, wie es in diesem Bereich lief. Ich hätte dranbleiben können, wenn ich damals nur gewusst hätte, was ich heute weiß.«

»Ich habe aufgegeben, weil ich mein Ziel nicht sofort erreicht habe. Ich bin nie auf die Idee gekommen, es in mehreren kleinen Schritten zu versuchen.«

»Ich dachte immer, mein Import-Export-Geschäft würde mir Spaß machen, aber die einzigen Dinge, die auf meiner Traumliste übrig geblieben sind, haben etwas mit Handwerken zu tun, damit, etwas aus Holz herzustellen.«

Was zeigt Ihre Traumliste Ihnen? Schreiben Sie die Antwort auf ein Blatt Papier und kleben Sie dieses an einem Spiegel fest. Lesen Sie das Geschriebene jedes Mal, wenn Sie daran vorbeikommen, und lassen Sie die Lehre wirken. Früher oder später werden Sie sie wie eine innere Stimme hören. Und das wird sie Ihnen sagen:

»Jetzt weißt du es besser. Leg los!« Durch die Arbeit an dieser Liste hat sich nicht nur herauskristallisiert, was Sie begeistert – obwohl auch das sehr wichtig ist. Wenn Sie all die Übungen auf den vorigen Seiten gemacht haben, dann haben Sie Ihre Träume zudem so intensiv untersucht wie nie zuvor. Sie haben sie immer wieder sorgfältig hin- und hergewendet, als wären es alte Töpferwaren, die dabei helfen, die Geheimnisse einer wenig erforschten Kultur zu lüften.

All Ihre Träume und die Gründe, warum Sie sie hatten – beziehungsweise fallenließen oder vergaßen, sie überhaupt zu träumen –, belegen die Existenz des langen, komplexen Wegs, den Ihr Talent Ihr ganzes Leben lang wie ein Suchender beschritten hat. Und sie zeigen auch sehr deutlich, welche Kräfte Sie von Ihrem Pfad abgebracht haben. Diese Kräfte sind fast immer charakteristisch für Ihr erstes Leben, in dem die Meinungen anderer Leute und Ihre eigene Biologie Sie Zielen hinterherjagen ließen, die in Wirklichkeit nicht Ihre eigenen waren.

Doch mittlerweile nehmen Sie Ihre Träume sehr ernst. Einige davon sollten Sie in Ziele verwandeln. Es gab nie eine bessere Zeit dafür, denn Erwachsene können das am besten.

■ Aus Träumen werden Ziele

Der Unterschied zwischen einem Traum und einem Ziel ist ein Plan. Lassen Sie uns daher die ersten einfachen Schritte unternehmen, damit aus einer Fantasie eine greifbare Realität wird.

Schritt eins: Erkennen Sie den Kern des Traums. »Meine Frau und ich arbeiten in großen Unternehmen, aber wir träumen ständig davon, unseren eigenen Delikatessenladen zu betreiben. Es würde uns riesigen Spaß machen. Aber es ist ein so großes Risiko, dass wir wirklich Angst hätten, diesen Schritt zu wagen.«

Warum haben die beiden diesen Wunsch? Das »Warum« deutet auf den Kern des Traums hin.

»Wir möchten Leute glücklich machen. Jeder erlebt ständig so viele Enttäuschungen. Man kann zwar nicht das gesamte Leben der Leute in Ordnung bringen, aber wir könnten ihnen mit Sicherheit einen großartigen Moment bescheren, ihnen ein Lächeln ins Gesicht zaubern, wenn sie mit geschlossenen Augen ein Stück Käsekuchen essen. Sie sollen wissen, dass unser Laden so besonders ist, weil sie uns wichtig sind.«

Suchen Sie nach dem Kern der Liebe im Zentrum Ihres Traums. Verlassen Sie sich im Moment nicht auf den Verstand, sondern nur auf Ihr Gefühl. Es geht einzig und allein um die Liebe, um nichts anderes. Sobald Sie den wichtigsten Teil Ihres Traums entdeckt haben, sollten Sie Ihre Freunde anrufen und eine Ideenparty veranstalten, um Widerstände zu umschiffen.

Schritt zwei: Beginnen Sie klein, beginnen Sie jetzt.
Warten Sie nicht länger, aber machen Sie nicht alles auf einmal. Strategien zur Verwirklichung eines Traums zu entwickeln gleicht dem Erlernen einer Sprache. Sie sollten stets mit kleinen Schritten beginnen, und zwar sofort. Vergessen Sie riskante Alles-oder-nichts-Überlegungen, schnelle Lösungen und glanzvolle Alleingänge. Beginnen Sie klein, beginnen Sie jetzt und lassen Sie sich helfen.

So hat es auch das erwähnte Paar gemacht. Die beiden überlegten sich kleine Schritte und Alternativpläne, die den Kern des Traums bewahren sollten. Zunächst sammelten sie Ideen. Hier das Ergebnis: »Wir könnten einen Dinnerclub bei uns zu Hause gründen oder Nachspeisen zubereiten und sie an Restaurants ausliefern. Oder am Wochenende und im Urlaub in einem Delikatessenladen mitarbeiten und dort Käsekuchen backen.«

Im Laufe der nächsten beiden Jahre setzten sie alle drei Ideen um und behielten daneben ihre Jobs. Vor Kurzem bot ihnen der

Besitzer des Delikatessenladens die Teilhaberschaft an, da er in Teilruhestand gehen möchte.

Schritt drei: Lassen Sie sich helfen. Das Leben ist kein Projekt für Alleingänge. Es gibt ein wunderbares Instrument, um Träume in konkrete Ziele zu verwandeln: Trommeln Sie ein paar Freunde zusammen, die Ihnen bei der Entwicklung von Strategien helfen können. Zum einen wird die Gemeinschaft Ihnen einige unrealistische Ängste nehmen. Und zum anderen werden Ihre Freunde Ihnen in vielfältiger Weise helfen. Einer von ihnen kennt vielleicht einen Experten, mit dem Sie sprechen könnten. Ein anderer kann Sie mit bestimmten Fähigkeiten unterstützen. Ihre Freunde werden Sie außerdem stets ermutigen, wenn Sie nicht weiterkommen. Die Unterstützung ist möglicherweise das, was Sie im Moment am dringendsten benötigen. Freunde an Ihrer Seite zu wissen kann Ihnen den nötigen Impuls geben, um loszulegen.

Ich veranstalte häufig kleine Ideenpartys für Freunde, die mit einem Teil eines persönlichen Kreativprojektes kämpfen. Erst letzte Woche haben wir einen Weg gefunden, die Aufführung des Theaterstücks einer Frau zu finanzieren, und bald treffen wir uns erneut zu einer »Versandparty«, um die Ankündigungen für das Stück zu verschicken.

Ich bezeichne diese Treffen als »Unterstütze-die-Genies-aus-deiner-Region-Abende«. Regelmäßig ereignen sich bei diesen Zusammenkünften Wunder, und außerdem machen sie Spaß.

Manchmal bewirkt ein kleines Zeichen der Unterstützung am meisten. Vor Jahren drückte ich mich vor einem Buchprojekt, das mir sehr viel bedeutete. Damals wurde mein Sohn zu meinem Unterstützer. Als ich einmal nicht zu Hause war, befestigte er ein kleines Elchstofftier aus seinem Zimmer an der Küchentür und schrieb mit einem dicken Filzstift in großen Buchstaben auf ein Papierschild: SCHREIB, ODER WIR TÖTEN DEN ELCH.

Als ich das sah, musste ich lachen. Es berührte mich sehr, dass er sich solche Gedanken machte, denn wenn man in einem

Problem feststeckt, vergisst man so etwas als Erstes. Für mich war dies ein Moment der Wahrheit. Ich war nicht alleine, das erkannte ich jetzt. Jemand, den ich liebte, wollte mir helfen. Mehr brauchte ich nicht, um wieder mit dem Schreiben zu beginnen.

Schritt vier: Entfachen Sie Ihre Energie mit einem Moment der Wahrheit. Überlegen Sie, in welchem Moment Sie aufgewacht sind und erkannt haben, dass Sie Ihre Träume verwirklichen wollen. Vielleicht geschah es beim Zusammenstellen oder Kürzen Ihrer Traumliste. Vielleicht ging Ihnen auch ein Licht auf, als Sie eine Straße entlangliefen. Diese Momente variieren stark, aber sie haben eines gemeinsam: Der Nebel lichtet sich mit einem Mal, und wir sehen alles wieder klar. Plötzlich fühlen wir uns so, als hätten wir einen Turbomotor an unseren Schulterblättern.

Hier sind ein paar Beispiele, die veranschaulichen, was ich meine.

Rochelle ist eine erstklassige Karriereberaterin mit zahlreichen Klienten. Eigentlich wollte sie schon immer etwas Glamouröseres machen, wusste aber nie, was das sein könnte. Obwohl ihr jede Minute mit ihren Klienten Spaß machte, nervte es sie, dass sie so wenig Zeit hatte, um herauszufinden, was sie wirklich wollte.

Eines Tages wurden ihr dann plötzlich zwei Dinge klar.

»Ich surfte im Internet zum Thema Science-Fiction und entdeckte zufällig das Bild eines edlen Ritters auf einem Schimmel. Da erkannte ich plötzlich, dass ich auf jemanden wartete, der mich retten würde – irgendein großer Meister, der meine Talente erkennen und mich in eine bessere Welt entführen würde.

Und dann stieß ich auf einen Text des Science-Fiction-Autors Spider Robinson. Darin stand: ›Es hat mehr als ein Vierteljahrhundert gedauert, bis ich auf mühsame Weise gelernt hatte, dass man – außerhalb des Betts – den größten Spaß bei einer anstrengenden Arbeit hat, vorausgesetzt, man tut, was man will … Der kluge Mensch – auch das begriff ich – findet Mittel und Wege, alles, was er tut, zu seiner Arbeit zu machen; ich erkannte, dass »Freizeit« nur in dem Maße wirklich Spaß macht (ja überhaupt erträglich ist), in dem man unterbewusst Informationen für die Arbeit sammelt, um diese neuer und besser zu machen.‹

Ich war perplex. Ich musste zugeben, dass meine Arbeit mich begeistert. Ich liebe es, mich voll reinzuhängen, und ich will nicht gerettet und in eine bessere Welt entführt werden. Ich will genau das machen, was ich tue.«

Das ist ein Moment der Wahrheit, der uns sofort aktiv werden lässt.

»Ich habe eine Freundin besucht, die gerade eine ernste Erkrankung überstanden hat«, erzählte Bill, ein 39-jähriger Fußballtrainer. »Ich habe ihr etwas über meine letzte Beziehung vorgejammert sowie darüber, dass ich nicht wisse, wann ich nach einer neuen Partnerin suchen solle, und dass ich keine neuen Frauen kennenlerne. Da sagte diese Freundin: ›Bill, das Leben ist sehr fragil. Du solltest damit aufhören, dich zu beklagen, und aktiv werden.‹ Was soll man zu jemandem sagen, der vor ein paar Wochen beinahe gestorben wäre? Sie hatte absolut recht. Also rief ich einen Freund an, und heute Abend gehen wir zum Tanzen in eine Disco!«

»Ich ging vorzeitig in den Ruhestand und bekam eine Pension«, erzählte Marta, eine ehemalige Regierungsangestellte, »aber ich wusste nicht genau, was ich mit mir anfangen sollte. Ich hatte kein Geld auf der Seite, kam aber mit meiner Pension aus und hatte keine Lust, mir einen neuen Job zu suchen. Eines Tages las ich eine Ausgabe der Zeitschrift ›National Geographic‹ und stieß auf eine Geschichte über eine Amerikanerin, die in einem kleinen Dorf im Norden Pakistans lebte. Da machte irgendetwas in mir klick. Es wäre mir nie in den Sinn gekommen, dass so etwas möglich war.

Ich dachte: ›Das kann ich auch!‹ Ich muss weder einen Job noch eine Familie zurücklassen, und ich kann meine Wohnung kurzzeitig untervermieten. Als ich meinen Freunden von meinem Vorhaben erzählte, dachten sie, es sei verrückt. Eine Weile fühlte ich mich desillusioniert und versuchte es so zu sehen wie die anderen. Schließlich packt man nicht so einfach seine Sachen, um in ein kleines Dorf in einem entlegenen Land zu ziehen. *Und dann erkannte ich, dass ich die anderen um Erlaubnis gefragt hatte.* Es fiel mir wie Schuppen von den Augen. Ich bat andere darum, meine Träume mehr zu achten, als ich es selbst tat.

Also sparte ich etwas Geld, flog nach Pakistan und besuchte die Frau, über die ich gelesen hatte. Sie war reizend und beschrieb mir den Weg zu einer Reihe wunderschöner Dörfer, die zu Fuß innerhalb eines Tages erreichbar waren. Ich begegnete so vielen herzlichen Menschen! Ich blieb drei Wochen dort, kehrte dann nach Hause zurück und sparte das ganze Jahr, um wieder hinfahren zu können. Seitdem verdiene ich mir zu Hause als Aushilfslehrerin etwas dazu und war bereits dreimal wieder in Pakistan.«

Wie erklärte sie ihren Freunden ihre Entscheidung?

»Es war mir egal, was sie dachten«, sagte sie. »Lange Zeit schüttelten sie den Kopf, als sei ich verrückt geworden. Aber mittlerweile wollen sie mich besuchen kommen.«

»Eine alte Lehrerin von mir erfuhr im Krankenhaus, dass sie nur noch ein paar Tage zu leben hatte«, berichtete mir die Heilmasseurin Beth. »Sie war brillant, aber auch eine schreckliche Person. Sie blickte fortwährend finster drein und trug stets dunkle Kleidung. Sie war wie eine böse Hexe. Aber sie war ein Genie. Deshalb hatte sie viele Schüler, obwohl sie ziemlich barsch zu ihnen war. Aber als sie erfuhr, dass sie nur noch ein paar Tage zu leben hatte, veränderte sie sich unglaublich. Sie ließ sich die Haare frisieren, schminkte sich, zog einen wunderschönen Morgenrock an und rief uns dann alle an. Wir sollten Champagner und Kristallgläser ins Krankenhaus mitbringen, wo wir gemeinsam eine Party feierten. Ich prostete ihr zu und dachte: ›Hat das all die Jahre schon in ihr gesteckt? Wie traurig es doch ist, dass sie nur diese eine Party feiern kann.‹ Und dann dachte ich: ›*Wie komme ich darauf, dass ich anders sein werde? Ich verändere ja auch nichts!*‹ In diesem Moment wachte ich auf.«

Ihr Moment der Wahrheit wird Ihnen so wie Ihre Traumliste zeigen, was Ihnen bisher im Weg stand, und diese Hürde zu einem kleinen Hindernis zusammenschrumpfen lassen, gegen das Sie eine Strategie entwickeln können.

Wo ist die Schachtel mit den Hindernissen?

Übung 29
Hindernisse beseitigen

Nehmen Sie die Schachtel mit den Notizzetteln zur Hand, die beschreiben, was zwischen Ihnen und Ihrem Traum steht. Manche dieser Hindernisse spielen keine Rolle mehr, da Sie die entsprechenden Träume bereits von der Liste gestrichen haben. Legen Sie die restlichen Hindernisse auf den Tisch.

Hindernisse sind Probleme, die gelöst werden müssen. Krempeln Sie also die Ärmel hoch und machen Sie sich dafür bereit. Nehmen Sie wieder Papier und einen Stift zur Hand, sehen Sie sich Ihre Liste mit den Träumen und all den Hindernissen an und ergänzen Sie dann die Lücken in dem folgenden Satz. Er ist sehr speziell, ich bezeichne ihn als »Ideen-Generator«: »Ich möchte gerne _____ (fügen Sie hier Ihren Traum ein), aber ich kann es nicht, weil _____ (tragen Sie hier das Hindernis ein).«

Was ist so besonders an diesem Satz? Er erzeugt bei jedem, der ihn hört, ein unwiderstehliches Verlangen, das Problem zu lösen. Sie sollten den ersten Teil des Satzes nicht ohne den zweiten Teil sagen. Wenn Sie sagen: »Ich möchte x«, werden andere Menschen lauter Hindernisse aufzählen, die in der Regel nicht relevant für Sie sind.

Machen Sie sich also bereit. Sie werden Ihr Hindernis so vielen Leuten wie möglich präsentieren. Halten Sie wieder Stift und Papier bereit, damit Sie jeden Vorschlag festhalten können, egal ob er gut oder schlecht ist. Greifen Sie nun zum Telefon, rufen Sie Ihre Freunde an und präsentieren Sie ihnen den Ideen-Generator: »Ich möchte gerne x, aber ich kann es nicht, weil y.« Fragen Sie Ihren Gesprächspartner dann: »Hast du irgendeine Idee dazu?«

Das ist alles.

In neun von zehn Fällen werden die anderen Lösungsvorschläge machen. Die Ideen werden nur so aus ihnen hervorsprudeln. Ihr Telefon wird tagelang nicht aufhören zu klingeln, weil Ihren Freunden immer wieder neue Lösungen einfallen.

Die folgenden Ideen entstanden, als ich ein telefonisches Experiment durchführte: Ich präsentierte meinen Gesprächspartnern einige Probleme von Klienten, die gelöst werden sollten.

Arbeiten Sie nebenberuflich.

Traum und Hindernis: »Ich möchte als Sängerin auftreten, aber dabei verdient man nicht genug.«

Lösungsvorschlag: Treten Sie nach der Arbeit auf. Selbst ein wenig anregender Job wird Ihnen nichts ausmachen, wenn Sie dadurch Ihren Traum finanzieren können.

Das ist ein erstklassiger Vorschlag. Denken wir zum Beispiel an einen Prüfer am Patentamt, der gerne von physikalischen Problemen träumt. Es gibt dafür einen wunderbar dokumentierten Fall: Albert Einstein. Ihm selbst zufolge fand er es häufig unterhaltsam, die Patentanträge für Erfindungen zu prüfen. Wenn er seinen Gedanken freien Lauf ließ, dachte er über physikalische Probleme nach und befasste sich gerne mit spannenden Rätseln, die seinen Geist fesselten. Man kann ihn kaum als technischen Angestellten bezeichnen. Er war ein Physiker.

Aber er hätte ebenso gut ein Dramatiker sein können. Oder Architekt. Oder jemand, der sein eigenes Segelboot baute. Oder eine neue Weizensorte züchtete. Oder alte aztekische Schriftzeichen entschlüsselte.

Man muss nicht Albert Einstein sein, um zu erkennen, dass

wir mehr als unser Job sind, wenn eine Passion unser gesamtes Tun in ein schönes Licht taucht.

Kommen Sie huckepack ans Ziel.

Traum und Hindernis: »Ich war Sprechtrainer, wollte aber gerne schreiben, als Schauspieler arbeiten und Theaterstücke inszenieren. Aber dafür hätte ich Zeit zum Schreiben sowie ein Theater mit Schauspielern benötigt, und für all das hatte ich keine Mittel.«

Lösungsvorschlag: Tauschen Sie Ihre gegenwärtige Situation gegen eine bessere ein.

Elliot, der Sprechtrainer, suchte fast ein Jahr, bis er einen Job in einer Theaterschule fand. Dort konnte er schreiben, inszenieren und als Schauspieler in seinen eigenen Stücken auftreten.

Klettern Sie die Leiter zum richtigen Job nach unten.

Traum und Hindernis: »Ich wünsche mir einen Job, der mich begeistert, aber ich bin Topmanager und würde daher in jedem Fall absteigen.«

Lösungsvorschlag: Ein Mann aus Montana erzählte mir, dass er seine anstrengende Führungsposition in Chicago kündigte, als seine Abteilung aufgrund einer Fusion geschlossen werden sollte. Er sah sich nach einem Ort um, der sich »gut anfühlte«, und landete in Montana. Anstatt sich eine ähnliche Tätigkeit zu suchen, die ihm ohnehin nie gefallen hatte, nahm er einen Job beim Straßenbau an (zum Entsetzen seiner Freunde und seiner erfolgreichen Exfrau, über deren Reaktionen er sich insgeheim freute). »Ich erkannte, dass ich draußen arbeiten wollte. Außerdem wollte ich körperlich tätig sein. Mir geht es besser als in den letzten zehn Jahren.«

Nehmen Sie sich eine Auszeit.

Traum und Hindernis: »Ich wollte gerne hauptberuflich als Sängerin arbeiten, aber ich musste meine Firma leiten.«

Lösungsvorschlag: Eine Frau stieg aus ihrer Reinigungsfirma aus, die sie zehn Jahre zuvor gegründet hatte. »Ich verdiente zwar gutes Geld, aber die ganzen Probleme waren es nicht wert, und meine Kinder hatten die Universität bereits abgeschlossen. Mit 45 Jahren war ich an der Reihe, fand ich. Also verkaufte ich die Firma, legte die Hälfte des Geldes an und genehmigte mir zwei Jahre, um einen alten Traum zu verwirklichen. Ich gründete eine Jazzband, in der ich die Leadsängerin bin. Wir treten landesweit in kleinen Clubs und an Universitäten auf. In zwei Jahren versuche ich vielleicht als selbstständige Unternehmensberaterin zu arbeiten.«

Suchen Sie sich einen Job mit normalen Arbeitszeiten und verwirklichen Sie Ihren Traum in der Freizeit.

Traum und Hindernis: »Ich möchte tun, was mich begeistert, aber mein Job verschlingt all meine Zeit und Energie.«

Lösungsvorschlag: Suchen Sie sich einen Job, der Ihnen genug Zeit lässt, etwas zu verändern.

Wenn Sie über 40 Stunden pro Woche arbeiten, sind Ihre Möglichkeiten, etwas zu verändern, sehr begrenzt. Olivia liebte es, sich mit Geologie zu beschäftigen, wobei sie dieses Hobby nicht zum Beruf machen wollte. Gelegentlich sah sie eine Dokumentation zu diesem Thema im Fernsehen, aber die meiste Zeit ihres Lebens verbrachte sie mit langen Arbeitstagen bei einer kleinen Zeitung.

»Doch dann sah ich eines Tages in einer Reisezeitschrift ein Bild mit wunderschönen Felsaufschlüssen und beschloss, mir meinen Wunsch auf die eine oder andere Weise zu erfüllen.«

Sie kündigte ihre Stelle bei der Zeitung und nahm einen Job bei der Post an, um normale Arbeitszeiten zu haben. Nach der Arbeit ging sie in Buchhandlungen und Bibliotheken und las Bücher über Berge und Wüsten. Eins davon interessierte sie so sehr, dass sie den Autor anrief. Zufällig unterrichtete er an einer Universität in ihrer Nähe, und sie begann, seine Kurse zu besuchen. Mittlerweile nimmt sie an Exkursionen der geologischen Gesellschaft der Universität teil und hat eine Reihe von Vorträgen zum Thema Geologie in der Bibliothek ihrer Stadt gehalten.

»Ich plane gerade meine eigene Expedition im nächsten Sommer. Ich werde den Spuren eines frühen Forschers in den Rocky Mountains folgen. Wenn ich zurück bin, möchte ich eine Vortragsreihe mit Dias konzipieren«, schrieb sie mir. »Außerdem habe ich mittlerweile unglaublich tolle Leute kennengelernt, die sich liebend gerne über Geologie unterhalten.«

Passen Sie Ihren Traum Ihrem gegenwärtigen Leben an.

Traum und Hindernis: »Ich habe einen tollen Job und möchte ihn nicht verlieren. Aber er lässt mir keine Zeit für etwas anderes.«

Lösungsvorschlag: Suchen Sie nach einer Strategie, wie Sie Ihren Traum in Ihr Leben integrieren können.

»Ich träumte von einem eigenen Weingut in Nordkalifornien. Aber ich wollte meinen Job nicht kündigen – es ist ein toller Job, und ich bin gut darin – und kein eigenes Unternehmen gründen. Außerdem kenne ich mich als Winzer nicht gut genug aus. Aber dennoch war der Wunsch sehr groß, ich wollte etwas für mich.«

Dieser Mann beriet sich mit ein paar Freunden, und gemeinsam entwickelten sie einen Plan. Er machte sich in seinem Job unentbehrlich und konnte deshalb immer mal wieder um Urlaub bitten. Mit seiner Frau studierte er Weinmagazine, und die beiden machten sich in der freien Zeit auf die Suche nach einem Weingut, in das er investieren konnte. Schließlich fanden sie ein kleines Familienunternehmen, das eine Finanzspritze gut gebrauchen konnte. Der Mann wurde stiller Teilhaber. »Jeden Tag bekomme ich per E-Mail Berichte, zum Beispiel darüber, wie großartig die neue Abfüllanlage funktioniert oder wie gut die diesjährigen Trauben sind. Nächsten Monat fahre ich für eine Woche dorthin. Manchmal kommt es mir so vor, als wäre ich gestorben und befände mich im Himmel.«

Suchen Sie sich einen Job, bei dem Sie regelmäßig Auszeiten nehmen können.

Traum und Hindernis: »Ich habe nicht genug Geld, um zu reisen. Aber wenn ich Vollzeit arbeite, bin ich zu gebunden.«

Lösungsvorschlag: Suchen Sie sich einen Job, der Ihrem Traum förderlich ist.

Ich kenne einen Taxifahrer, der sechs Monate arbeitet und die restlichen sechs Monate im Jahr auf Reisen ist und von seinen Ersparnissen lebt. Ich kenne eine Köchin, die Jobs auf Jachten annimmt und auf diese Weise an Orte reist, die sie gerne sehen möchte. Am Ende der Reise bleibt sie für eine Weile an dem neuen Ort. Ich kenne eine Rechtsanwältin, die sich eine Partnerin für ihre Kanzlei gesucht hat, damit sie sechs Monate im Jahr am Meer leben und dort schreiben kann.

Sie können auch als Zeitarbeitskraft tätig werden oder selbstständig arbeiten und nach Abschluss eines Projekts Ihre freie Zeit für Ihre Träume nutzen. So machte es Masami Shigematsu, die im Modebereich tätig war und zu viele Stunden für zu wenig Geld arbeiten musste. Sie kündigte, arbeitete auf Projektbasis, beschäftigte sich mit Gartenbau, ökologischer Landwirtschaft und arbeitete als Freiwillige im Guadelupe-Mountains-Nationalpark.

Seien Sie dreist.

Traum und Hindernis: »Ich weiß, was mir Spaß macht, aber ich habe alle Brücken hinter mir abgebrochen. Ich kann nicht mehr zurück.«

Lösungsvorschlag: Seien Sie schamlos.

Margo verlor ihren Traumjob und dachte, sie würde nie mehr etwas Vergleichbares finden. »Ich habe als Producerin bei einer kleinen deutschen Filmproduktionsfirma gearbeitet. Als mein Chef die Firma dichtmachte, haben wir uns im Streit getrennt, da er mich nicht ausbezahlte. Und das, obwohl ich mich für ihn aufgearbeitet hatte. Ich war für die gesamte Organisation verantwortlich, reiste überallhin, traf mich mit den einflussreichsten Leuten und habe stets hervorragende Arbeit geleistet. Kein anderer Job war so stimmig für mich wie dieser.«

Warum versuchte sie nicht, woanders einen solchen Job zu finden?

»Es war eine echte Ausnahmesituation. Ich glaube nicht, dass ich so etwas noch einmal finden würde.«

»Haben Sie schon gesucht?«

»Nein, denn dafür muss man Filmfestivals in Deutschland und Polen besuchen. Ich meide sie, weil mein Exchef auch dort ist. Ich möchte ihm nicht begegnen. Das könnte ich nicht ertragen.«

»Wie alt sind Sie?«, fragte ich.

»Nächste Woche werde ich 40«, antwortete sie bedrückt.

»Möchten Sie mit über 50 noch in derselben Situation sein?«

»Um Himmels willen, nein!«, rief sie entsetzt.

»Führen Sie eine Begegnung mit ihm herbei«, riet ich ihr. »Sie können sich nicht von so jemandem von Ihrem Traum abhalten lassen. Gehen Sie auf ihn zu, wenn er von Leuten umgeben ist, die er beeindrucken möchte, klopfen Sie ihm mit einem freundlichen Lächeln auf die Schulter und sagen Sie: ›Hallo, besorg mir eine Eintrittskarte zu den guten Partys, dann sind wir quitt.‹ Sagen Sie dann an die anderen gewandt: ›Vor ein paar Jahren war ich Dietmars rechte Hand; verzeihen Sie, dass ich Ihr Gespräch unterbreche, aber es ist wirklich schön, ihn wiederzusehen.‹ Auf diese Weise beeindrucken Sie die anderen ebenfalls.«

Mit ängstlicher Miene atmete sie tief durch, dann sagte sie: »Ich denke, es muss sein. Jetzt oder nie.«

Als ich sie das letzte Mal sprach, war sie gerade zu ihrem zweiten Filmfestival in Frankfurt unterwegs. Ihrem ehemaligen Chef ist sie noch nicht über den Weg gelaufen, aber sie hat bereits Jobangebote von anderen Produktionsfirmen bekommen.

Machen Sie einen langfristigen Plan.

Traum und Hindernis: »Ich hänge in einem unbefriedigenden Job in meiner Firma fest, aber ich kann nicht einfach kündigen und tun, was ich will.«

Lösungsvorschlag: Leiten Sie langsam einen Schritt nach dem anderen ein, um aus Ihrer gegenwärtigen Situation herauszukommen, bis Sie alles verändert haben, was nicht stimmig für Sie ist.

Dazu entschloss sich auch ein Banker. Er ist der Sohn eines Farmers und liebt die Landwirtschaft. Im Moment baut er Kontakte zu Landwirten sowie zu Herstellern auf, die deren Produkte kaufen. Er hilft ihnen, wo er nur kann, und fungiert als inoffizieller Berater. »Das ist die Welt, die mich wirklich begeistert, nicht der Bereich, in dem ich für die Bank tätig bin. Ich lerne, so viel ich kann, und helfe, so viel ich kann. Eines Tages wird sich die Gelegenheit ergeben, mich in eine Herstellerfirma einzukaufen, und ich werde sie wahrnehmen.«

Genau das hat eine Frau getan, die in der Anzeigenakquise tätig war. »Ich habe jahrelang für eine Zeitschrift Anzeigenplatz an Hotels verkauft, aber es lief immer schlechter. Ich hatte noch eine Gnadenfrist von maximal einem Jahr, bevor man mir kündigen würde, das war mir klar. Aber ich hatte sehr viele Kontakte, und es gab zehn verschiedene Richtungen, die ich einschlagen konnte. Also behielt ich den Job, solange es ging, und traf mich mit allen möglichen Leuten, die ich kannte. Noch bevor das Jahr vorbei war, nahm ich einen neuen Job bei einer Hotelkette in Tansania an!«

Startpositionen und Sprungbretter.

Traum und Hindernis: »Ich mache gerne Quilts, aber damit kann man kein Geld verdienen.«

Lösungsvorschlag: Machen Sie es nebenberuflich, vielleicht wird mehr daraus, sodass Sie Ihren Lebensunterhalt damit bestreiten können. Falls das nicht der Fall ist, bleiben Sie trotzdem dran. Schließlich machen Sie es gerne.

Vor Kurzem habe ich die Geschichte einer Frau gelesen, die genau das tat und schließlich ein Unternehmen gründete, um Quilts zu verkaufen.

Besorgen Sie sich einen Job.

Traum und Hindernis: »Ich wünsche mir lediglich einen guten Job, aber Leute über 40 werden nicht mehr eingestellt.« *Lösungsvorschlag:* Machen Sie sich erneut auf die Suche.

Die Menschen, die ich telefonisch um Ideen gebeten habe, schickten mir einige interessante Stellenanzeigen aus Zeitungen und Zeitschriften. Falls Sie denken, Sie seien zu alt, um mit schlechter bezahlten Universitätsabsolventen konkurrieren zu können, sollten Sie lesen, was Janet Tweed, Geschäftsführerin von Gilbert Tweed Associates, einer bekannten New Yorker Personalagentur, zu sagen hat: »Jüngere Angestellte mögen zwar billiger sein, aber ältere Mitarbeiter sind profitabler.« Viele Unternehmen sind im Zuge von Rationalisierungsmaßnahmen zu sehr ausgeblutet und suchen nun gezielt nach Menschen mit Erfahrung.

Es gibt Hunderte von Möglichkeiten, Hindernisse zu umgehen und direkt auf Ihren Traum zuzusteuern. Jedes Mal, wenn Sie feststecken und Ihrem Geist neue Energieimpulse vermitteln wollen, können Sie die folgende Übung durchführen.

Übung 30
Den Ideen-Zauberer zu Hilfe rufen

Dies ist ein Rollenspiel mit zwei Stühlen. Ein Stuhl ist für Sie gedacht, der andere ist für den imaginären Ideen-Zauberer. Dabei handelt es sich um einen besonderen Berater. Sein Unternehmen bezahlt ihm 1000 Dollar für jede Idee, von der er Sie überzeugen kann.

Führen Sie das Rollenspiel folgendermaßen durch:

1. Setzen Sie sich zunächst auf Ihren Stuhl und erklären Sie, was Sie sich wünschen und warum Sie diesen Traum nicht verwirklichen können.
2. Wechseln Sie dann zum anderen Stuhl und werden Sie zum Ideen-Zauberer. Sprechen Sie zum ersten Stuhl gewandt, als säßen Sie immer noch dort, und sammeln Sie so viele Ideen wie möglich, um das genannte Hindernis zu überwinden. Denken Sie daran, dass Sie 1000 Dollar für jede Idee bekommen, die Ihr Gegenüber ernsthaft interessiert.
3. Wechseln Sie die Stühle und bewerten Sie – so objektiv wie möglich – all die Vorschläge des Ideen-Zauberers. Sie befinden sich nicht in einem Wettkampf und sollten nicht versuchen, seine Ideen abzuschmettern. Denken Sie über jede einzelne ernsthaft nach und erläutern Sie, was Sie interessant finden und wogegen Sie Einwände haben.
4. Setzen Sie sich dann erneut auf den anderen Stuhl, um wieder zum Ideen-Zauberer zu werden. Bringen Sie nun Ihre besten Argumente an, um die Einwände zu entkräften oder die interessanten Vorschläge noch spannender und überzeugender zu machen.

Tauschen Sie die Rollen mindestens drei- oder viermal.

Halten Sie jede interessante Strategie schriftlich fest. Selbst wenn Ihnen nicht gleich etwas Konstruktives einfällt, erhalten Sie neue Denkimpulse und werden daher bald nicht mehr feststecken.

Es kann auch spannend sein, diesen Austausch zu filmen (zum Beispiel mit einer Digitalkamera oder einem Handy). Setzen Sie spaßeshalber einen Zauberhut auf, wenn Sie die Rolle des Zauberers einnehmen. Stellen Sie die Stühle so auf, dass sie sich schräg gegenüberstehen und gleichzeitig schräg zur Kamera gerichtet sind. Wenn Sie sich das Gespräch später ansehen, werden Sie mit großer Sicherheit einige überraschende Erkenntnisse über sich selbst gewinnen. Halten Sie daher Papier und Stift für Notizen bereit.

Es ist möglich, alles zu verwirklichen, wovon Sie träumen, ohne Ihr Leben zu ruinieren. Das werden Sie nun selbst erkennen.

All Ihre Ausreden haben sich aufgelöst.

Die Zeit zum Plaudern ist vorbei. Sie müssen Ihr Leben ändern.

In den mittleren Jahren ist es Fluch und Segen zugleich, dass Sie die größte Frage Ihres Lebens beantworten müssen:

Wie leben Sie jetzt, da Sie wissen, dass Sie nicht ewig leben werden? »Haltet ihr es für eine Kleinigkeit, zu wissen, wie man lebt?«, fragte der heilige Bernhard von Clairvaux.

Eine solche Herausforderung klingt durch die Jahrhunderte hindurch in unseren Ohren. Es ist eine schwierige Frage, aber wir können sie nicht ignorieren. Egal, was Sie antworten, es wird bedeutender sein, als es zunächst scheinen mag, selbst wenn es zunächst wie ein Allgemeinplatz klingt.

Übung 31

Wie leben Sie jetzt, da Sie wissen, dass Sie nicht ewig leben werden?

Schreiben Sie rasch, ohne nachzudenken, so viele Antworten wie möglich auf. Sehen Sie sich dann die folgenden beiden Antworten an, die ich bei einer kleinen Umfrage bekommen habe.

Franklin, 42, erfolgreicher Börsenmakler: »Ich wollte eigentlich Politikwissenschaft studieren. Das war meine Passion. Aber ich jagte einem größeren Erfolg hinterher, der mich eigentlich nicht interessierte, denn in meiner Familie ist man ein Nichts, wenn man nicht viel Geld verdient. Jetzt habe ich eine eigene Familie, daher kann ich meinen Job nicht aufgeben. Aber wenn ich über diese Frage nachdenke, fällt mir nur ein einziger Satz ein: *Meine Passion muss ein Teil meines Lebens sein.*«

Nach dieser Erkenntnis wurde Franklin etwas klar: »Das eine musste das andere nicht ausschließen. Das erkannte ich nun. Ich konnte beides tun!« Er behielt seinen lukrativen Job und schrieb sich gleichzeitig für das Studium der Politikwissenschaft ein. Dafür hatte er die volle Unterstützung seiner Frau. Es ist sein Ziel, ein Buch zu schreiben, bevor er 50 ist.

Gary, 41, Physiotherapeut: »Ich war hin- und hergerissen zwischen einer beruflichen Chance und der Möglichkeit, das zu tun, woran mir wirklich liegt. Endlich ließ mir mein Job etwas Zeit, um mir meinen Traum vom Schreiben wieder zu erfüllen, und just wurde mir ein Posten in einem großen Krankenhaus angeboten. Ich sollte Schulungen für die dortigen Physiotherapeuten durchführen und Patienten mit besonders schwierigen Problemen behandeln. Es war ein großer Karrieresprung, aber freie Zeit für das Schreiben würde ich mir abschminken können. Ich war sehr verunsichert und stellte mir die Frage: Wie lebe ich jetzt, da ich weiß, dass ich nicht ewig leben werde? Und da kam innerlich etwas bei mir in Bewegung.

Wenn ich Tag und Nacht arbeitete, würde es mir nicht gut gehen, egal, wie viel Geld ich verdiente. Also fragte ich mich, was andere Menschen wohl bei meiner Beerdigung über mich sagen würden, wenn ich das Jobangebot annahm. Mir fielen folgende Begriffe ein: *verantwortungsbewusst, um andere bemüht, fleißig, professionell.* Doch diese Kommentare wünschte ich mir nicht.

Ich wollte als kreativer, einfallsreicher Mensch beschrieben werden, der viele neue Ideen entwickelt und ein paar tolle Romane geschrieben hat«, sagte er lächelnd. »Ich befestigte sofort ein Schild an meiner Zimmerwand. Darauf stand: ICH BIN 40 JAHRE ALT, UND MEIN GLÜCK IST MIR WICHTIG.«

Gary musste das Jobangebot letztlich doch nicht ablehnen. Er erkannte, dass er einfach ein paar Assistenten einstellen musste. Auf diese Weise konnte er seine gewohnten Stunden arbeiten, sich beruflich trotzdem weiterentwickeln und seine Zukunft finanziell absichern.

Auch Alix Kates Shulman beantwortet die große Frage wunderschön in ihrem Buch ›Drinking the Rain‹: »Schließlich berufe ich mich auf meine 50 Jahre, eine Zahl, die für die meisten von ihnen schockierend alt klingt, und verkünde, dass ich ab sofort vorhabe, nur das zu tun, was ich liebe, egal, was irgendjemand denkt.«

Was haben Sie geantwortet? Wie werden *Sie* leben, jetzt, da Sie wissen, dass Sie nicht ewig leben werden?

Da haben Sie es. Keine Ausreden mehr. *Es ist unmöglich, sich diese Frage zu stellen und genauso zu bleiben wie zuvor.* Selbst wenn Sie keine klare Antwort parat haben, erkennen Sie sehr deutlich, dass die Zeit gekommen ist, sich ein Zieldatum zu setzen und einen Plan zu machen. Auf diese Weise wird aus Ihrem Traum ein Aktionsplan.

Sind Sie bereit dafür?

Mit Sicherheit. Und mit jedem Tag, der vergeht, sind Sie noch mehr bereit. Mit jedem Tag steht Ihnen weniger im Weg, denn sobald Sie die wunderbaren Möglichkeiten in Ihrer Zukunft erblickt haben, wird Ihre Angst, Ihre Jugend hinter sich zu lassen, rapide abnehmen.

Und jetzt ist die Zeit auf Ihrer Seite. »Tatsächlich? Wir reden über die zeitliche Begrenztheit des Lebens, und da soll die Zeit auf meiner Seite sein?«, wenden Sie vielleicht ein. Doch genauso ist es. Die Zeit arbeitet für Sie, da Sie eben *nicht* ewig leben werden. Jetzt werden Sie keine Zeit mehr verschwenden. Wie wir zuvor schon gesehen haben, ist die Zeit für Sie aus unterschiedlichen Gründen zu einer Verbündeten geworden:

Wie Sie im dritten Kapitel »Zeitliche Grenzen« erfahren haben, hat die Zeit Ihnen wertvolle Erfahrungen beschert und nicht nur Ihr Wissen über die Welt vermehrt, sondern sie hat Ihrer Persönlichkeit Tiefe verliehen. Die Begrenztheit der Zeit, das Bewusstsein Ihrer eigenen Sterblichkeit, hat Sie zu einem »Jetzt-oder-nie-Moment« geführt, in dem der Stillstand gefährlicher ist als das Wagnis, vorwärtszugehen. Im neunten Kapitel

»Macht« erkannten Sie, dass Sie Ihre Machtfantasien loslassen sollten und auf diese Weise jeden Moment erleben können, anstatt ihn vorbeirauschen zu lassen, weil Sie bereits auf die nächste Krise fokussiert sind. Das zehnte Kapitel »Der Mut, Ihr Leben zu leben« erinnerte Sie daran, dass es Mut erfordert, Ihr eigenes Leben zu führen und all das zu sein, was Sie sein können. Darüber hinaus hat der Mut, Nein zu sagen, Ihnen mehr Zeit geschenkt, in der Sie Ihre Träume fördern können.

Wenn Sie diese Seiten aufmerksam lesen, werden Sie erkennen, dass die Zeit bei der Verwirklichung Ihrer Träume auch noch auf andere Weise zu Ihrer Verbündeten geworden ist.

Verabschieden Sie sich also von den Träumen Ihrer Jugend und wenden Sie sich Ihrer Zukunft zu. Dort werden Sie finden, was Sie wirklich begeistert. Wagen Sie es, Ihre Träume zu verfolgen und das Genie zu fördern, das sich hinter jedem Traum verbirgt. Dann stehen Ihnen einige sehr glückliche Jahre bevor.

Sobald Sie damit beginnen, wird Ihre Midlife-Crisis wie eine 24-Stunden-Erkältung plötzlich verflogen sein.

Kapitel 12
Nach Größe streben

»Alles, was wir machen, ist Musik. Überall ist der beste
Platz.«   *John Cage*

»In der Adoleszenz, wenn sich unser öffentliches und
unser privates Selbst nicht decken, wird ... Studien
zufolge unser Verhalten stärker durch Autorität geregelt
als durch Selbstbestimmung, das Leben wird eher automatisch und zwanghaft gelebt als frei und bewusst ...
[Untersuchungen] haben gezeigt, dass nicht so sehr
die Kindheit als vielmehr die mittleren Jahre aus-
schlaggebend sind für Individuation, autonome Selbstbestimmung und bewusste Entscheidungen ...«
Betty Friedan, ›Mythos Alter‹

*Nun steuern Sie in die richtige Richtung. Sie haben Ihre Augen ge-
öffnet und durchschauen die Illusionen, die Sie in Ihrem ersten Leben gefangen hielten. Nun sind Sie bereit, die Träume zu verfolgen,
die niemand außer Ihnen je träumen könnte. Sie werden Sie in Ihre
Zukunft führen, fort von Ihrer Vergangenheit.*

*Natürlich blickt ein großer Teil von Ihnen von Zeit zu Zeit noch
mit jugendlicher Sehnsucht zurück. Innerlich können Sie manchmal
nicht anders und wünschen sich, ewig jung zu sein, am schönsten,
beliebtesten und erfolgreichsten, um nicht zu sagen allmächtig und
unsterblich. Zwar sehen Sie die Dinge nun anders als zu Anfang dieses Buches, aber Sie werden immer noch von Impulsen beeinflusst,
an die Sie nicht einmal mehr glauben – und diese Erfahrung lässt Sie
demütig werden.*

*Befinden Sie sich auf ewig zwischen den Fronten – zwischen dem,
was der Erwachsene in Ihnen weiß, und dem, was der Heranwach-*

sende will? Sind Sie dazu verurteilt, als Erwachsener zwar klüger, aber trauriger zu sein und für immer unter dem Verlust der Jugend zu leiden? Oder wird Ihr Herz bald dem folgen, was Ihre Weisheit bereits erkannt hat, und Sie behutsam zu Ihrer vollen Größe heranwachsen lassen?

Werden Sie sich je verändern?

Zum Glück lautet die Antwort: Ja, Sie verändern sich jeden Tag. Die Transformation ist das Wunder der Lebensmitte. Bei dem Unbehagen, das Sie empfinden, handelt es sich um nicht mehr und nicht weniger als Wachstumsschmerzen. Sie sind kurz davor, erwachsen zu werden. Sie verändern sich von einem Menschen, der durch vorhersehbare Impulse angetrieben wird, hin zu einem unberechenbaren, authentischen und einzigartigen Individuum. Und dieses Mal wird es sich nicht um eine weitere »Phase der Vernunft« handeln, die wir bereits erörtert haben. Dieses Mal können Sie für immer so bleiben; für immer klar, ehrlich und ohne zu hadern. Obwohl Ihr Körper in vieler Hinsicht nach wie vor den Launen der Biologie unterworfen ist, hat die Natur kaum noch ein Interesse daran, Sie weiterhin verrückt zu machen. Und so werden Sie mit jedem verstreichenden Jahr immer freier werden, Ihren eigenen Weg zu gehen.

Aber was wird Sie antreiben, wenn nicht Ehrgeiz, Konkurrenzdenken oder die Leidenschaft der Jugend?

Die Antwort auf diese Frage ist der beste Teil von allem, was Sie seit der ersten Seite dieses Buches bis jetzt gelesen haben. Und ich freue mich sehr, dass ich in der Lage bin, sie Ihnen zu verraten. Die Kraft, die Sie in Ihrem zweiten Leben antreiben wird, ist die Begeisterung für das Neue, die magnetische Anziehung, die Sie spüren, wenn jedes Projekt wie eine Schatzsuche ist und Sie es kaum ertragen können, sie zu unterbrechen. Es ist die Energie, die aus der Begeisterung über neue Vorhaben entsteht, die große Freude darüber, Ihre zu wenig genutzten Begabungen einzusetzen und zu beobachten, wie Ihre Fähigkeiten sich von Tag zu Tag verbessern. Es ist das Hochgefühl, ein Genie zu sein und die Dinge zu tun, für die Sie geboren wurden.

Sie haben das Alter für große Unternehmungen erreicht. Sie befinden sich auf dem Pfad zu wahrer Größe.

Größe? Ich wollte doch nur meine Midlife-Crisis überwinden!

Tut mir leid. Es gibt keinen anderen Weg, um sie zu überwinden. Es gibt nicht einmal irgendeinen anderen Grund, sie zu überwinden. Nicht etwa, weil Sie Ruhm und Berühmtheit erlangen wollen; denn das ist nicht der Fall. Tatsächlich können Sie erst wahre Größe erlangen, wenn Sie Ihre Träume vom Ruhm aufgegeben haben. Zu Ihrer Midlife-Crisis ist es genau deshalb gekommen, weil Ihr Narzissmus wie eine unsichere alte Struktur zerfällt. Und diese Struktur verbarg ein Selbst, das so einzigartig ist, dass Sie es nicht länger ignorieren können.

Die Einzigartigkeit ist genial. Wenn Sie sie achten und pflegen, wird sie Ihnen die beste Zeit Ihres Lebens bescheren. Immer wenn Sie eine Arbeit, die Sie liebend gerne tun, so direkt und gezielt wie ein Genie oder ein Kind in Angriff nehmen, befinden Sie sich auf dem Weg zu wahrer Größe. Daran ist nicht zu rütteln.

Aber machen Sie sich deswegen keine Gedanken. Sie müssen sich nicht auf eine marathonähnliche Anstrengung vorbereiten. Sie müssen nichts Besonderes tun, was Sie nicht ohnehin ab dem Moment tun werden, ab dem Sie Ihrem Herzen folgen. Denn Größe ist kein Ziel, das man erreichen kann; sie ist lediglich eine Begleiterscheinung wahren Glücksempfindens.

Warum behellige ich Sie nun mit alldem? Weil Sie wissen sollten, dass Sie über etwas enorm Wertvolles verfügen, damit Sie gut darauf achtgeben.

* * *

Was ist Größe? Nun, im Gegensatz zu allem, was uns gelehrt wurde, hat Größe nichts mit unserem Beruf oder mit Ruhm zu tun. Sie müssen weder ein weltberühmter Sänger noch die Präsidentin eines Landes oder eine preisgekrönte Wissenschaftlerin sein; Sie können ebenso als Schreiner ein großartiger Mensch sein. Wenn Sie Lehrer sind und es verstehen, Kinder stolz auf sich selbst zu machen, oder wenn Sie die Gabe wahren Mitgefühls haben, verfügen Sie ebenfalls über Größe. Sie können den Pfad zur Großartigkeit beschreiten, wenn Sie an einem verschneiten Morgen einfach nur vor der Tür stehen und den Tag so wunderbar finden, dass Sie all Ihre Pläne über den Haufen werfen und stundenlang draußen spazieren gehen.

Denn bei wahrer Größe geht es darum, in das zu vertrauen, was Ihnen wichtig erscheint.

»Warum sehnt man sich im Wesentlichen danach, groß zu sein, ein schöpferisches Genie zu sein? Um der Nachwelt willen? Nein. Um durch die Menge zu schweifen, nur damit auf einen mit Fingern gewiesen wird? Nein. *Sondern um die tägliche Anstrengung durchzuhalten, in der Gewissheit, dass alles, was man tut, der Mühe wert, etwas Einzigartiges ist … für heute, nicht für die Ewigkeit«*, sagte einmal der Empfänger des MacArthur-»Genie-Preises« Cesare Pavese.

Es gibt viele Definitionen von Größe, wobei sich für unsere Zwecke der Begriff sowohl auf einen Menschen bezieht als auch auf die erstklassige Arbeit, die er leistet. Großartige Arbeit ist nämlich stets das Ergebnis eines originellen Geistes, der ein ernsthaftes Interesse mit großer Geduld verfolgt.

Ein origineller Geist. Ernsthaftes Interesse. Große Geduld. *Dieses Rezept wird aus den vor Ihnen liegenden Jahren die schönste Zeit Ihres Lebens machen.* Bereits jetzt – oder zumindest in Bälde – verfügen Sie über jede dieser drei Eigenschaften.

Wir haben festgestellt, dass Sie einen höchst originellen Geist haben. Es wird nie einen anderen geben, der genauso ist. Doch woher rührt ein »großes Interesse«, und warum ist es wichtig? Ein Interesse entsteht, wenn Ihre angeborenen Gaben durch etwas angeregt werden, worauf sie besonders ansprechen. Wenn Sie etwas sehr interessiert, nehmen Sie es offensichtlich auf eine einzigartige Weise wahr. *Sie können etwas darin sehen, das andere Menschen nicht sehen.* Daher lieben Sie Dinge, für die andere Leute keinen Sinn haben. Ihre Faszination ist ein deutliches Anzeichen für eine einzigartige Wahrnehmung, und diese schenkt Ihnen einzigartige Fähigkeiten. Wenn Sie sich entschließen, sie zu fördern, können Sie wahre Meisterschaft darin entwickeln.

Wie der Mediziner und Nobelpreisträger Albert von Szent-Györgyi sagte: »Entdecken heißt sehen, was jeder gesehen hat, und dabei denken, was niemand gedacht hat.«

Genau das geschieht jedes Mal, wenn ein origineller Geist sich auf etwas konzentriert, was ihn interessiert.

Und die Geduld? Nun, die Geduld ergibt sich schlichtweg daraus, dass Sie etwas liebend gerne tun. Wenn Sie etwas liebend gerne tun, sind Sie bereit, jedem Detail die nötige Aufmerksamkeit zu schenken. Bedeutet dies, dass großartige Leistungen unendlich viel mühsame Arbeit erfordern? Keineswegs, es meint genau das Gegenteil.

Lassen Sie uns die ganze »Selbstdisziplin-« und »Harte-Arbeit-Philosophie« jetzt über Bord werfen. Als Thomas Edison bemerkte: »Genie ist 1 Prozent Inspiration und 99 Prozent Transpiration«, hat er nicht die ganze Wahrheit gesagt. Bevor Sie mir widersprechen, sollten Sie einen Moment über Folgendes nachdenken: *Man könnte genau das Gleiche mit derselben Berechtigung über Sex sagen, aber niemand tut das.* Wenn wir unsere Gaben nutzen, ist die Arbeit, die wir tun – ebenso wie inspirierter Sex –, extrem lustvoll. Die Transpiration *ist* die Inspiration.

»Als ich das erste Mal mit dem Akt des Gedichteschreibens in Berührung kam, das heißt, als es mir erstmals gelang, einen Kontakt zu etwas zu bekommen, das ich vorher nicht gekannt hatte und nur dadurch entdecken konnte, dass ich das Gedicht schrieb – war die Erfahrung so berauschend, dass ich bereit war, alles im Leben aufzugeben, um sie erneut zu machen«, sagt die viel gepriesene zeitgenössische Dichterin Jorie Graham.

Können Sie sich vorstellen, dass jemand, der so empfindet, sich über harte Arbeit beklagt? Sicherlich nicht. Jemand mit dieser Erfahrung wird uns stets sagen, dass es viel leichter ist, weiterzuarbeiten, als aufzuhören, wenn man etwas tut, das einen begeistert. Daher bin ich jedes Mal irritiert, wenn ich Warnungen und Ermahnungen höre, mit Begabung allein, ohne viel harte Arbeit, erreiche man überhaupt nichts. Wozu dieser miesepetrige und moralisierende Ton? Es ist, als würden diese Mahner sagen: »Denke daran. Das ist eine ernste Angelegenheit. Wichtige Dinge sind nie einfach und machen keinen Spaß.«

Aber das einzige Argument, ein Genie zu sein, besteht darin, dass es Spaß macht.

Natürlich werden sich unsere Träume nicht verwirklichen, wenn wir sie uns lediglich in der Fantasie ausmalen. Wir müssen tatsächlich loslegen, und das kann uns etwas Angst machen. Einen Schritt aus der bequemen Gewohnheit des normalen Lebens in etwas intensives Neues zu machen, das die eigenen Begabungen äußerst fordert, ist nichts weniger als der Wechsel von einem Gedankenuniversum zum nächsten, und der erste Moment ist wie ein Sprung in einen eiskalten See: Wir erinnern uns an den Schock beim letzten Mal und zögern.

»Es ist sehr eigenartig. Meine Leinwand wartet im Zimmer nebenan, und ich will eigentlich nichts anderes auf der Welt, als hineinzugehen und mit dem Malen anzufangen. Aber sobald mich das Malen fesselt, will ich nicht mehr aus dem Zimmer herauskommen, das weiß ich. Deshalb tigere ich jeden Morgen in der Wohnung umher und vermeide es, diesen Raum zu betreten, bis ich schließlich doch hineingehe und male. Und dann bin ich so glücklich, dass ich nicht mehr weiß, warum ich so lange gewartet habe!«, erzählte mir eine Freundin.

Eine Struktur und Unterstützung sind sehr wichtig, um uns dabei zu helfen, das elektrische Feld zu überqueren, das die beiden Universen voneinander trennt. Wir müssen wissen, dass jemand da ist und zu einem gewissen Zeitpunkt auch etwas von uns erwartet wird, damit wir uns etwas sicherer fühlen. Diese Struktur und Unterstützung werden unsere instinktive Furcht mindern, die stets aufkommt, wenn wir eine Reise ins Unbekannte beginnen, egal wie reizvoll sie auch sein mag. Vielleicht sollten Sie gemeinsam mit einem Partner arbeiten oder sich eine Frist setzen oder sich für einen Kurs bei einem Leiter anmelden, den Sie respektieren. Am Anfang werden Sie eine gewisse Begleitung brauchen, so wie ein Athlet einen Trainer mit einer Stoppuhr benötigt. *Aber sobald Sie mit einer Aktivität beginnen, die Ihre Talente weckt, müssen die anderen sich möglicherweise zurückziehen, weil Sie nicht mehr zu bremsen sein werden.*

Lassen Sie sich also nicht von strengen Mahnern abschrecken, die Ihnen erzählen, wie schwer es ist, zu schreiben oder zu malen, zu fotografieren, sich von zu Hause aus selbstständig zu machen oder etwa den Mount Everest zu besteigen. Wenn Sie etwas liebend gerne tun, werden Ihnen alle Teile gut gefallen, sogar die schwierigsten. Und wenn etwas Sie viel Mühe kostet und es Ihnen einfach keinen Spaß macht, haben Sie Ihre Begabung wahrscheinlich noch nicht entdeckt.

Doch wie entdeckt man die eigenen Begabungen? Warum ist ein Mensch von Gedichten begeistert und ein anderer von Musik, dem Wetter oder Maschinen? Es liegt an einer Form von Begabung, die mit großer Sicherheit genetisch bedingt ist. Wenn es heißt, jemand wurde dazu »geboren«, etwas zu tun, stimmt das in der Regel.

Aber was ist, wenn Sie nicht wissen, wo Ihre Begabungen liegen? Wie erkennen Sie sie?

Falls Sie Ihre Träume kennen und sie verfolgen, sind Sie Ihren Begabungen bereits auf der Spur. Denken Sie stets an Folgendes: *Träume sind Botschaften, die von Begabungen geschickt wurden.*

Manchmal jedoch kann man seine Träume nicht im Voraus erkennen und weiß nicht, was die Saite im eigenen Inneren so zum Klingen bringt, dass das Genie sich daran entfaltet.

In diesem Fall ist es an der Zeit, sich auf die Suche zu begeben.

Sie sollten viele Welten besuchen und vieles ausprobieren. Sie suchen nach etwas, von dem Sie noch nicht wissen, ob es das schon gibt. Aber Sie werden wissen, was es ist, sobald Sie es sehen. Dieses Mal halten Sie Ausschau nach etwas, das genau auf Ihre geniale Gabe zugeschnitten ist. Doch woher wissen Sie, ob Sie es gefunden haben? Indem Sie auf Ihre Reaktionen achten. Sie sind ein sicherer Indikator für Begabungen, allerdings ignorieren wir diese Hinweise in der Regel.

»Ich habe am Wochenende einem alten Freund spontan bei der Reparatur seines Motorrads geholfen und war überrascht, wie viel Spaß es mir gemacht hat. Aber ich bin kein Experte«, sagen Sie vielleicht.

Das wären Sie aber, wenn Sie dabeibleiben würden. Es gibt keine andere Möglichkeit. Wenn Sie keine Begabung dafür hätten, würde es Ihnen keinen Spaß machen, und Sie fänden die Tätigkeit ermüdend. Ihre Freude an der Sache ist nicht nur ein untrügliches Zeichen, sie ist die *einzige* Möglichkeit, herauszufinden, wo Ihre Begabungen liegen. Wenn Sie etwas liebend gerne tun, sind Sie dafür auch begabt. Dessen sollten Sie sich stets bewusst sein. Das gilt ohne Ausnahme.

Jede Erfahrung kann ein überaus effektives Erkundungsinstrument sein und hat das Potenzial, Ihr Leben zu verändern.

»Mein Onkel war über 50, als er eines Tages mit seinem zweijährigen Enkel auf dem Boden spielte. Er bastelte eine kleine Figur aus Knete für ihn«, erzählte mir eine Lektorin. »Sobald er die Knete in die Hand genommen hatte, konnte er sie einfach nicht mehr weglegen. Etwas in ihm, das zuvor nie angerührt worden war, erwachte. Innerhalb weniger Wochen besuchte er einen Kunstkurs, und nach ein paar Jahren stellte er seine Werke zum ersten Mal aus. Schließlich war er in der Lage, sich ein Atelier in Paris zu kaufen, das er heute noch hat.«

Ignorieren Sie daher konventionelle Ratschläge, die Sie dazu anhalten, sich darauf zu konzentrieren, was Sie bereits können. Sie sollten sich nur auf die Dinge fokussieren, die Ihnen bereits *Spaß machen*. Und falls Sie noch nicht herausgefunden haben, was das ist, sollten Sie Ihr Leben für neue Erfahrungen öffnen. Sprechen Sie mit Menschen, mit denen Sie normalerweise nicht in Kontakt kommen würden, und – was noch wichtiger ist – hören Sie ihnen zu. Besuchen Sie Kongresse und Konferenzen, nehmen Sie an Seminaren zu Themen teil, mit denen Sie sich bisher nicht näher befasst haben. Verbringen Sie Zeit mit Menschen, die andere Interessen haben als Sie. *Und lassen Sie sich nie durch das Gefühl der eigenen Unzulänglichkeit in Gegenwart von Experten abhalten.* Vielleicht heißen diese einen Außenseiter willkommen, vielleicht auch nicht. Denken Sie daran, dass auch diese einmal angefangen haben. Es geht hier ohnehin nicht um Ihre Kompetenz. Genialität kennt keine Konkurrenz. Sie sind einzigartig. Und damit basta.

Sammeln Sie also neue Erfahrungen, und wenn jemand Sie zu einer ungewohnten Aktivität auffordert – ein Projekt, Freiwilligenarbeit oder auch eine Wanderung –, so beginnen Sie Ja statt Nein zu sagen. So können Sie auf das stoßen, was Sie begeistert.

Wenn die Arbeit zum Spiel wird: Die Rückkehr des Kindes, das Sie einst waren. Genialität wird von verschiedenen Leuten unterschiedlich gesehen. Aber alle sind sich bei einer Sache einig: Wenn man etwas tut, was das eigene Genie begeistert, ist es so, als würde man spielen. Denn Originalität und Kreativität stammen von dem Kind in jedem von uns.

Wir müssen uns nur einmal ansehen, wer den Spieltrieb als Hauptantriebskraft nutzt: Wissenschaftler, Autoren, Filmemacher, Ozeanografen, Choreografen und jeder, dem die Arbeit Spaß macht. Die meisten von ihnen werden ohne zu zögern zugeben, dass sie spielen. Man kann es in ihren Augen und anhand ihrer Einstellung erkennen, denn sie sind genauso wie Kinder. Als Kinder spielten wir voller Neugier. Wir bauten und erschufen Dinge, lernten etwas in einer unstrukturierten Weise, fühlten uns lebendig, wenn wir einen Hund umarmten oder durch einen Park gingen. Wir waren völlig in unser Tun versunken, während wir ein Fahrrad reparierten oder einen Wecker auseinandernahmen. Wir testeten unsere Persönlichkeit aus, wenn wir mit unseren Freunden auf dem Schulhof herumrannten, Murmeln spielten oder uns Witze erzählten. Wir spielten nicht nur deshalb, weil wir noch keine Selbstdisziplin gelernt hatten. Wir taten es, weil wir instinktiv wussten, wie wichtig Spaß ist.

Der Spaß ist ein Indikator für das Vorhandensein einer Begabung. Er ist das erste Leuchtsignal eines Talents.

Wenn Sie etwas tun, was Ihnen wie ein Spiel vorkommt, werden Sie sich fragen, wo die Zeit geblieben ist. Ohne sich dessen bewusst zu sein, werden Sie – produktiv wie nie zuvor – ein Werk entstehen lassen, das zeigt, wer Sie wirklich sind. Sie werden einen wichtigen und ureigenen Beitrag für diese Welt leisten, weil Sie nicht in der Lage sind, etwas anderes zu tun. Wenn Sie sich auf das konzentrieren, was Sie liebend gerne tun, werden Sie brillant darin sein. Und weil Sie es so gerne tun, werden Sie nicht aufhören, bevor Sie überzeugt sind, dass das Projekt so weit wie möglich gediehen ist. Inspiration und Durchhaltevermögen machen den Pfad zu wahrer Größe aus. So funktioniert Genialität.

Genialität und Meisterschaft. Das sind ziemlich hochtrabende Begriffe, nicht wahr? Nein, sie sind lediglich gewaltig genug, um ernst genommen zu werden. Aber lassen Sie sich nicht davon einschüchtern. Menschen, die wir großartig nennen, bezeichnen sich selbst nur selten als Genies. Und sie erwarten auch nicht, perfekt zu sein.

Lesen Sie hier, was der Maler Robert Henri dazu sagte: »Es ist eine falsche Vorstellung, einen Meister als eine vollkommene Persönlichkeit zu sehen. Meister sind sehr fehlerhaft; sie haben nicht alles gelernt, und das wissen sie. Es gibt sehr viele Menschen, die abgeschlossen haben, die überzeugt davon sind, dass es nichts mehr zu lernen gibt. Ein kleiner Junge kann ein Meister sein. Ich begegne hin und wieder Meistern, manchen in Ateliers, anderen an allen möglichen Orten. Sie arbeiten bei der Eisenbahn, steuern ein Boot, spielen ein Spiel, verkaufen

Dinge. So wie sie da sind, sind sie Meister. Haben Sie sich nie ›in der Präsenz‹ gefühlt, wenn Sie bei einem Schreiner oder Gärtner waren? Wenn es sich um die Richtigen handelt, sagen sie nicht: ›Ich bin nur ein Schreiner oder ein Gärtner, deshalb kann man nicht viel von mir erwarten.‹ Sie sagen oder scheinen zu sagen: ›Ich bin ein Schreiner!‹, ›Ich bin ein Gärtner!‹ Sie sind Meister. Was könnte irgendjemand mehr sein?«

Das wesentliche Element, die Zutat, die nicht fehlen darf, ist Ihre tiefe Überzeugung, dass Ihr Glück etwas Wichtiges ist – so wie es auch Kinder glauben. Nicht nur, damit Sie ständig mit einem Lächeln auf dem Gesicht herumlaufen können, sondern damit Sie Ihre Genialität anzapfen können.

Ein weiteres Wunder der Lebensmitte wird Ihnen dabei helfen.

An das Glück zu glauben wird in der Lebensmitte leichter als zu irgendeiner anderen Zeit seit der Kindheit. »Das Glück ist wichtig, wenn die Zeit knapp ist«, sagte eine 40-jährige Frau. Die Zeit ist zwar wahrscheinlich nicht so kurz, wie sie annimmt, gleichwohl kann das in der Lebensmitte ein enorm produktiver Gedanke sein. In der Lebensmitte werden Sie sich Ihrer Sterblichkeit bewusst. Das ist gut so, denn es treibt Sie wie nichts sonst dazu an, Ihr Glück wichtig zu nehmen. Und dieses Glück wird Sie zielsicher zu Ihrer Genialität ziehen, so wie Metall von einem Magneten angezogen wird.

Sobald Sie sich entscheiden, dass Ihr Tun Ihnen Spaß machen soll, folgen Sie einer heißen Spur zu Ihren Begabungen. Bevor Sie 40 wurden, wollten Sie natürlich auch glücklich sein, aber Sie erkannten noch nicht, dass es fundamental wichtig ist.

Was für ein Timing! Alles fügt sich zusammen, als wären wir darauf programmiert, aktiv nach unserer Genialität zu forschen, sobald unser reproduktiver Nutzen sich verringert. In der Lebensmitte stehen wir vor einer Weggabelung. Links steht ein Schild mit der Aufschrift BLEIB SO JUNG, WIE DU KANNST, SOLANGE DU KANNST. Das »egoistische« Gen, das uns helfen will, zur Vermehrung unserer Art beizutragen, zieht uns zurück zum Schönheitschirurgen und zu den Fitnessgeräten und fordert uns auf, an den Illusionen der Jugend festzuhalten. Aber rechts ist ein Schild mit der Aufschrift WENN DIE ZEIT KNAPP IST, MUSST DU SELBST FÜR DEIN GLÜCK SORGEN, und jeden Tag wird diese Richtung unwiderstehlicher.

Scheint so, als würde das selbstlose Gen wieder auf den Plan treten, nicht wahr?

Vielleicht wollten Sie schon immer singen, fotografieren, Filme machen, Grashüpfer züchten oder Sprachcodes knacken, aber bis jetzt mussten Sie sich Gedanken darüber machen, wie Sie auf andere Menschen wirkten, wie erfolgreich Sie waren oder wie viel Geld Sie verdienten. Daher mussten diese Wünsche wie Kinderspielzeug weggeräumt werden. Aber jetzt, da Sie keine Zeit mehr zu verlieren haben, ist es Ihnen jeden Tag gleichgültiger, was die Welt sagt. Und nun tauchen Ihre Wünsche wieder auf und offenbaren ihr wahres Wesen: Es handelt sich nicht um triviale kleine Anwandlungen, sondern um Anzeichen einer Begabung, die Sie wirklich sehr glücklich machen wird.

Wie schade, dass uns vor langer Zeit niemand geholfen hat, unsere Begabungen aufzuspüren. Vergeuden Sie Ihre Zeit nicht damit, sich darüber zu ärgern. Wahrscheinlich war es nicht möglich. Zum einen ist es die Aufgabe jeder Familie und Gesellschaft, Sie zu einem nützlichen Mitglied zu machen. Sie müssen Sie den Werten und dem Können des Stammes entsprechend heranziehen. *Außerdem – und das ist noch wichtiger – wusste niemand, wer Sie eigentlich sind.* Zum größten Teil ist Ihr Geist, anders als Ihr Körper, ein unbekanntes Terrain. Und kein Test und keine Prüfung können hier weiterhelfen. Denn niemand weiß, in welcher Welt Sie tatsächlich leben.

Nicht einmal Sie selbst.

Sie sind so an die einzigartige Art und Weise gewöhnt, wie Sie Zeit, Höhen oder Distanzen wahrnehmen, wie Sie Farben sehen oder Geräusche hören, dass all das völlig normal für Sie ist. Niemand außer Ihnen weiß, welche Emotionen hervorgerufen werden, wenn Sie Trompeten, Violinen oder Fagotte hören. Möglicherweise nehmen Sie glänzende Dinge oder die Stille auf eine besondere Weise wahr, oder Sie erfassen unerklärlich feinsinnig das Gewicht schwerer Dinge und erahnen, wie man sie ausbalanciert. Sie könnten einen ungewöhnlichen Sinn dafür haben, was in einer Gruppe von Menschen vor sich geht, oder Sie spüren eine besondere Verbindung zwischen Liedern und Formen, zwischen Rhythmus und Zahlen, zwischen Mathematik und Musik. Niemand nimmt all dies bei Ihnen wahr. Auch Sie selbst sind sich dieser Dinge nicht bewusst, weil Sie sie mit nichts anderem vergleichen können.

Aber wenn Sie Ihre Art zu denken respektieren, anstatt sie zu kritisieren, lassen Sie eine Weiterentwicklung zu. Sie geben Ihrem Denkapparat, was er benötigt.

Wenn Sie Ihr Potenzial, wahre Größe zu erreichen, ausschöpfen wollen, müssen Sie ein entsprechendes Umfeld schaffen, um bestmögliche Arbeit zu leisten. Sie haben bereits gelernt, dass Sie Zeit für sich selbst brauchen, in der Sie ungestört sind. Aber wir haben noch nicht darüber gesprochen, dass auch das Umfeld für Sie stimmen muss. Wie eine seltene Vogelart benötigen auch Sie geeignete Bedingungen.

Vielleicht brauchen Sie einen besonderen Platz oder eine Ortsveränderung. Anfangs empfiehlt es sich möglicherweise, Termine mit sich selbst auszumachen, die Sie daran erinnern, sich Zeit für sich zu nehmen. Das können zum Beispiel Termine in der Bibliothek, auf Ihrer Terrasse, im Wald oder bei einer längeren Autofahrt sein. Denken Sie daran, dass Sie dann an einem Ort der Gedanken und der Arbeit sind, dem Sie respektvoll begegnen sollten, als wären Sie in einer Kirche oder einem Atelier.

Manche Menschen benötigen absolute Ruhe, um zu denken, aber ein Bekannter von mir, der Cutter beim Film ist, sagt, Stille mache ihn nervös. Beim Schneiden muss stets Musik laufen; sie vermittelt ihm das Gefühl, zu galoppieren, sich vorwärtszubewegen. Manche von uns können nicht denken, ohne zu reden. Andere können nur beim Gehen denken. Manche Menschen müssen alles um sie herum strukturieren und einen Plan machen, bevor sie mit der Arbeit beginnen. Der Filmemacher Federico Fellini hingegen verabscheute Pläne und konnte nicht denken, wenn er nicht von Chaos umgeben war.

»Ich halte es für falsch und gefährlich, mit einer klaren, genau definierten, fertigen Vorstellung zu beginnen und sie dann umzusetzen. Mir darf nicht klar sein, was ich tun werde, die nötigen Mittel kann ich nur finden, wenn ich in Dunkelheit und Unwissenheit gehüllt bin.«

Sie werden fasziniert davon sein, wie Ihr Geist Ihre Umwelt sieht.

»Für die meisten Menschen ist die senkrechte Felswand von El Capitan im Yosemite-Valley nur ein großer ungeformter Steinbrocken«, schreibt Mihaly Csikszentmihalyi, der Autor des Buchs ›Flow‹, »für den Bergsteiger stellt sie aber einen Schauplatz dar, der ihm eine unendlich komplexe Symphonie geistiger und körperlicher Herausforderungen bietet.« Für ihn ist es der wichtigste Teil der Umwelt – vielleicht seines Lebens.

Interviews mit Tänzern zeigen uns, dass sie mit ihren Körpern denken und die Schwerkraft äußerst sensibel wahrnehmen. Und anstatt – so wie wir das tun – Objekte in einem Raum zu sehen, sind sie sich des Raums dazwischen extrem bewusst. Wenn Sie oder ich Musik hören, möchten wir ebenfalls unsere Körper dazu bewegen, aber die Wahrnehmung eines Tänzers ist anders.

»Wenn ich einen starken Rhythmus höre, beginne ich, den leeren Raum im Zimmer mit meinen Händen, meinen Schultern, meinen Hüften umherzuschieben. Ich kann beinahe das Gewicht der Luft wahrnehmen, die ich wegdrücke.«

Wie Sie nach wahrer Größe streben.
Die Regeln sind einfach.

1. Finden Sie heraus, was Sie begeistert.
2. Tun Sie es nur, weil Sie es liebend gerne tun.
3. Bleiben Sie dran.
4. Beginnen Sie jetzt damit.

Betrachten wir uns die einzelnen Punkte nun genauer:
1. Finden Sie heraus, was Sie begeistert, denn Größe basiert auf großartigen Begabungen. Wenn Sie etwas liebend gerne tun, können Sie sich darauf verlassen, dass Sie von Ihren Genen her dafür begabt sind.
2. Tun Sie es nur, weil Sie es liebend gerne tun, nicht wegen irgendeiner anderen Belohnung, denn nur dann werden Sie bis an die Grenzen Ihrer Begabungen gehen. Nichts wird Sie zurückhalten. Wenn man Sie bezahlen möchte, ist das in Ordnung. Nicht aber, wenn man Sie verändern will.
3. Bleiben Sie dran, denn das ist der einzige Weg, Ihr Handwerk zu erlernen. Lassen Sie sich nicht unterkriegen, bleiben Sie beständig bei der Sache. Denken Sie an die Anleitung, wie man einen Elefanten verspeist: einen Bissen nach dem anderen.
4. Beginnen Sie jetzt damit. Sie dachten, es sei zu spät? Jetzt erkennen Sie sicher, dass das eine Illusion war. Wenn Sie Ihre Lebensmitte erreichen, bedeutet das nur eines: Sie können sich nicht länger blockieren.
Es ist nie zu spät für Ihre Träume.

Lassen Sie uns nun kurz über den Nobelpreis sprechen.
Sie könnten einen gewinnen. Vor allem, wenn Sie begeistert von Ihrem Tun sind und erkennen, dass Sie den größten Preis schon bekommen haben: denn es macht Sie glücklich. Aber Sie werden mit Sicherheit etwas Herausragendes tun. Sie werden in der Lage sein, Ihr Bestes zu geben, weil Ihnen egal ist, was andere Leute denken. Kritiker werden Sie nicht von Ihrem

Vorhaben abbringen, und Konkurrenzdenken interessiert Sie nicht, weil Sie nicht mehr versuchen müssen, der Favorit zu sein.

Erkennen Sie, welche Freiheit Ihnen das verleiht?

Sie haben nun die Freiheit, sich zu Ihrer vollen Größe zu entfalten. Die Freiheit, sich in Ihr Leben zu verlieben. Die Freiheit, etwas Außergewöhnliches zu tun.

Sie haben das Alter für große Unternehmungen erreicht, und die Größe wird sich ganz von alleine einstellen. Sie müssen dafür kein Mikroskop kaufen, um ein Mittel gegen Krebs zu entwickeln. Vielleicht machen Sie Schlagzeilen, vielleicht auch nicht. Sie werden so erfüllt sein, dass es Ihnen ohnehin egal sein wird, das verspreche ich Ihnen.

»Es ist wirklich nicht wichtig, ob die Vision [eines Künstlers] genauso großartig ist wie die eines anderen. Es handelt sich um eine persönliche Frage, ob jemand in seinen größten Glücksmomenten leben und sich damit befassen soll«, erklärt uns der Maler Robert Henri.

Heißt das, Ihre Vision könnte nicht so groß sein wie die von jemand anderem?

Nein, das ist nicht möglich. Wenn Sie nicht gerne malen und versuchen, ein Maler zu sein, haben Sie, wie Henri sagt, möglicherweise keine großartige Vision. Sie könnten natürlich trotzdem sehr viel Spaß haben. Aber um wahre Größe zu erreichen, müssen Sie Ihrem eigenen Weg folgen.

Und wie wird es sich anfühlen, einer der Großen zu sein?

Fragen Sie irgendjemanden, der diesen Weg gegangen ist. Es fühlt sich nicht so an, wie auf einer Bühne einen Preis überreicht zu bekommen. Es ist noch besser.

»Es ist das Gefühl, der zu sein, wozu man bestimmt ist, vollkommen Mensch zu sein, während man seine Arbeit macht – lebendig und unbefangen«, erklärte mir ein Fotograf einmal.

»Man ist verliebt in die Werkzeuge, die man verwendet, die Nadeln und Scheren. Es fühlt sich fantastisch an, die Stoffe zu verarbeiten, zu sehen, wie sie fallen und fließen, zu lernen, wie sie wirken können«, erzählte mir eine Kostümdesignerin.

»Ich liebe es, zu tippen«, erklärte mir eine Autorin. »Es würde mir auch Spaß machen, einen Einkaufszettel abzutippen. Die Tastatur ist mein Klavier.«

Der Dichter Peter Meinke würde das als gutes Zeichen sehen: »Wenn Ihnen der physische Akt des Schreibens Spaß macht, stehen die Chancen gut, dass Sie lange genug dabeibleiben, um das zu sagen, wozu Sie geboren wurden …«

Sind Sie bereit, loszulegen? Wann auch immer Sie sich fragen: »Was will ich sein, wenn ich erwachsen werde?«, sollten Sie die Frage verändern. Denn Sie sind bereits jemand. Es wird mehr als ein Leben erforderlich sein, um alles zu nutzen, was in Ihnen steckt. *Daher ist es so außerordentlich großartig, dass Ihnen ein zweites Leben geschenkt wurde, in dem Sie sich ausprobieren können.*

Die Frage sollte also lauten: Was möchten Sie *tun,* wenn Sie erwachsen sind? Was möchten Sie *wissen? Sehen? Aufbauen? Entdecken?* Was möchten Sie *verändern?* Was möchten Sie *erschaffen?* Diese Fragen werden Ihnen die richtigen Antworten liefern. Halten Sie Ausschau danach, was Sie glücklich macht, es wird Ihnen den Weg weisen.

Und wann erzielt man wahre Größe?

Sie wird kommen wie die Wärme auf Ihren bloßen Armen bei der Gartenarbeit. Sie werden sie nicht bemerken, weil Sie so damit beschäftigt sind, Spaß zu haben.

Ihr erstes Leben mag der Natur gehört haben, aber nun haben Sie das Alter großer Unternehmungen erreicht. Ihre Depots sind übervoll mit Talent und Erfahrung. Dies ist Ihr zweites Leben und es gehört Ihnen.

Legen Sie los und fordern Sie es ein.

Nachwort

Wie wäre es mit einem Reiseposter für Ihr zweites Leben?

»Sehen Sie sich diesen herrlichen Ort an! Betrachten Sie die atemberaubende Schönheit einer Welt, die Sie nicht ausbeuten müssen. Verlieben Sie sich in Ihr Leben! Seien Sie der Mensch, der zu sein Sie geboren wurden! Vergessen Sie, dass Sie je verzweifelt waren, weil Sie 40 wurden!« (Beziehungsweise 50 oder 60 oder welches Alter auch immer!)

Sie wurden zwar dazu programmiert, etwas völlig anderes zu glauben, aber dies ist der Beginn der spannendsten Zeit Ihres Lebens.

Ich hoffe, ich konnte die alten Vorstellungen über die Lebensphasen zerschlagen, wonach wir als Babys beginnen, dann erwachsen werden und es danach stetig bergab mit uns geht. Sollte das jemals gestimmt haben, und ich bezweifle das ernsthaft, trifft es heute nicht mehr zu.

Für mich sieht es folgendermaßen aus: Wir beginnen als liebenswertes, aber narzisstisches Baby und kämpfen darum, unsere ursprüngliche Position als Lieblingsgeschöpf des Schicksals zu behaupten, damit wir nie dem Leid ausgesetzt sind, das normalen Menschen widerfährt. Als Jugendliche und junge Erwachsene tun wir genau das Gleiche und ignorieren heroisch die Schläge, die unser Narzissmus im wirklichen Leben einstecken muss. Mit 40 plus wird immer offensichtlicher, dass der Kampf verloren ist.

An irgendeinem Punkt erhaschen wir einen Blick auf unsere Sterblichkeit und werden sehr schnell erwachsen. Und dann beginnt das Vergnügen.

Denn nun werden wir wieder jung.

»Am Tag, als ich meine Jugend begrub, wurde ich um 20 Jahre jünger«, sagte George Sand.

Wie Sie die Reise in Ihr zweites Leben beginnen. Niemand von uns weiß am Anfang einer Reise alles, was er wissen muss. Aber Sie sollten sich selbst einige wichtige Dinge versprechen.

Versprechen Sie sich, dass Sie stets gegen den Gleichschritt gedankenloser Konformität ankämpfen und keinem Menschen gestatten werden, Ihnen zu sagen, wer Sie sind oder wer Sie sein sollten. Versprechen Sie sich, dass Sie sich nie enttäuschen werden, indem Sie Ihre Träume ignorieren.

Und wo wir schon einmal dabei sind, hier sind ein paar weitere Versprechen. Wenn Sie mögen, können Sie diese jeden Morgen laut aufsagen:

Ich verspreche, zu versuchen, offen für mein neues Leben zu sein, indem ich auf meine Gefühle achte.

Ich verspreche, mir Zeit freizuhalten, um meine Kreativität wachzurufen – komme, was da wolle.

Ich verspreche, die Gesellschaft von großzügigen, interessanten Menschen zu suchen.

Ich verspreche, mein Leben unverbraucht zu erhalten und es neu und interessant zu gestalten.

Ich verspreche, nie mehr daran zu glauben, dass es vorbei ist, bevor es vorbei ist.

Sie sollten diese Versprechen nie vergessen. Denn, wie Robert Frost sagte: »Was ich versprochen, muss ich tun, und Meilen noch, dann kann ich ruh'n.«

Sind Sie bereit für Ihren letzten Test? Sind die folgenden Aussagen Ihrer Meinung nach richtig oder falsch?

1. Die Zeit ist ein Dieb und hat mir meine besten Jahre gestohlen.
2. Der Tod ist der Feind des Lebens.
3. Ich weiß genau, was »alt« bedeutet, und möchte es nie sein.
4. Schönheit wird mir Liebe und Glück bescheren.
5. Leidenschaft ist das Gleiche wie Liebe.

6. Was der Rest der Welt für Erfolg hält, ist wichtig für das eigene Glück.
7. Man kann der Langeweile in der Lebensmitte entkommen, indem man ans Meer flüchtet.
8. Ich habe unendlich viel Energie und kann alles tun, wenn ich mir nur genug Mühe gebe.

Ich hoffe, Sie haben hinter jede Aussage ein »falsch« gesetzt.
Aber das war Ihnen klar.

* * *

Hier sind nun die Antworten auf die kosmischen Fragen aus dem ersten Kapitel. Zum Schluss wollen wir uns die schrecklichen Fragen noch einmal ansehen. Sie wissen schon, die Fragen, die wir ganz am Anfang gestellt haben – Warum bin ich hier? Wohin gehe ich? Ich habe Ihnen gesagt, dass Ihre Antworten sich am Ende des Buches stark von denen am Anfang unterscheiden werden. Prüfen Sie, ob ich recht habe, indem Sie Ihre Antworten mit den folgenden vergleichen.

F: Wohin gehe ich?
A: Wohin immer Ihre Energie, Originalität und die Lust am Leben Sie tragen wollen.
F: Habe ich meine Zeit bisher richtig genutzt?
A: Natürlich. Deshalb sind Sie so klug geworden.
F: Was erwartet mich?
A: Ein neues Abenteuer, ein neues Leben, das darauf basiert, wer Sie wirklich sind.
F: Wovor habe ich am meisten Angst?
A: Dass Sie nicht genug Bonusflugmeilen haben, um jeden Ort auf der Welt zu sehen.
F: Was wünsche ich mir wirklich für meine Zukunft?
A: Tätigkeiten, die Sie begeistern, Menschen, die Sie lieben, Kreativität und Lachen.

F: Wovon habe ich definitiv genug?
A: Von einem sinnlosen Alltagstrott, mangelndem Mut, einer neuen Diät.
F: Was möchte ich auf keinen Fall bereuen müssen, wenn ich in späteren Jahren auf mein Leben zurückblicke?
A: Einer Sterbebegleiterin zufolge bereuen die Menschen am häufigsten, dass sie nicht den Mut hatten, ihr Leben nach ihren eigenen Bedürfnissen auszurichten, sondern nach den Erwartungen der anderen gehandelt haben.
F: Warum bin ich auf diesem Planeten?
A: Um ein erfülltes und aufregendes Leben zu führen, indem Sie Ihr liebendes Herz, Ihren schlauen Geist und Ihre großartigen Begabungen in vollem Maße nutzen und ausschöpfen.

Stimmen Sie den Antworten zu? Na bitte. Ich habe Ihnen ja gesagt, dass nun alles anders aussehen würde.

Herzlichen Glückwunsch. Sie haben die Prüfung bestanden.
Wo ist nun das schreckliche Gespenst aus dem Schrank, das Sie an Ihrem vierzigsten Geburtstag zu Tode erschreckt hat: die Vision der gelangweilten und depressiven 50-Jährigen, der arthritischen, nutzlosen 60-Jährigen, der vereinsamten, exzentrischen 70-Jährigen und der pathetischen, bedrückten 80- oder 90-Jährigen, zu denen wir uns unausweichlich entwickeln?

Weit und breit keine Spur davon.

Bevor Sie all diese Altersstufen erreichen, werden Sie Bestseller über Wirtschaftsthemen schreiben oder Brunnen bohren, um kleine Dörfer in Zentralasien mit Wasser zu versorgen, oder Sie arbeiten an Ihrem fünften Film oder behauen einen Marmorblock in Ihrem Atelier in Arizona, oder Sie fahren zu einem Musikfestival nach Italien. Oder aber Sie verkaufen Ihr Unternehmen und eruieren andere Geschäftsideen oder Sie lassen sich als Bürgermeisterkandidatin aufstellen oder entdecken ein neues Virus, oder Sie leiten Seminare für autobiografisches Schreiben, drehen einen Dokumentarfilm oder bauen ein neues Haus.

Und noch etwas: *Denken Sie nicht länger, Ihr Privatleben würde immer langweiliger werden.* Lesen Sie ein paar Bücher über Künstler, Entdecker, Abenteurer, Wissenschaftler, Filmemacher, Philosophen, Politiker und Unternehmer, die munter ihre sechziger, siebziger, achtziger und neunziger Jahre verlebten, als gäbe es überhaupt kein Alter. Ihnen mangelte es nie an Gesellschaft. Diese Menschen zogen andere magnetisch an, alle – ob Partner, Freunde oder ihre Familie – wollten gerne in ihrer Nähe sein. Auch Sie werden eine solch magnetische Anziehungskraft entwickeln, sobald Sie die Natur abschütteln und gesellschaftliche Definitionen, wer Sie sein sollten, über Bord werfen und stattdessen Ihr einzigartiges Selbst entwickeln.

Hier sind Sie also: Voller Leidenschaft und Abenteuerlust, voller Begabungen und Größe, Geist und Körper. Wo ist jetzt bitte die Midlife-Crisis?

Und wenn Sie jemanden sagen hören: »War das schon alles? Ist die Party etwa schon vorbei? Ist es zu spät?« – so wie Sie es selbst bis vor Kurzem noch gesagt haben –, werden Sie von nun an hoffentlich lächeln und sich fragen, warum Sie je solche Befürchtungen hatten. Und ich hoffe, Ihre Antwort wird lauten: »Ob es zu spät ist? Nein, noch lange nicht!

Die Party fängt gerade erst an.«

Hätten Sie Lust, mir zu schreiben? Ich würde sehr gerne Ihre Kommentare, Reaktionen, persönlichen Geschichten oder guten Ratschläge für andere lesen. Gehen Sie einfach auf meine Website:

www.barbarasher.com
www.barbarasclub.com

Ich kann möglicherweise nicht jede Mail beantworten, aber ich verspreche Ihnen, jede einzelne zu lesen. Ich lerne von jedem Menschen etwas dazu, daher bin ich sehr gespannt darauf, von Ihnen zu hören. Ich verspreche Ihnen, alle neuen Erkenntnisse an zukünftige Leser weiterzugeben, und bedanke mich bereits im Voraus bei Ihnen.

Dank

Mein Dank geht an alle meine Freunde, die diese Seiten lesen und mir ihre wunderbaren Geschichten erzählt haben. Ein spezieller Dank gebührt meinen scharfsichtigen Lektoren: Adam Nadler, der in brillanter Weise auf Struktur und Kontinuität geachtet hat, und Matthew Perl, der einen erstaunlichen Blick für Details hat und immer genau wusste, was ich sagen wollte, wenn ich es einmal nicht ganz zum Ausdruck brachte. Ein Extradank geht an ihn für seine Unterstützung bei der deutschen Ausgabe. Die beiden verdienen meine tiefste Bewunderung.

Wie immer geht mein Dank an meine Agentin Kris Dahl und ihr Team bei ICM.

Außerdem möchte ich all meinen Klienten und Lesern danken, die mir über die Jahre hinweg geschrieben haben und mir so dabei halfen, meine Gedanken zu entwickeln. Ich hoffe, ich konnte mit diesen Seiten einen Bruchteil ihrer Großzügigkeit zurückgeben.

| Quellenverzeichnis

S. 20 Bob Dylan, My Back Pages. © 1964 Warner Bros., Inc. Renewed 1992 by Special Rider Music.

S. 43 Joan Didion ›Über Selbstachtung‹, in: ›Stunde der Bestie‹. Deutsch von Eike Schönfeld. Rowohlt Verlag GmbH, Reinbek 1996.

S. 95 Gail Sheehy ›Neue Wege wagen‹. Rowohlt Verlag GmbH, Reinbek 1982.
Norman Mailer ›Heere aus der Nacht‹. Deutsch von Matthias Büttner. Verlagsgruppe Droemer Knaur, München 1968.

S. 133 Germaine Greer ›Wechseljahre‹. Deutsch von Ulrike Bischoff und Sabine Steinberg. Bonnier Media Deutschland GmbH, München 1991.

S. 140 Germaine Greer ›Wechseljahre‹. Deutsch von Ulrike Bischoff und Sabine Steinberg. Bonnier Media Deutschland GmbH, München 1991.

S. 161 Louis de Bernières ›Corellis Mandoline‹. Deutsch von Klaus Premsel. Hoffmann und Campe Verlag, Hamburg 1996.

S. 192 Jason Goodwin ›Von Danzig bis nach Istanbul‹. Deutsch von Ulrike Wasel und Klaus Timmermann. Piper Verlag GmbH, München 2008.

S. 203 Peter Fleming ›Tataren-Nachrichten. Ein Spaziergang von Peking nach Kaschmir‹. Deutsch von Reinhard Kaiser. Eichborn Verlag, Frankfurt a. M. 1996.

S. 253 Joan Didion ›Über Selbstachtung‹, in: ›Stunde der Bestie‹. Deutsch von Eike Schönfeld. Rowohlt Verlag GmbH, Reinbek 1996.

S. 334 Betty Friedan ›Mythos Alter‹. Deutsch von Cornelia Holfelder-von der Tann und Adelheid Zöfel. Rowohlt Verlag GmbH, Reinbek 1995.